原来人生所有的治愈都是自愈

芳香生活24小时完全解决方案

李纹 著

电子工业出版社
Publishing House of Electronics Industry
北京·BEIJING

推荐序
以香气为笔，书写身心灵的智慧

作为一名深耕芳香疗法领域多年的老师，我始终相信，真正的疗愈源于对生命的深刻理解与温柔关照。

当我阅读这本书时，这份信念再次被点亮。这不仅是一本关于植物精油的实用手册，更是一位女性以生命体验书写的疗愈宣言，蕴含着对自然智慧的虔诚敬意与对读者的深切关怀。

李纹曾是我的学生，她的学习历程令我印象深刻。从时尚产业的职场菁英到全身心投入家庭的全职母亲，再从健康低谷的挣扎蜕变为芳香疗法的实践者与传播者，她的故事本身就是一堂关于自愈与成长的课。书中，她以真挚的笔触分享了自身如何通过调整作息、饮食、运动与情绪管理，结合植物精油的能量，逐步重拾身心的平衡。这种将理论与实践紧密结合的叙事方式，不仅展现了她扎实的学术功底，更让读者看见芳香疗法如何从抽象概念转化为触手可及的生活智慧。

本书的独特之处在于其以"全人关照"的视角，从改善睡眠、调节肠道健康，到女性私密护理、更年期调养，李纹细腻地拆解了不同生命阶段的健康课题，并针对性地提供了科学依据与实用配方。书中收录的数十种精油配方，从抑制食欲的"柑橘肉桂组合"到缓解焦虑的"檀香乳香调和"，无一不是她多年临床经验的结晶。更难得的是，她并未止步于生理层面的疗愈，而是深入探讨情绪与健康的共生关系。例如，她以"熏衣草对母性能量的隐喻"解读个案的心理抗拒，或以"雪松的开阔气息"比喻放下执念的智慧，这些洞察皆展现了芳疗师的敏锐与人文温度。

我特别欣赏书中对"疗愈本质"的诠释。李纹反复强调："人生所有的治愈，都是自愈。"这句话道出了芳香疗法的核心精神——它并非万能解药，而是引导我们与内在对话的媒介。通过气味与身体的互动，我们得以觉察被忽略的需求，重新学习爱与接纳。书中关于新手妈妈的压力调适、更年期女性的自我重塑等篇章，不仅提供了具体方法，更传递了一种从容面对生命变化的哲学态度，这正是现代人亟需的心灵养分。

本书的读者无需具备专业背景，无论是渴望改善亚健康的上班族、寻求天然育儿方法的父母，或正值人生转折期的女性，皆能从中获得启发。李纹以直白生动的语言，将复杂的医学理论转化为日常可实践的步骤，并佐以温馨的个人故事，让专业知识充满人情味。书末附录的配方索引与使用禁忌，更体现了她严谨的治学态度与对读者的负责之心。

《原来人生所有的治愈都是自愈》是一本充满生命力的作品，它不仅传递知识，更唤醒我们对自然与自我的信任。在这个追求速效与外求的时代，李纹以自身的蜕变证明：真正的健康始于向内探索的勇气，而植物的香气，正是照亮这条道路的温柔星光。愿每一位翻开此书的读者，都能在这趟芳香之旅中，遇见更从容、更美好的自己。

——华人芳疗资深专家、英国 IFA 和美国 NAHA 国际校长级导师
沈莉莎 乙巳年春于台中

大自然，或许才是真正古老而温柔的疗愈师。她无声地生长、悄悄地滋养，不动声色地把力量、平衡与答案，悄悄埋藏在花草、泥土、阳光与雨露之间。芳疗，只是通往这个世界的一扇小小的门，而这本书，便是一张邀请你探索这片内在与外在"自然"的地图。

阅读李纹的这本书，不仅是在学习如何使用植物的香气照顾身心，更是一场静心的旅程——是一次对生活的重新感知，也是与自我内心世界的深度对话。因为，我们的内心，其实就是另一个"自然"，它同样需要被看见、被倾听、被温柔地对待。

愿你在阅读这本书的过程中，发现自然的神奇，并重新找回与自己内在力量的连结。你会惊喜地发现，大自然从未远离，而是一直在等待我们，学会用心去感受、用爱去理解。

——设计师 蒋琼耳

我和李纹都有个共同的爱好——喜欢植物。以前我们经常交流怎么种花种菜，现在经常交流如何用植物精油来让自己变美变健康，这既是女性最关注的话题，也恰好都跟植物有关。

有爱好的人必定是有趣的。过去这几年亲眼见证李纹从一位芳疗爱好者，通过不断的学习和实践，已然成为一位颇有修为的国际认证芳疗师。平时，我碰上头疼脑热肠胃不适，都会咨询李纹如何应用精油来改善这些生活中常见的小毛病，用自然的力量帮助身体修复，减少许多非必要的用药。

李纹的书中涉及了各个年龄层人士的芳香调理需求，在不同的生活场景中如何使用植物精油来呵护健康、调节情绪。内容全面且易于掌握，尤其适合零基础芳香爱好者们，可以说这本书填补了目前市面上实用性芳香疗法书籍的一个空缺。希望这种美好的生活方式，能为更多朋友们创造价值并带来幸福感。

——演员、制片人 邓婕

　　友谊就像植物，不求一起枝繁叶茂但要各自努力生长，在不同的时期或开花或冒芽，有时遥遥相望，有时也会握手相依，不变的是需要彼此营养，分享空气、水和阳光，李纹就是这样的朋友。这些年总会收到这样的信息："我在学精油""帮你调一个修复疲劳的配方""有一个防脱发的配方要不要""赶紧给你一个祛疤的配方救救急"。然后，前两天她告诉我，"我写了本书，是关于爱自己的。"是的，我们共同相信，生而为人，只有爱好了、爱够了自己，才会有能力爱家人爱朋友，从而真正地学习：爱——人！从青春期到更年期，感谢懂得，感谢有你。李纹同学，我要好好看你的书，希望能给自己调出一种成长的芬芳。

——演员、主持人 柯蓝

前 言
人生所有的治愈都是自愈

市面上已经不缺一本关于精油配方或者芳香疗法的专业书籍了。我想给大家提供的，是一本关于精油爱好者如何能轻松上手的实操类工具书。通过分享自己多年来在芳香生活实践中的真实体验和心路历程，希望这种美好的生活方式，能让不同年龄层的人们都享受到芳香植物带来的奇妙治愈力，实现由内至外的健康，让容貌和心情一起变美。

芳香疗法是一门拥有悠久历史的药剂学，直到今天仍被一些国家应用于辅助医疗。作为芳香疗法的实施载体，萃取自天然植物的精油令人愉悦的气味、便捷的使用方式，让许多没有芳疗基础的人迅速爱上它而往往忽略了使用精油是需要具备一定的专业知识的。随着精油爱好者的群体在近几年快速增长，我最经常听到的反馈是买了很多精油，却不知道怎么用。在我身边手握好几十，甚至上百支精油却不会用的朋友，也不在少数。

其实，要享受芳香疗法带来的抚慰，并不需要攒够所有品种的精油。哪怕手上只有3支5支精油，只要能熟悉掌握它们的特点，深谙它们的妙用，最关键的是，让它们每天实实在在地为我们的身心健康服务，才是芳香疗法赋予我们的最大价值。

书中你可以找到适用于全家大小以及不同生活场景所需要的芳香解决方案。通过分享经长期大量实践后总结出的行之有效又简单实用的配方，让没有太多专业知识的人，也能轻松掌握精油的正确用法。而关爱自己的最佳方式，是从每天的生活里，划分出一点点时间，用一种令人期待并且富有想象力的方式，去照护自己的身心。把自己首先照顾好，才有更多的爱与能力，去辐射给周围的人，去跨过生活的沟沟坎坎，最终收获更圆满的人生。

爱上芳香疗法很简单，因为它能同时对生理和心理都产生作用。作为中国时尚传媒行业第一代美容与时装编辑，我很早就接触了精油。但当时我对精油的认知，仅限于它在皮肤护理、美容方面的功效。其实，天然植物精油在舒缓身体病痛、保护滋养肌肤、心理和情绪疗愈多个层面都能产生作用。其中气味对情绪疗愈的作用极为显著，能在瞬间切换大脑回路，让人从原本生气或焦虑的状态中转向冷静平和。香气之所以能不动声色地做到这一切，是因为气味能瞬间到达脑部掌管情绪、记忆与荷尔蒙的杏仁核和海马体，无须通过大脑的思考与判断，就已对情绪产生了影响。

非常有趣的是，气味对人的影响，其实早在人降生之前就已产生。初生的婴儿，视力还没发育完全时，嗅觉便已发育，就能够通过气味辨认出谁是自己的母亲，谁是熟悉的养育人。从此，气味深埋在我们的潜意识里，随着成长，经历复杂的生命历程，甚至到我们年老失忆，连自己的名字都忘记了，大脑却始终能记住在生命早期所熟悉的气味。气味就这样默默伴随我们走过人生的每一段路，随时可能在某个时间点被触发，重启我们对往昔时光的回忆，那些或幸福、或悲伤的记忆被唤醒。而情绪激活，在心理学领域是种极为重要的治疗方式。

医学临床实验发现，有抑郁倾向或已经患上抑郁症的人，会体现出对气味的麻木，不能辨别出令人愉悦的气味，例如苹果、甜橙的气味。也不能辨别出一些不那么令人喜欢的气味，例如变质食物的气味等。一个没有嗅觉障碍症的人，如果认为苹果、甜橙的气味是臭的，就要警觉自己是否已有比较严重的抑郁倾向。庆幸的是，嗅觉练习和气味疗法对心理和情绪疾病是很有效的疗愈方式，香气能让人打开心结、重新获得前行的勇气。

这就是为什么我如此热爱芳香疗法的原因。它真正能够从身体、容貌、情绪、心理等多个层面，帮助我们呈现出更好的生命状态，去应对人生不同阶段需要解决的课题，实在是值得我好好分享给更多人。

然而，掌握精油的应用，并没有捷径可走。只有通过不断的实践和练习，才能把书本知识内化成自己的东西。每个人都是从模仿别人的配方开始，逐渐修炼出自主配方的能力。

为了利用早上安静的时光修炼做配方的功力，我经常在清晨调配不同的香薰，每每在家人还没起床之前，空气中已飘荡着馨香。用香气来为自己和家人打开每个清晨，我想最终它会积累成特别有价值的家庭记忆，成就充满许多美好瞬间的一生！而人生所有的治愈，都源自自愈。当我们决定跟生活愉快相处，身心也从此和谐安定。

让芳香成为我们好好爱自己、认真倾听内心和身体的生活智慧。在充满挑战的人生道路上，让香气给予我们力量，以及那份无条件的爱与温柔。

李 纹

2025 年春 于上海

目录 | CONTENTS

Chapter 1 第一章 一趟自我疗愈的旅程

我的健康计划从改变积重难返的生活习惯开始 / 2

修复睡觉的能力 / 8

    我的不藏私芳香配方 / 12

肠道高兴，情绪就高兴 / 14

    我的不藏私芳香配方 / 20

"50+"女性必须要做的运动 / 22

呼吸不对，运动白费 / 26

    我的不藏私芳香配方 / 28

新手须了解的精油常识 / 30

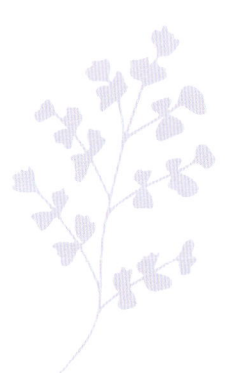

Chapter 2 第二章 不要倍感重担在肩

卸下心中盔甲，放下肩头重担 / 36

引导有情绪问题又很抗拒香气的人接受香气，需要用些"小伎俩" / 46

    我的不藏私减压放松芳香配方 / 50

不同年龄人士的情绪用油 / 88

有品质有深度才是圆满的生命状态 / 126

    我的不藏私芳香配方 / 130

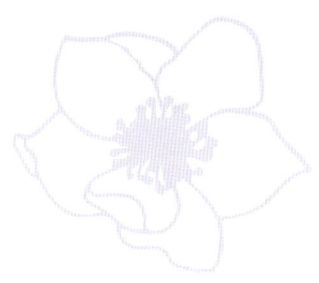

Chapter 3 第三章 越自然越美丽

让自然精华为皮肤提供高品质的营养补充 / 142

我的不藏私美容配方 / 169

我的不藏私头皮护理油配方 / 174

Chapter 4 第四章 香气的 24 小时

用香气打造出属于你家的气味 / 178

用气味打造出玄关好气场 / 182

适用于不同家居空间的香薰配方 / 184

那些在浴室里度过的幸福时光 / 195

我的不藏私芳香浴配方 / 197

闪亮又好闻的厨房，就靠它了 / 204

冰箱也要由内至外都经得住考验 / 206

为床品和衣橱驱虫加香 / 208

洗衣房里的天然加香剂 / 210

赶走花园里的不速之客 / 213

用香气提升工作环境的愉悦度和工作效率 / 216

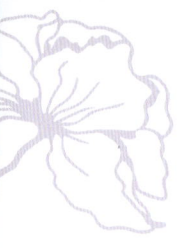

Chapter 5 第五章 自带香气的旅行

随时随地用芳香精油来呵护自己和家人 / 222

我的不藏私旅行芳香配方 / 227

纯露在出行时的妙用 / 234

万能的植物基底油 / 236

Chapter 6 第六章 运动达人的法宝

你的运动时间正确吗 / 244

运动达人最懂修复的重要性 / 245

我的不藏私运动保养配方 / 246

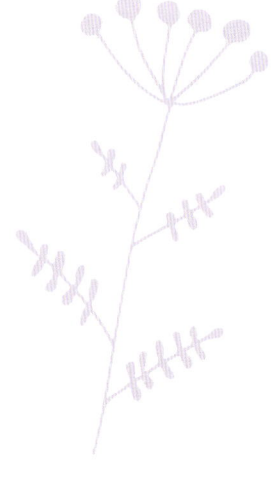

Chapter 7 第七章 家有"神兽"必备精油

亲情是一种双向奔赴的疗愈 / 254

一生的身心健康始于快乐的婴幼儿时期 / 258

在给孩子使用精油之前你必须要掌握的知识 / 263

我的不藏私实用儿童芳疗配方 / 268

Chapter 8 第八章 魅力女人的私密花园

女人如花 绽放最浓艳的生命姿态 / 280

我的不藏私私密护理配方 / 284

改善哺乳期乳腺炎的芳香疗法和情绪芳疗 / 294

更年期女性护理篇 / 300

对付难缠的阴道炎和膀胱炎只需要这两招 / 309

花园调香日记　311

索引 植物精油名称　350

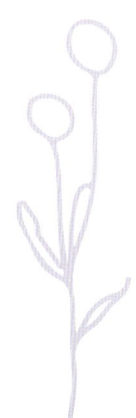

第一章

一趟自我疗愈的旅程

我的健康计划从改变
积重难返的生活习惯开始

芳香疗法在我的身心都处于最低潮的时期走入了我的生活。

我曾经是个时尚媒体人,并曾担任某国际奢侈品集团公关总监。年近40岁时,我的孩子到来了,照顾年幼的孩子让我这个高龄新手妈妈着实手忙脚乱了一阵子。

第一次当妈妈的人容易过于认真。教育专家曾说,孩子的成长只有一次,做错了不能重来。万事都当真的我,把这句话谨记心头,倍感肩上责任重大。我凡事亲力亲为,从孩子晨起刷牙、梳头、给她做营养丰富并且摆盘精致的早餐、喂食,到晚上洗澡、讲睡前故事、如厕后擦屁屁……绝不错过孩子成长的每一步。有几年时间,我几乎推掉了所有非必需社交活动,把尽量多的时间都用来陪伴孩子。

有一天,Dior迪奥中国区资深副总裁Lucy邀请我出席该品牌的春夏高级时装发布会,她是我20岁出头刚开始做时装编辑时结识的时尚行业资深高管之一。我打开衣橱,准备隆重出场,就像从前那样脚蹬着十公分高跟鞋在赶秀场的路上健步如飞。然而,令人震惊的情况发生了——几乎所有衣服都穿不进去了!这几年看似悠

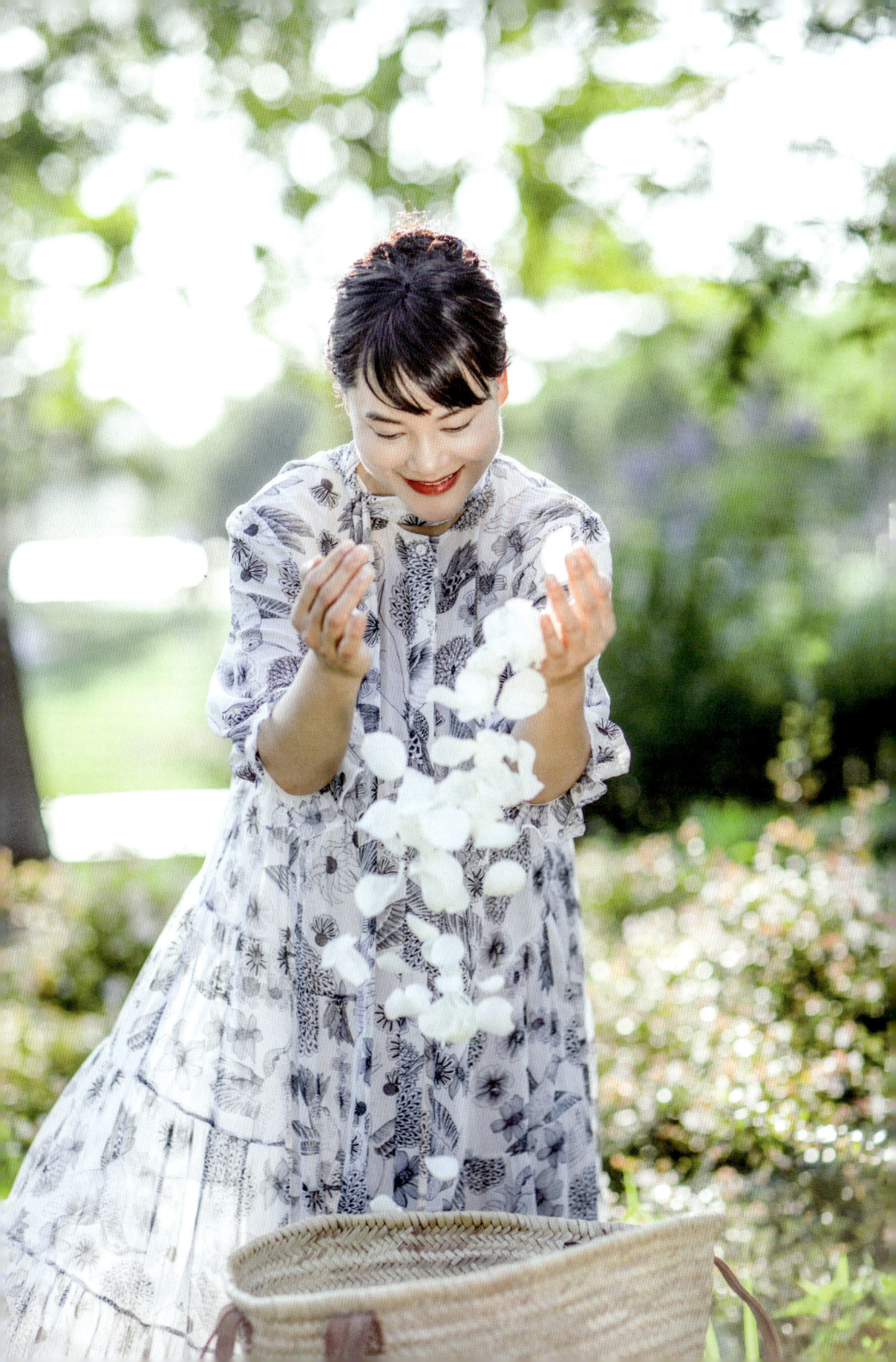

闲实则忙碌的宝妈生活，让我的腰围增加了两三个尺码，体重也增长了，肚子大得好像马上有个小婴儿要出生，整个身形圆肩厚背。那一刻我很诧异从前的我是怎么把自己塞进这么小的礼服里的呢？最后，我穿上束身衣，深吸气收紧腹部，才勉强把自己塞进刚从吕燕新品发布会上订购的一套白色连身裤装中，梳个晚装发髻，穿上久违的十公分高跟鞋，一瘸一拐地去参加时装发布会了……

在很多人看来，当宝妈似乎是件毫不费力，只需负责貌美如花、享受生活的工作，但在我接触的宝妈群体里，情况完全不是这样。宝妈圈里常会提到一个字——卷！卷学业、卷体育、卷美育、卷夏令营冬令营弯道超车、卷孩子的社会活动、卷谁把家庭生活操持得更舒适……还有终极的一招—— 卷谁能把孩子一生的发展路径规划得最成功！

在这个圈子里，卷的主题是无穷无尽的。有意思的是，卷字加个框就是"圈"字，把自己关起来卷，就是圈。

曾经的行业精英、名校学霸、男同学集体缪斯的优质女性，成为宝妈后，放弃了自己大部分的爱好、才艺、职业追求，深耕在这个圈子里卷了多年之后，突然有一天抬头一看，发现自己已经很难再走出这个圈。礼服已经塞不进去了，除了运动鞋，其他鞋穿上好像都不会走路了，内衣习惯了穿运动款，性感蕾丝款穿上浑身不自在……不知从什么时候，我们已变得跟我们的妈妈年轻时一样，丢掉了长发和画画……一旦想要出圈，宝妈们面临的是像个职场新人一样重新适应社会的过程，还有人说，这叫作"走不出自己的舒适圈"！

这个"圈"真的舒适吗？

当养儿育女、管理家庭成为唯一的 KPI（Key Performance Indicators，关键绩效指标），无论如何都不可能是一份轻松的工作。围绕着孩子的学业、兴趣班、各项生活安排，每年的三八妇女节都被宝妈们过成了千手观音劳动节。我们摸爬带滚，力求有朝一日接受考核时可以顺利达标。

可以预见，多年以后，这些宝妈包括部分宝爸，可能会出现严重的孩子分离综合症，我们会看到许多离不开孩子的妈妈，而不是离不开妈妈的孩子。后来的后来，宝妈都成了最需要疗愈的人……

有几年，我会定期找一位功能医学医生做健康检查，每次他都很吃惊我的压力指数始终很高，健康的红灯频闪。那时我患上了自体免疫力疾病，皮肤变得极度脆弱和敏感。原本那么爱美的我，有两年时间因为皮肤过敏问题不敢用任何化妆品。甲状腺功能低下，从而引起脱发、失眠、肥胖等诸多问题，容颜和身材大变。随之情绪也变得容易低落，经常郁郁寡欢，越来越不想出去见人。疾病和情绪问题就像一对双胞胎，说不好谁先出现，是谁影响了谁，但它俩总是如影随形、出双入对。

为了改善身体状态，我积极地寻求各种治疗途径，中医西医、自然疗法都试了个遍，短时间内似乎并没有看到特别显著的改善。人只有在足够痛的时候才会做出改变，也只有自己真的很想做到，改变才会真的发生。

我开始为自己制订疗愈计划，首先是生活习惯的改变。以前在媒体工作，大部分同事都是夜猫子，我也不例外。工作时间大多数是在晚上，下班之后还要去参加品牌的市场活动，频繁出入一个接一个的时尚派对，经常要去不同的发布会、酒会、晚宴赶场。活动结束之后，真正的工作才开始，回到杂志社或家里，打开电脑开始赶稿，写到半夜三更饥肠辘辘，再出去吃个夜宵，这样差不多凌晨两三点钟才能上床睡觉。第二天睡到早上9点多，起床后脑袋昏昏沉沉，仿佛有一坨糨糊在里面，靠着咖啡续命，勉强打起精神去上班。到了中午，大脑才完全清醒过来，才能真正进入工作状态，晚上又生猛起来，辗转于夜场。周而复始，身体始终处于疲惫状态，健康也被提前消费。进入40岁之后，年轻时的亚健康问题逐渐加重，肩颈、腰椎疾病在我们这个职业圈子里属于流行病，睡眠障碍、内分泌失调、自体免疫力疾病也相当普遍，这些疾病对健康和生活品质的影响，都超乎我们的想象。

于是，我的健康计划从改变积重难返的生活习惯开始。

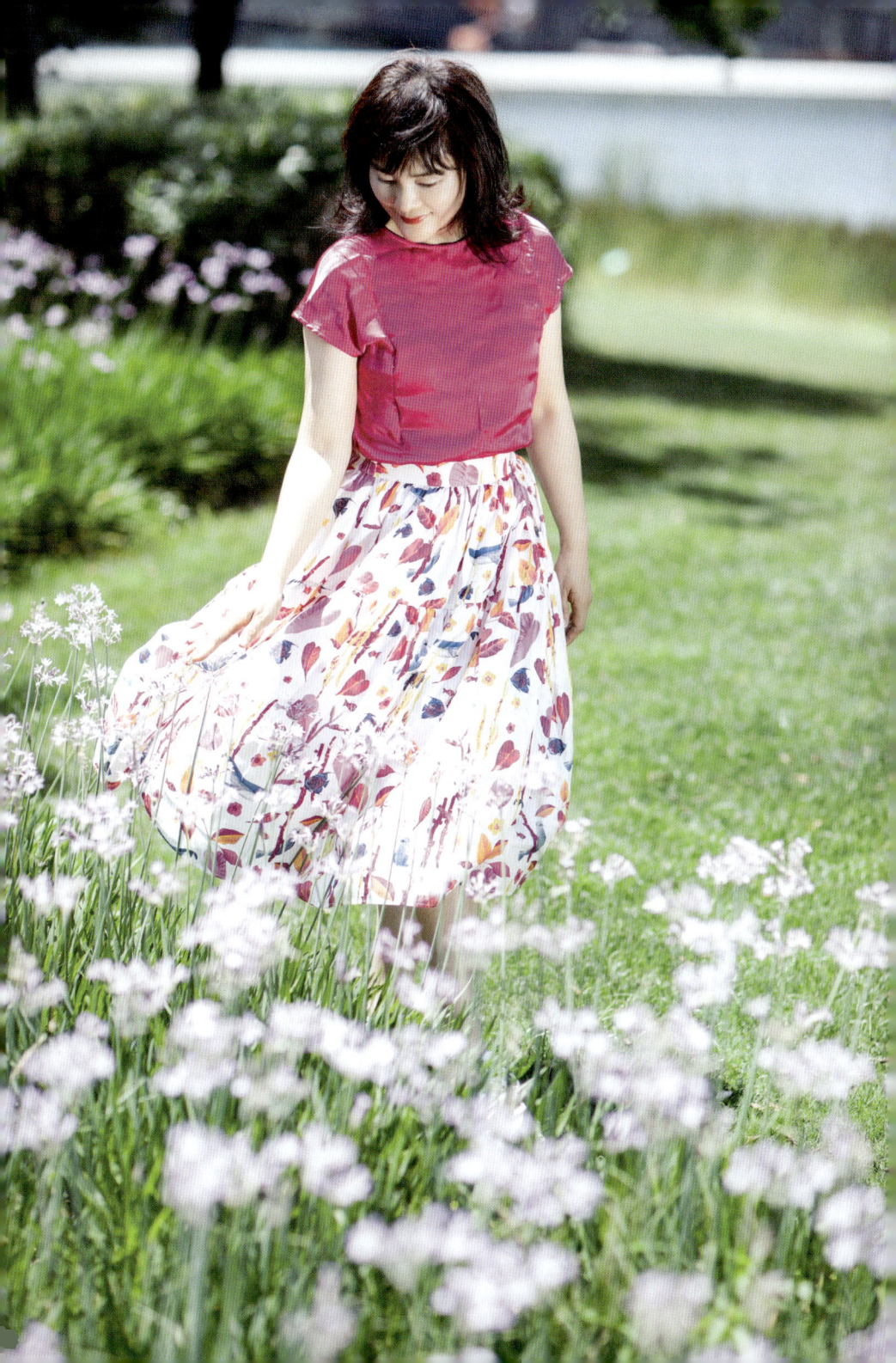

修复睡觉的能力

首先要调整睡眠时间,把以前熬夜的习惯,改成早睡早起。

刚开始时会很辛苦,晚上把娃哄睡着,时间和空间都终于是自己的了,好不容易能刷剧了,这时就要去睡觉,内心真的好挣扎。我的前同事冰老(生活美学家和畅销书作者曾焱冰)给了我一个很好的启发:早起刷剧。冰老说如果早上4点半起床刷剧,还能赶得上6点为女儿烤个新鲜面包!冰老的女儿在北京市海淀区一所"牛蛙"学校读书,据说在这所学校上学的孩子,期末考试语数英三门主课平均分达到300分并不稀奇(评分标准为百分制)。生活在海淀区的冰老,长期习惯于"卷",为了每天腾挪出自己的时间,从夜猫子变成了"晨型人"。找一个激励自己起床的理由,是成功早起的第一步,你可以补头天晚上没刷完的剧、做烘焙、写书法、练瑜伽……总之,做一件你最想做的或者最滋养自己的事情。

睡前两小时远离电子产品,晚上9点以后,我会把手机放到卧室外。电子产品为我们带来很多便利,但同时也绑架了更多私人时间,它对睡眠产生的负面影响,已有太多专业文章可参考,这里不再赘述。

《黄帝内经》认为,晚上11点前是最佳入睡时间。11点至凌晨5点，是睡眠的"黄金六小时"，人体在这个时间段完成造血、藏血以及各项身体修复工作。这个时间段如果不睡觉，身体的修复功能以及血液更新工作就不能好好完成，长此以往，必然气血两虚、容颜衰老、身体机能加速退化。早上太阳升起的时候，就是该起床的时间，日出而作日落而息，身体要顺应自然界的规律运转。这些看似很简单的养生方法论，如果真能做到，为身体带来的好处远比每天吃各种滋补品管用。

人类是自然界所有生物中，唯一会想尽办法让自己不睡觉的物种。喝酒、聚会、夜宵、刷手机……夜幕降临，激情澎湃的一天仿佛才刚刚开始，而我会为自己安排一些比较安静的事情，例如晚饭后出门散步半小时，路上听听有声书或音乐。回家后，8点准时把书房门一关，开始做晚间拉伸、呼吸和冥想练习。练习深呼吸和冥想，让大脑安静下来，清空白天的各种思绪和信息轰炸，酝酿睡前状态。练习结束后，是每天既幸福又期待的芳香放松时间，有时我会泡个芳香浴或足浴，有时会在洗手间和卧室里点上晚间助眠香薰，播放轻松的音乐，慢悠悠地用精油按摩头皮，用经络刷做头部疏通，有时会做脸部拨筋和油敷。总而言之，要让心绪尽量平静、放松，血液循环通畅了，睡眠品质就会变好。如果离睡觉还有点时间，就阅读一些比较轻松愉快的书籍。睡前我一般不刷剧，容易一发不可收拾。这样一番操作之后，到了10点眼皮便已经"打架"了。

我会在早上5点起床，在这段没有任何人打扰的时间，阅读一些比较费脑力的专业书籍，或写作、做闻香和调香练习。早起让我

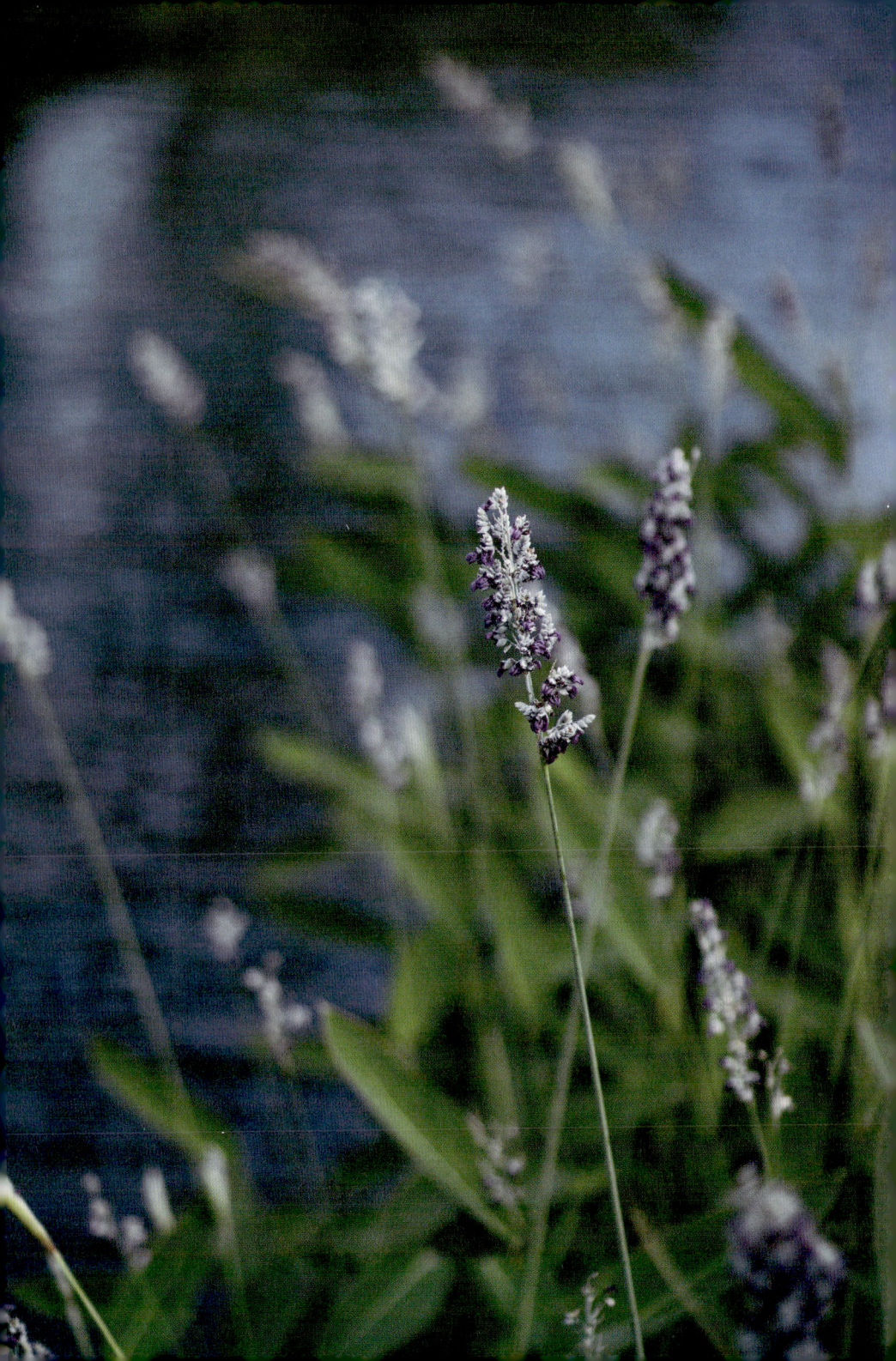

有更多独处的时间来关注自己的内心和自我成长。坚持一段时间之后，早起对我来说不再是件痛苦的事情。这种生活习惯已在大脑里形成了愉快记忆，我每天都很期待一个人独享客厅或书房，在晨光中阅读、写作、闻香，没有任何人或手机信息打扰，我可以完全沉浸在心流之中。

每天清晨的独处时光，
让自己更加关注内心与自我成长

我的不藏私芳香配方

作为芳疗师，我常常会被问到改善睡眠应该用哪种精油。睡眠是个复杂的话题，形成失眠的原因有很多，每个人的体质也不一样，所以不可能有某款精油或某个睡眠配方可以解决所有人的问题。关键是每个人都要观察自己在什么情况下容易睡不着，是特别疲劳、紧张的时候，还是睡前情绪受到刺激（无论高兴还是失落），再或者下午喝了较多咖啡，晚餐吃得过饱等，找出原因，并且避免这些因素干扰，是达到优质睡眠的第一步。

以我自己为例，除去以上因素，睡前1小时做芳香温水泡浴或泡脚能帮助我较快产生困意。我会根据当时的身体情况调制一款精油配方，用乳化剂稀释后加入水中，泡浴或泡脚后立即将皮肤水分擦干，穿好衣服和袜子，让身体和脚始终是暖的。

我是寒凉体质，经常感到手脚冰冷，夏天在空调房里待久了，手脚会冰冷、水肿。身体血液循环不畅，也会引起睡眠困难。我经常用肉桂、波旁天竺葵、生姜精油泡脚，以促进血液循环，让身体暖起来。

但如果你是湿热体质，就不适宜用这么热性的配方。例如我女儿，一个阳气十足晚上会躁动难眠的青少年，我会给她用岩兰草、甜马郁兰、罗马洋甘菊、苦橙叶这类具有滋阴作用的精油。在房间里扩香，或者用精油为她按摩心包经、脊背和大椎穴，让她整个人能变得安稳一些，更容易拥有好睡眠。

如果是高龄人群或低血压的人，则要区别对待。岩兰草、甜马郁兰精油都有降血压的作用，低血压人群使用之后可能会感到头晕不适。这类人群更适合用檀香、依兰依兰、天竺葵、佛手柑精油，睡前2小时在客厅和卧室里扩香，或者用基础油稀释后，按摩膻中穴和心包经。

依兰依兰、薰衣草、甜橙精油的组合，最适合为存在情绪焦虑和压力症候群的人做睡前扩香，甜美的气味有助于改善睡眠障碍。

在对失眠的研究中，最具普遍性的结论是：现代人的压力过大、大脑过度活跃，导致交感神经和副交感神经切换功能产生障碍，越来越多的人患上睡眠困难。而芳香疗法则是人为地制造出一个放松、平静、有安全感的睡前氛围，帮助过度亢奋难以平静的交感神经安稳下来，让副交感神经开始启动，进入休息、储存能量的状态。如果已经形成常态性的自律神经失调，更需要把芳香调理认真地列为自己的睡前仪式，坚持一段时间，身体会逐渐恢复自我调节的功能。

肠道高兴，情绪就高兴

真正的疗愈系美食，是能够促进肠道菌群健康的饮食，而不是高糖高脂重口味食品带来的短暂多巴胺刺激。

快速运转的工作节奏和生活压力，让许多人爱上刺激性很强的食物，无辣不欢、咖啡不离手、经常吃甜食，由此摄入大量饱和脂肪酸、咖啡因，而高糖、高热量也让减肥变得极为困难。我也曾隔三岔五就吃减肥药，或者来一次阶段性节食，发誓每天步行一万步，减肥却始终收效甚微。

改变饮食习惯的第一步，就是要坚持清淡饮食，吃完整且新鲜的食材，避免吃深加工食品。

烹饪方式要尽量简单，多采用水煮、清蒸的方式，少煎炸、烧烤，避免浓油赤酱。购买调味料时要仔细看配料说明，含有化学物质勾兑的增鲜剂的调料，会在身体里积攒下不少毒素，增加身体代谢负担。

肉类和蔬菜的最佳进食比例是 1∶3，即每吃 1 份肉，要吃 3 份蔬菜。有长寿饮食研究认为，人类其实并不需要进食过多肉类，摄入过多动物蛋白和脂肪会增加身体毒素，增加致癌风险。美国农业部和卫生与公众服务部联合发布的饮食指南中，建议每人每天只需摄入约 100 克肉类，就能满足身体需要。而如今大多数的人，每天摄入的肉类远远高于这个数值。我们今天的困扰是如何解决营养过剩问题而不是营养不良。

另外就是要控制进食总量。都说减肥要管住嘴迈开腿，现实往往是迈开了腿，却管不住嘴。走在上海腔调满满的安福路上，难免不来一杯香喷喷的拿铁，再配个新鲜出炉的法式巧克力可颂，想想就让人流口水！看到脂肪分布得如大理石般优雅的和牛烧肉，忍不住要多吃两口，再配上香喷喷的白米饭，完美！每天喊着要减肥，实际上一口都没少吃，摄入的热量远高于消耗量。对我这种无法辜负美食与生活的人，实现减肥目标真的好难。

为此我制定了一套不挨饿也能瘦的吃法。早上进食前先做晨练，把身体唤醒。早餐先喝 1~2 杯用蔬果加上坚果搅打而成的蔬果汁。注意，这杯蔬果汁中蔬菜比例要占 90%，只添加 10% 的水果来调节口味，甚至不添加水果，果汁的升糖指数较高，不如直接吃水果。很多人喝蔬果汁，都会把食材渣子扔掉，这样做会牺牲对肠胃有益的膳食纤维。我的蔬果汁则保留了全植物成分，同时添加几粒坚果增加植物蛋白质，这样就不需要再吃奶制品，同时也有饱腹感。对乳制品不耐受的我，用植物奶代替动物奶。血脂较高的人，可以不加坚果或者少加，通常我都会加入四分之一茶匙生姜粉，以中和蔬果汁的寒凉。喝完蔬果汁，如果已经饱腹，就不再吃其他东西，实在太饿可以吃几粒浆果或少量根茎类种子类食物，这样就既有饱腹感，又摄入了多元的营养。

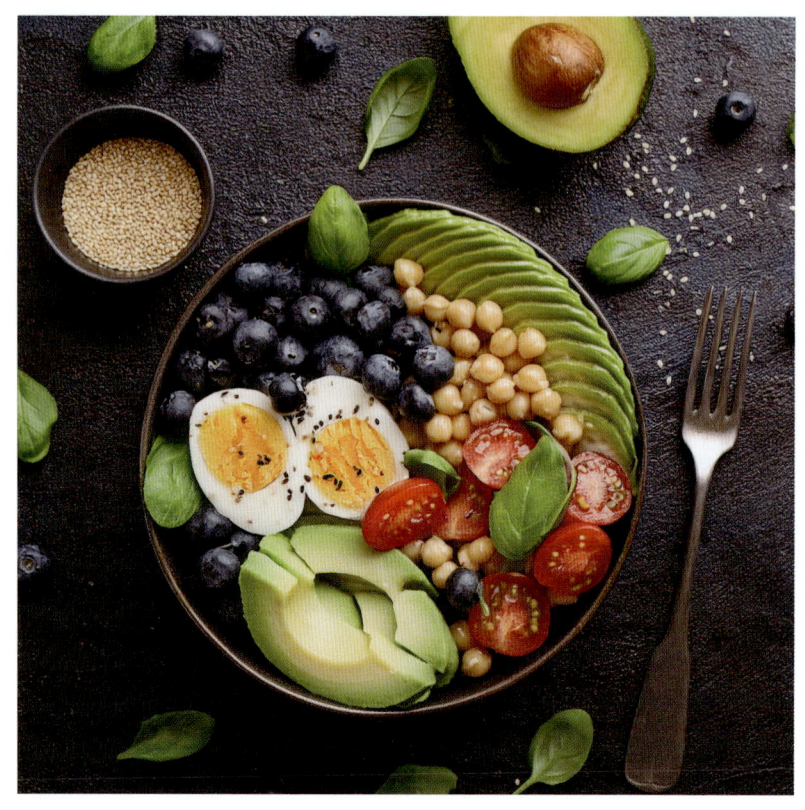

　　天天喝蔬果汁也会太乏味，蔬菜味噌汤是很好的替代品。每次用种类不同的蔬菜，加开水煮3~5分钟，再加入适量日式味噌、少量生姜粉，有时我会加一些山药或黑芝麻，总之口味可以自己调节，煮好后直接食用或者用搅拌机打碎做成蔬菜浓汤，都相当美味。我每天都很期盼喝我的蔬果汁或蔬菜汤，这样的节食方法让我既不会挨饿也不会感到痛苦。

午餐可以吃任何你想吃的东西，肉、蛋、蔬菜、主食等，偶尔吃点甜食也无妨，所有解馋的东西都要在午餐时吃完。主食以粗粮、杂粮为主，实在很馋米饭面条的时候就吃点，总之，一切都以不过度为准则。

晚餐基本以素食为主，进食量以不感到饥饿为佳，大概吃四五分饱。如果晚上有应酬，我就会减少午餐的进食量或者不吃午餐。以一天为单位，总摄入量不要超标。

这样坚持每天摄取高比例的新鲜蔬食，蛋肉为辅，有度进食，一段时间后我能明显感觉肠胃很舒服、排便规律、身体轻盈，心情也随之变得愉快。

我的身体感受在美国医学博士埃默伦·迈耶（Emeran Mayer）的著作《肠道大脑》（*Mind-Gut Connection*）中，找到了科学实证，他是美国 UCLA 奥本海默压力与复原力神经生物学中心负责人。他在书中讲述了饮食如何改变我们的情绪、直觉和大脑健康。尽量吃新鲜、应季、洁净的食物，避免吃深加工食品，让肠道内益生菌增多，可产生丰富的血清素，不仅会让人的外貌更年轻，甚至会为因治疗抑郁症、焦虑症、情绪而引起的莫名疼痛，带来意想不到的缓解作用。通过健康的饮食方式来维护脑部健康，获得良好且稳定的情绪，是一种简单、愉快又经济实惠的方式。

我阅读了国际上较权威的几位长寿饮食专家的著作，尽管技术细节略有不同，但他们都提到了让身体保持适当的饥饿感、时常给消化系统放个假，会激发人体细胞进行积极地修复，是延年益寿的法宝！但是，如今的我们很少会因为饥饿而进食，而是因肚子里还有空间能塞进去更多食物而进食。除了一日三餐，午餐前还要来点开胃小吃，下午茶点心精致又丰富，偶尔跟三五知己吃个夜宵小酌一番……轻而易举就能获得食物——原本以为这是现代人幸福生活的源泉，没想到其实是引发诸多疾病的重要因素。

而我，是个很爱吃，且对美食有着与生俱来的好品位的人，即使不饿，看到好吃的也会忍不住吃两口，看到甜食更是很难自控。因此我经常借助精油来降低对食物的欲望，避免暴饮暴食，帮助我更顺利地控制体重。

轻而易举就能获得食物，可能是现代人最大的健康隐患

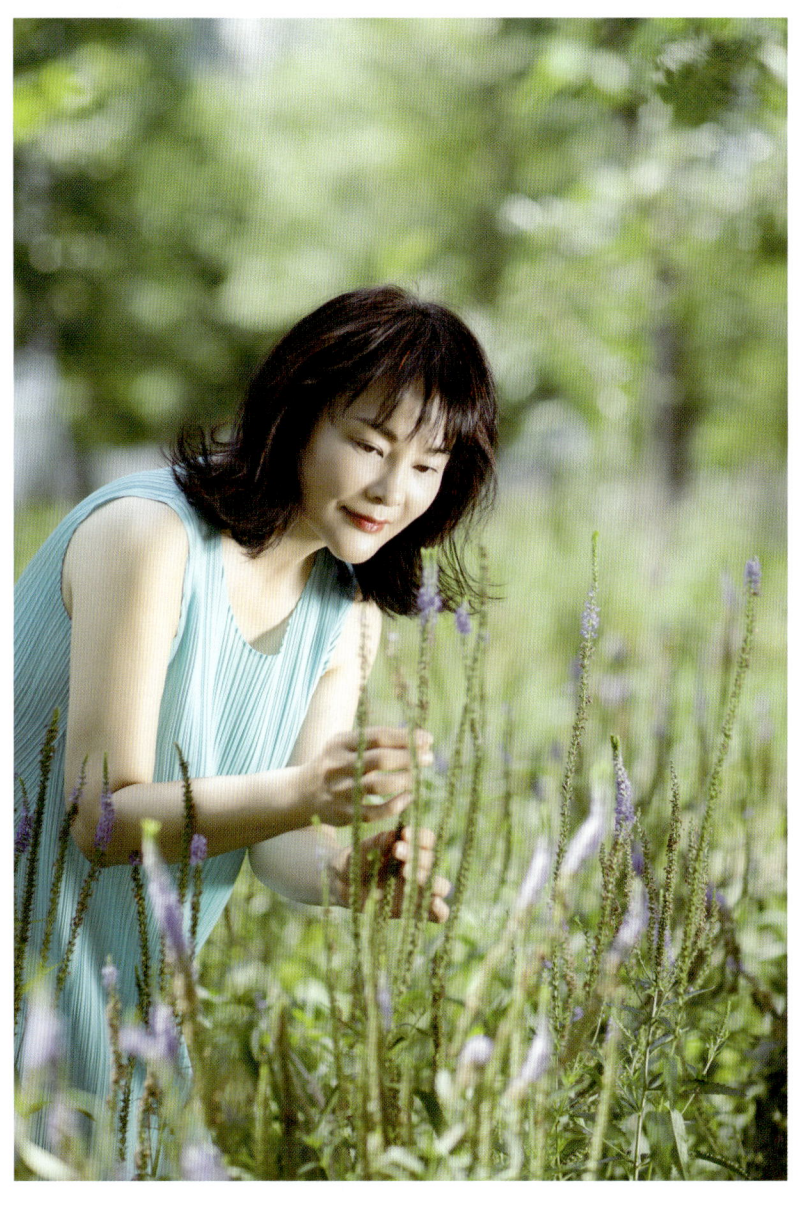

第一章 一趟自我疗愈的旅程

我的不藏私芳香配方

抑制食欲，辅助治疗暴食症配方

锡兰肉桂：3 滴　　　　苦橙叶：5 滴

丁香花苞蕾：3 滴　　　绿橘：5 滴

·特别嗜甜食的人可以再加入 5 滴天竺葵。

使用方法 *Usage*

将精油滴在鼻舒嗅吸棒的棉条上，随身携带，需要时拿出来嗅吸。感到食欲来袭时，取 3~4 滴调配好的精油，滴在纸巾上，边嗅吸边做深呼吸。每天嗅吸次数不超过 5 次。

禁忌：孕妇及 12 岁以下儿童禁用。

对付因压力而引发的暴食症，可以用这个配方

藏茴香：5 滴　　　　胡椒薄荷：5 滴

广藿香：3 滴　　　　甜马郁兰：3 滴

使用方法 Usage

将精油滴在鼻舒嗅吸棒的棉条上,随身携带,需要时拿出来嗅吸。感到食欲来袭时,取 3~4 滴调配好的精油,滴在纸巾上,边嗅吸边做深呼吸。

禁忌:孕妇及 8 岁以下儿童禁用。

抑制甜食渴望症配方

胡椒薄荷纯露:三分之一　　　肉桂纯露:三分之一
天竺葵纯露:三分之一

使用方法 Usage

将以上纯露混合在一个已消毒的喷雾瓶子里,饭后或甜食欲望来袭时,将纯露喷入口中。

禁忌:孕妇和哺乳期女性、3 岁以下儿童不适合使用此配方。

"50+"女性必须要做的运动

我小时候曾经是个运动健将，还被公认为学校排球队队花，但离开校园后就很少进行规律的运动了。凭借着童子功和父母给的元阳，35岁之前身材还算苗条，接近40岁时开始发胖，腰围和臀围迅速增加，显腰身的衣服不敢穿了，改为穿三宅一生"Issey Miyake look"，因为它的设计可巧妙地形成不显身材的视觉效果。

年轻时可以自恃青春做本钱，50岁之后，你的本钱只剩下自律！

运动除了能帮助你控制体重，还是有效的塑形手段，而我们缺少的是行动力而不是方法论。瑜伽、普拉提、太极、健身操、羽毛球、慢跑、撸铁……只要能坚持，都有效！重要的是要找到一项能让自己愿意坚持的运动方式，养成愉快运动的习惯。我为自己制订的运动计划是每周3次瑜伽、2次抗阻力训练，每次运动约45分钟，每天坚持15~30分钟冥想和呼吸练习。

先说说抗阻力训练和撸铁的重要性。女性的肌肉从30岁开始逐年流失，到40岁以后会出现断崖式下跌。过了50岁，很多人都会出现所谓的"50肩"，也就是肩周炎，还有腰椎间盘突出、关节痛这类问题。这些毛病虽不是大病但非常影响生活质量，它们都

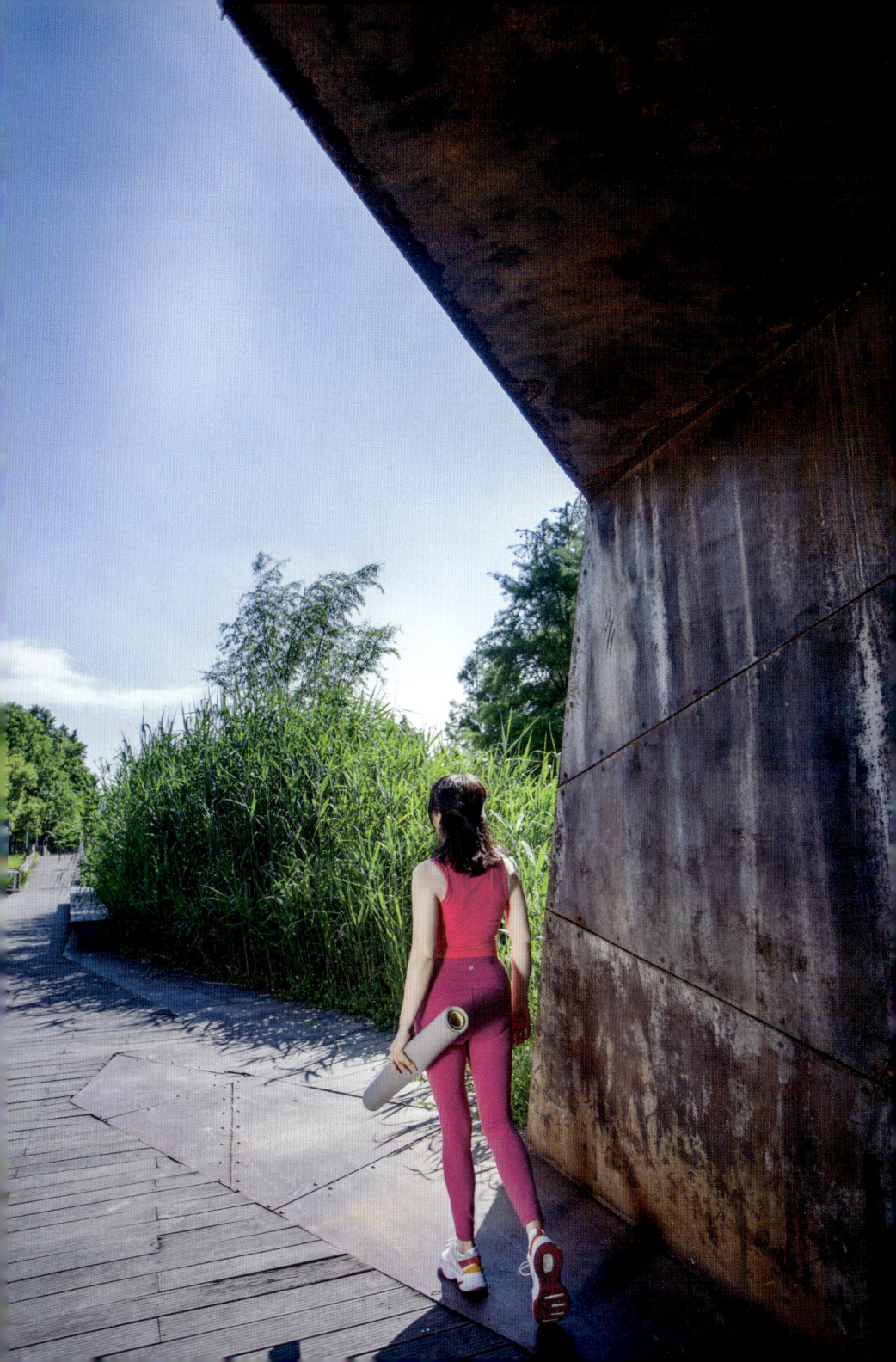

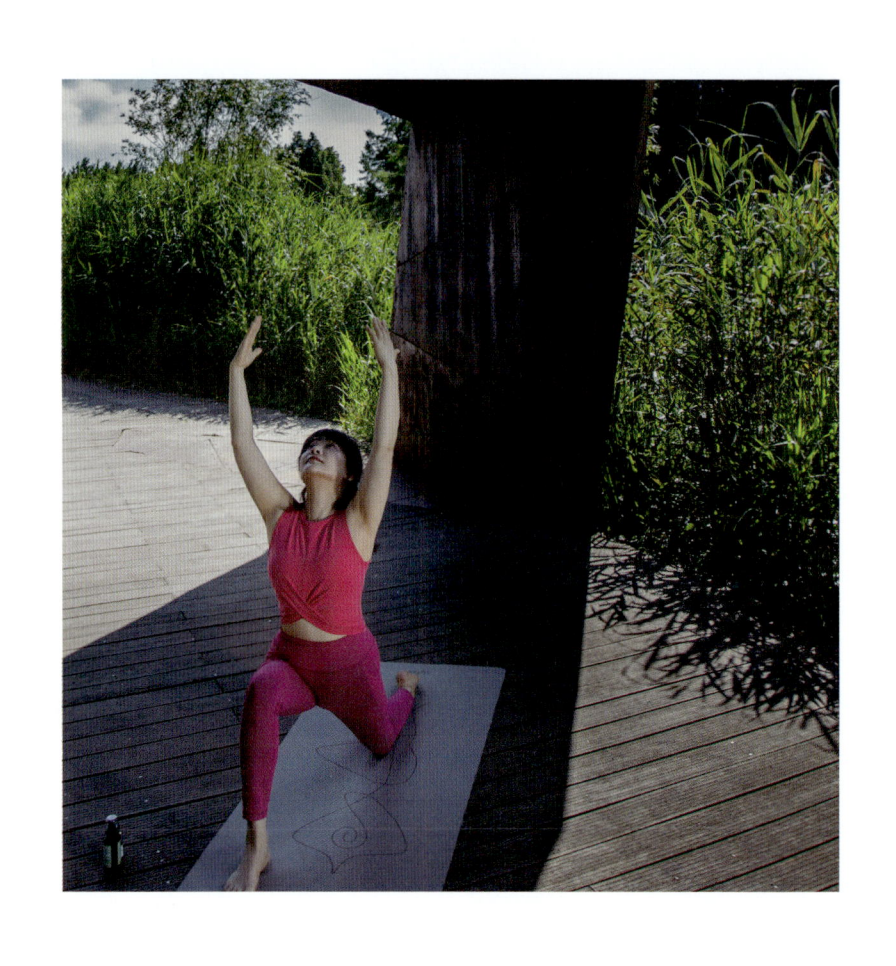

让身体变得有弹性，
个性也会随之变得更有弹性

跟肌肉流失有关。肌肉流失无法有力支撑骨骼，让多少曾经风华绝代的姐姐们再也不敢穿高跟鞋，所以女性年过 50 岁，必须要加强肌肉锻炼。

瑜伽属于有氧 + 无氧混合型运动，既可以提高身体柔韧度、灵活度、稳定性，也能提高肌肉力量。身体柔韧度、灵活度越好，越不容易受伤，甚至性格中的弹性和包容度也会改变。

许多人都有越老越固执的倾向，个性随着身体日渐僵化而失去弹性。我是个身体很"硬"的人，刚开始练习瑜伽时，做每个拉伸动作都痛苦难耐，心里还会暗暗埋怨教练下手太狠。而练习瑜伽 5 年后，曾经觉得不可能完成的任务，现在都可以做到了，果然是没有什么高山可以挡得住一颗坚持的心。

运动带给我的远不止柔韧度和灵活度的增强，还有身体和精神上的年轻态。让身体多受一些苦，心灵反倒变得轻松起来。

呼吸不对，运动白费

记得有一年，我和先生带着女儿到四川去爬海拔约 6000 米的四姑娘山，向导是一位经验丰富的藏族登山家，他看我们三个人还没走多远就已气喘吁吁、呼吸困难，便开始指导我们呼吸。首先，他让我们把注意力放在呼吸上，用腹部吸气呼气，这样做能让肺部获得更多氧气，然后，脚步的节奏要同呼吸节奏保持一致。我们听话照做，呼吸竟然变得顺畅起来，喉咙不那么疼了，脚步也没那么沉重了。

这就是在运动中正确呼吸的重要性，正确的呼吸方式能在运动中降低心率和血压，提高核心肌肉的稳定性，降低肌肉消耗和拉伤的概率。

减肥期间进行呼吸和冥想练习，会获得意想不到的效果。长期处于压力下或焦虑状态的人，很容易用食物甚至暴饮暴食来安慰自己。冥想与呼吸练习是一种很有效的放松，能有效降低体内皮质醇（压力荷尔蒙）分泌水平。有一段时间，我坚持每天早上和晚上抽出半小时练习呼吸和冥想，明显感觉食欲降低。偶尔吃多了，身体马上能察觉出来，大脑会自动提醒你今天不需要再吃更多的食物了。

制订运动计划不能目标过于远大，一个原本完全没有运动习惯的人，刚开始运动就每天1小时举重加1小时跑步，肯定会坚持不下去的！可以从每天运动15分钟开始，逐渐增加到30分钟，再增加到45分钟。现在，我已经形成每天必须运动一个小时的习惯，每天早晨运动过后，感觉自己身轻如燕、心情愉快。从前经常发作的无名火，都已离我远去，家庭气氛也变得更和谐。身体排毒机制被激发，皮肤也变得透亮有弹性。最大的收获是，我又能穿上10年前买的连衣裙了！运动真是代价最低效果最好的美容回春佳品啊！

全套疗愈计划坚持三个月后，朋友们都说我看上去身形最少小了两个尺码，而这种改变带给我的远比瘦了多少斤更有意义。

随着身体状态的改变，我的情绪也变得更加积极，思维方式也随之发生变化，比以前更加自信乐观，不再总是带着挑剔的眼光看待各种让自己不满意的事情了。当我用自律的生活态度实现了健康的身体状态，我开始相信自己有足够的力量去实现更多事情。如今穿上高跟鞋也能健步如飞，恢复了30岁出头时的轻盈步态。这大概就是传说中"50岁的年龄、30岁的身体、20岁的心态"吧！

原来，人生所有的治愈，最终都是自愈。

我的不藏私芳香配方

运动前涂抹精油可以让热身更有效,提高身体柔韧性,避免发生肌肉和筋腱拉伤。

芳香白珠树:5 滴
樟脑迷迭香:10 滴

黑胡椒:5 滴
甜杏仁油:20 毫升

使用方法 *Usage*

按以上配方混合成复方精油,涂抹全身或主要运用的肌肉群部位。

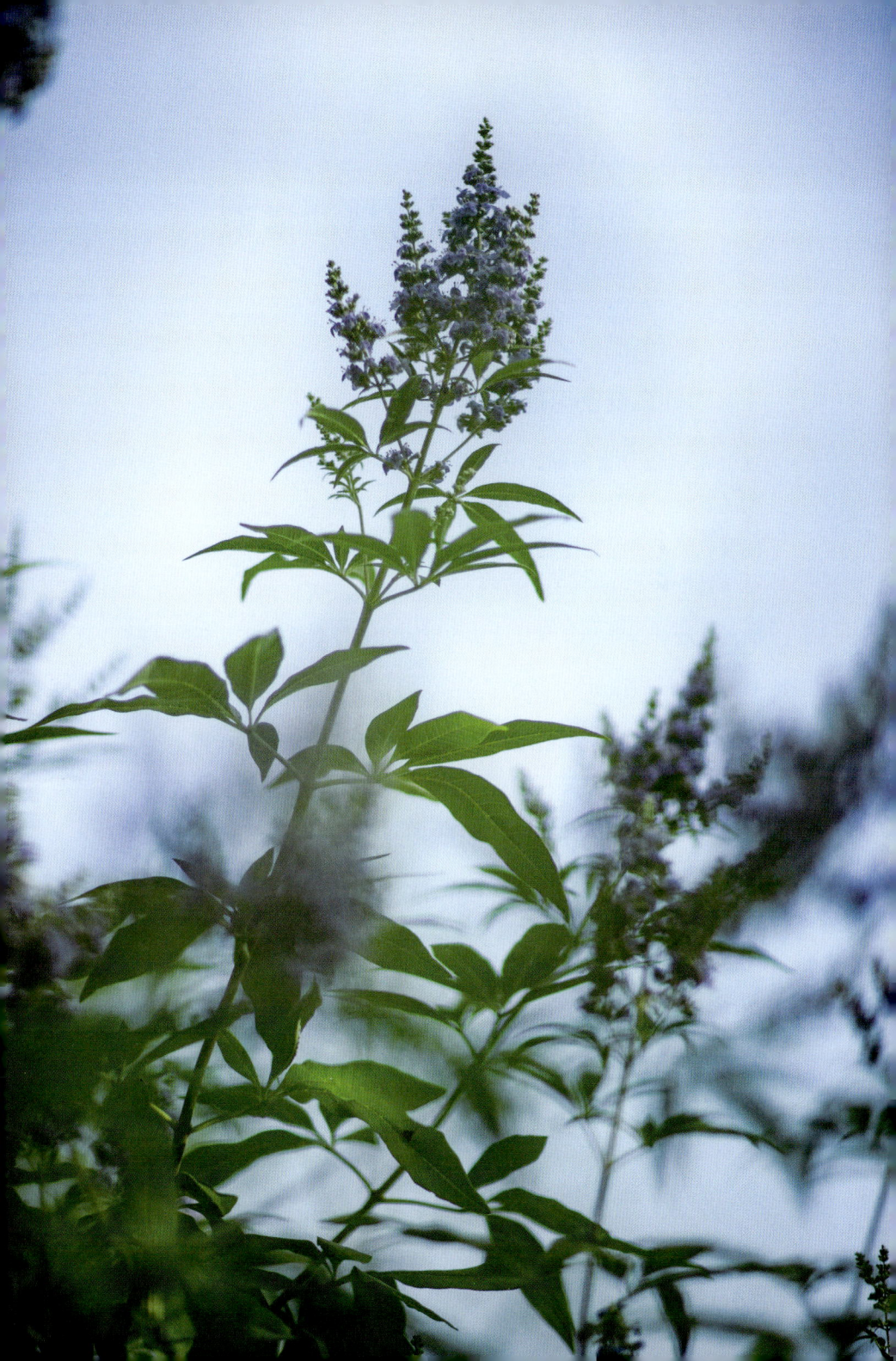

新手须了解的精油常识

为什么要使用基底油

植物油分为两种，一种是挥发油（volatile oil），即从芳香植物的花朵、叶片、果皮、根部、树脂萃取而来，浓度极高，这就是精油。另一种是固定油（fixed oil），又称不挥发油，源自种子和核果，在芳疗应用中称为基底油，用于稀释、降低精油浓度。这两种油对皮肤和身体都具有疗愈功效，因此要注意挑选高品质的产品。

达到芳疗级别的基底油是用冷压技术提取的头道油，以非精炼油为最佳，其所包含的维生素、矿物质和必需脂肪酸含量最高，其分子小，营养丰富又利于皮肤吸收。它们和超市里售卖的经过高温压榨的精炼食用植物油不是同样的产品哦！

基底油的主要作用之一是稀释精油，应用在皮肤上可带来缓释效果，避免皮肤受到高浓度精油的刺激。另外，基底油本身也含有丰富的营养成分，选择恰当的基底油，对某些身体或皮肤问题，本身就有很好的理疗修复作用。一些皮肤极度敏感、体质过于虚弱的人或婴儿，可能即使用少量精油都会引起不适，那么直接使用对症的基底油，会更安全。

成人精油安全剂量指南

芳香疗法适合任何年龄层的人士，包括儿童和婴幼儿，但必须小心谨慎地遵守安全剂量要求使用。精油是强效天然化合物，具有多种功效，也具有相当强的刺激性。只要遵守以下几项安全准则，绝大部分精油都是安全的。

· 绝不能随意内服精油！除非在合格注册并且实操经验丰富的医师或注册芳疗师指导下服用。

· 绝不能随意涂抹浓度为100%的纯精油！除非在合格注册芳疗师指导下，偶然性地使用高浓度精油。

· 不要轻易超过推荐剂量。增加剂量并不会增加精油的有效性，反而增加了过敏风险。

国际注册芳疗师资质考试要求遵守的使用剂量

身体按摩安全剂量：约20滴精油+20毫升基底油，浓度约5%。

不同品种的精油，其刺激度不同和应用方式不同，有经验的使用者可以自行微量调节精油的浓度。对刺激性偏高的精油，建议将浓度控制在3%。

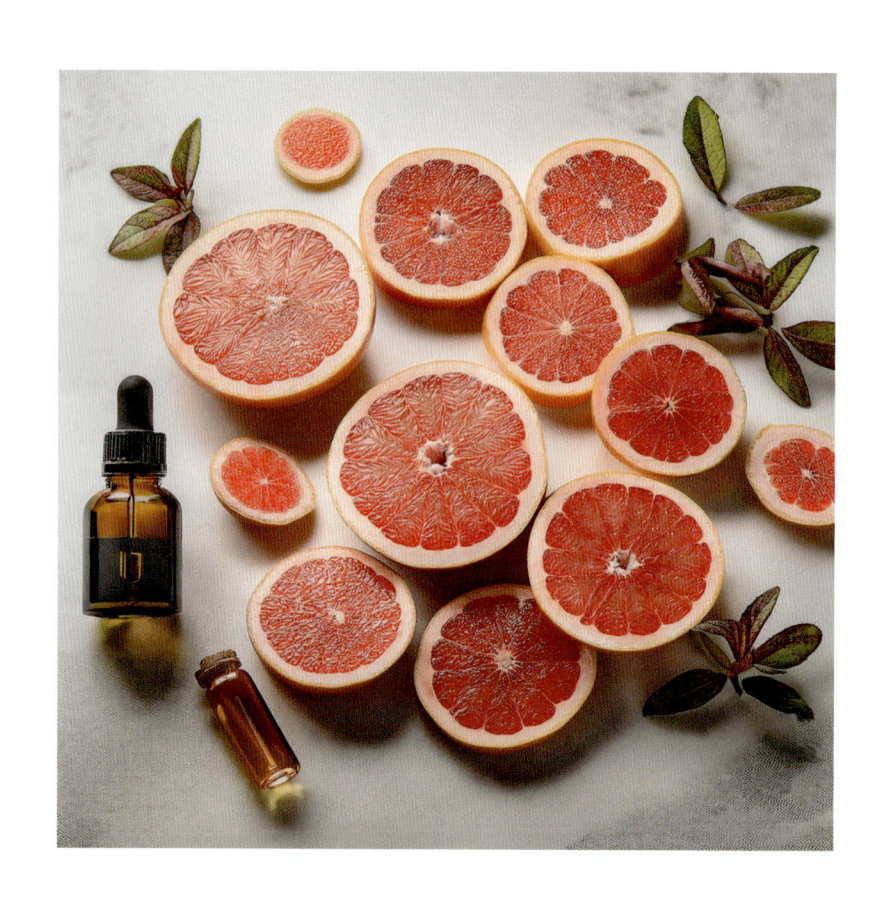

精油并不是使用浓度越高越有效，
用高品质的基底油稀释后更加安全有效

敏感皮肤适用的精油浓度：6~8 滴精油 +20 毫升基底油，浓度约 1%~2%。

孕妇适用的精油浓度：怀孕前三个月避免使用精油。后期可低浓度使用，控制在 1%~2% 浓度范围，即 6~8 滴精油 +20 毫升基底油。

如何能像专业芳疗师那样调配精油

专业芳疗师爱用深色玻璃瓶来保存已经调配好的精油，可起到降低阳光、温度、湿度的影响，延缓精油和基底油氧化变质的作用。

如果无法一次将调好的油都用完，或者某个配方需要经常性重复使用，可以先准备一些玻璃分装瓶，用医用酒精消毒后放入消毒碗柜内烘干备用。调油时，取出一款容量适当的分装瓶，将调配好的精油和基底油装入瓶中。每次使用时取适当用量，尽快将瓶子闭紧，这样就能很方便地使用并保存已经调配好的精油啦！

第二章

不要倍感重担在肩

卸下心中盔甲，放下肩头重担

你的情绪，身体最懂。

愉悦的情绪使身体免疫力平衡，反之，不良情绪会在身体里堆积从而产生毒素，成为引发各类疾病的诱因。

日本心理学家自凝心平认为，76%的疾病都是情绪疾病。他在其著作《情绪的毒 身体知道》中写道，总害怕失去什么的人，因为保护欲太强，会导致皮肤黑色素聚集，长出黑斑。而妒忌、压力、过度细心等心理失衡，则会引起慢性颈部僵硬，引发头疼。内心经常扛着重担，默念"最后只能靠我了，我一定办得到"是有腰痛症状的人普遍有的心理特点。

他的理论非常有意思，也很有指导作用，他认为不良情绪会形成惯性，就像一个人闻惯了臭豆腐的味道，在有这种味道的屋子里待久了，就会对这种味道不再敏感，直到离开屋子后再进去，才会再次察觉。因此，当不良情绪出现，要立即将其抛诸脑后——生气了，抛诸脑后！心烦了，抛诸脑后！若让自己习惯甚至沉浸其中，负面事物持续发酵就会酸败。他在书中还提到，如果情绪停留在持续扩大的那个点上，出现了"功能性卡壳"时，可以通过嗅吸香气来改变大脑回路，诱导大脑从担心的回路切换到由香气引发的不同

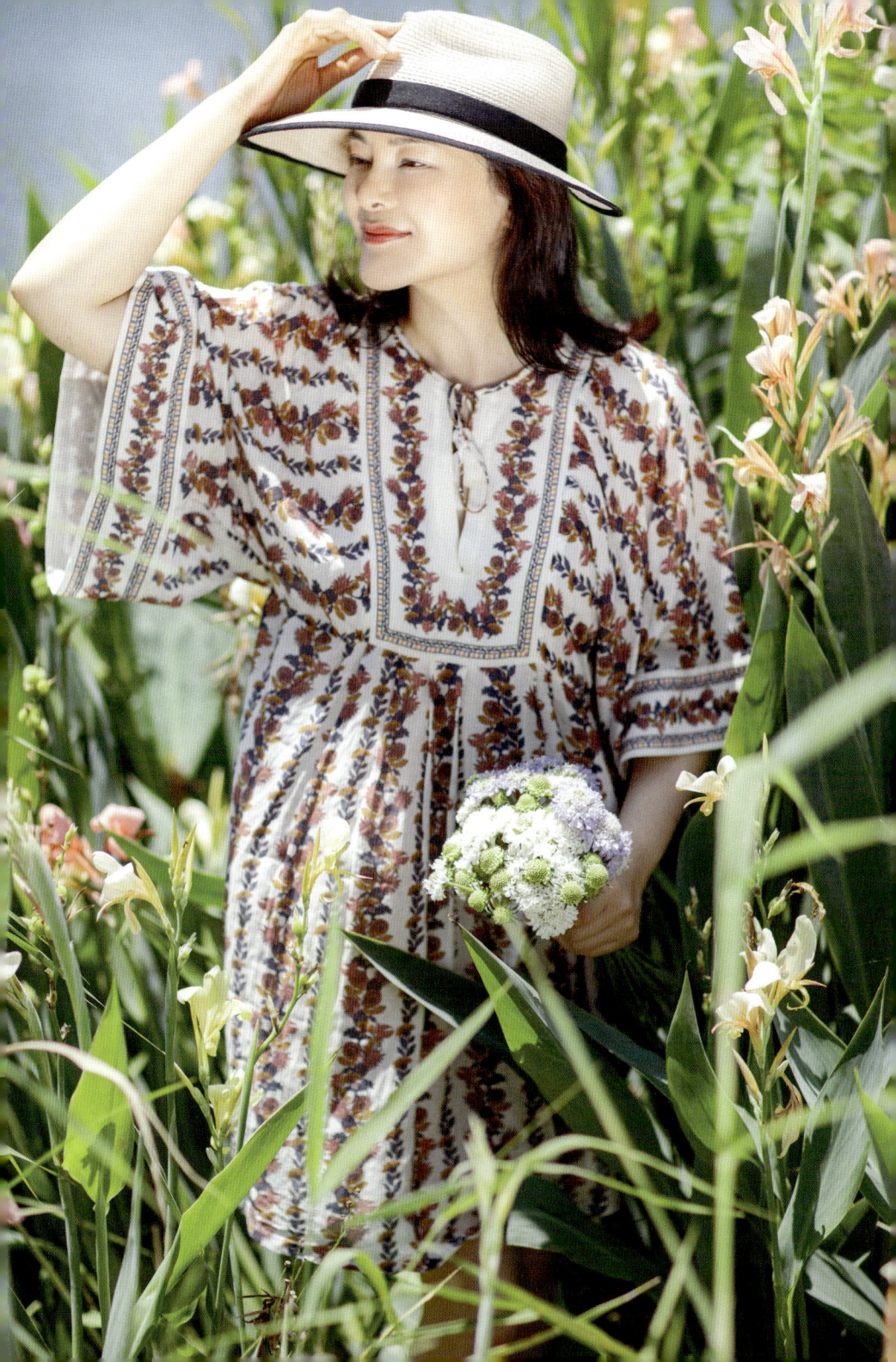

回路上去，就能快速调节情绪。

曾有一段时间，我体重暴增，节食、运动都收效甚微，尤其是腹部鼓得高高的，我也觉得很奇怪。后来一位中医按摩师提醒我说，"李小姐，你是不是平时经常生气？"他接触过很多患者，平时爱生气的人肚子大多明显偏大且有胀气。我仔细回想，那段时间因为孩子的学习问题经常生气，常常数落孩子，然后躺在床上生闷气，看来就是这样把自己的肚子给气大了。

另一个例子是我闺蜜的妈妈，她多年前曾患上严重的高血压，犯病时会突然昏厥，甚至正在说话时人就会突然晕倒，严重时每天要发作 2~3 次，经过多方看诊、排查，医生对她的症状是否因高血压而引起表示怀疑。后来一位医生建议闺蜜妈妈去心理科问诊，心理医生了解到，患者曾经是位演员，后来长期担任电视台直播节目主持人，并且是一位自我要求很高的女性，对工作力求完美，精神长期处在高压、绷紧的状态。医生开出了这样的处方：把降血压药和安眠药换成放松神经的药物；晚上 9 点之后，不再思考或处理工作，如果不是天塌下来的事情，一概等到第二天一早再处理。就这样，闺蜜妈妈的病症神奇般地被治愈，如今她已 79 岁高龄，精神焕发、身轻如燕。原来，情绪对健康的影响真的远超我们的想象。

如今，心理问题困扰着不同年龄段的人，并且越来越低龄化。频发的校园极端事件，让众多教育专家不断呼吁从小学阶段就要关注孩子的心理健康问题。如果我们能掌握一些简单易行的方法，在生活中随时帮助自己和家人减压、放松，就能避免很多疾病甚至悲剧发生。

相比音乐、绘画、运动、美食这些我们经常会用作情绪调节的手段，气味对情绪调节的作用最快最便捷。大脑中掌管着情绪的杏仁核就位于鼻腔后方，当气味透过鼻腔进入大脑时，首先到达杏仁核，而不是掌管精神和思维的前额叶。因此，气味改变大脑的情绪回路会在瞬间发生，并不像音乐、运动、绘画这些活动所带来的放松和愉悦感，需要先通过大脑进行信息消化和处理才能呈现效果。美食则是透过味觉刺激来产生愉悦感，经常用美食来安抚自己的人很容易变胖，这就是俗称的"压力肥"。

如果我们有随身携带香气的习惯，当不良情绪来临，就拿出香气瓶子嗅吸一下，把即将脱缰的情绪牵回来，这比随身携带零食靠谱多了吧！

利用植物精粹天然芳香来改善情绪，是简便易行又健康的方法，而且很少有人闻到天然植物香气会产生厌恶的感觉。如果有，这样的人一定是长久以来连自己都意识不到从什么时候开始，就为自己的心灵铸造了一副坚硬的盔甲，将自己束缚起来。这样的人会因此丧失了很多感受力，悲伤时不会哭，快乐时也无法开怀大笑，认为表达情绪和情感是羞耻的。用自凝心平的理论来形容，这样的人最容易中情绪的毒，可能已处在罹患抑郁症的边缘。

我曾经接触过一位男士，他毕业于世界一流名校，后来创业成为上市公司高管。他对香气的抗拒到了匪夷所思的程度，他只要闻

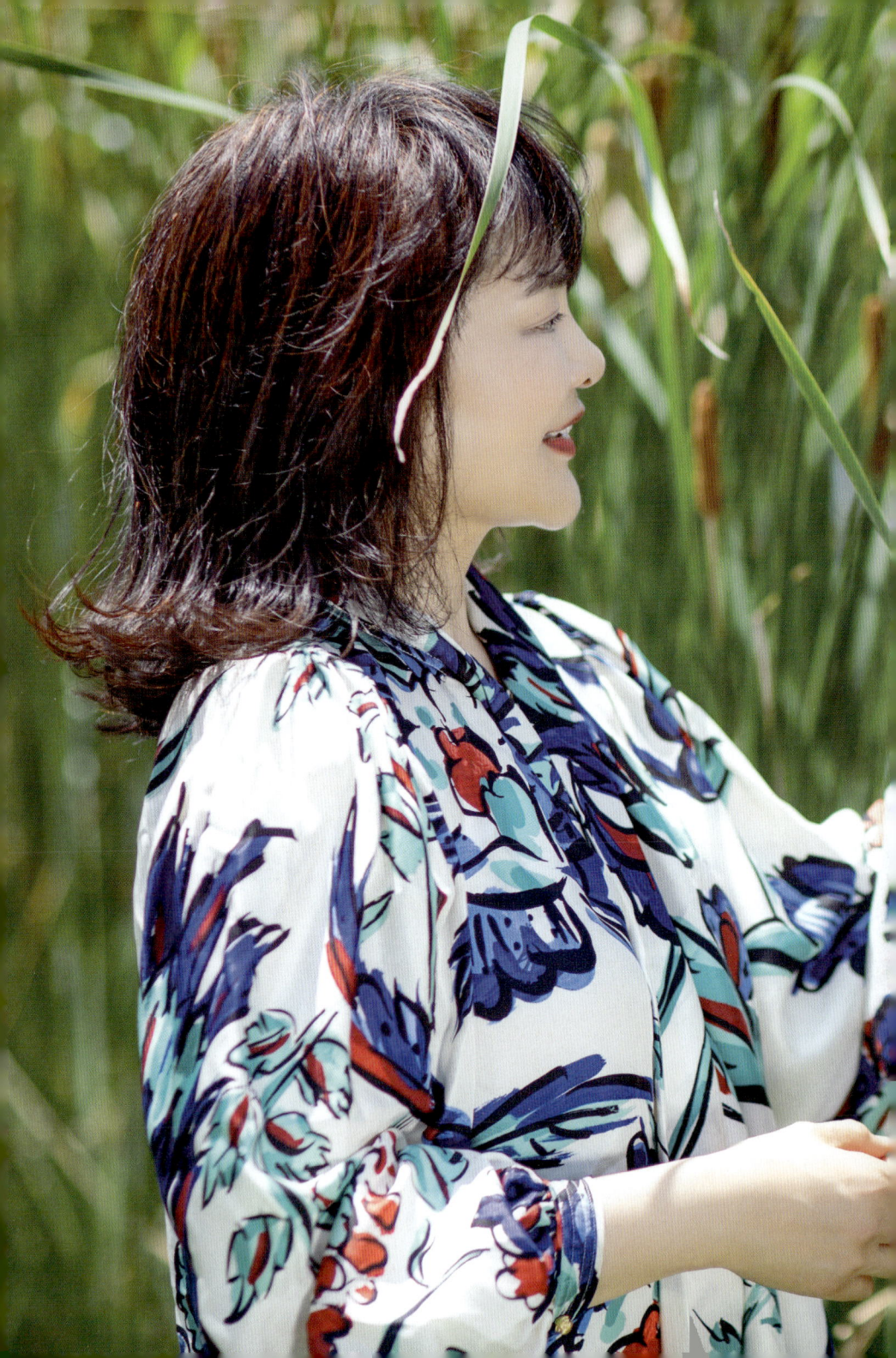

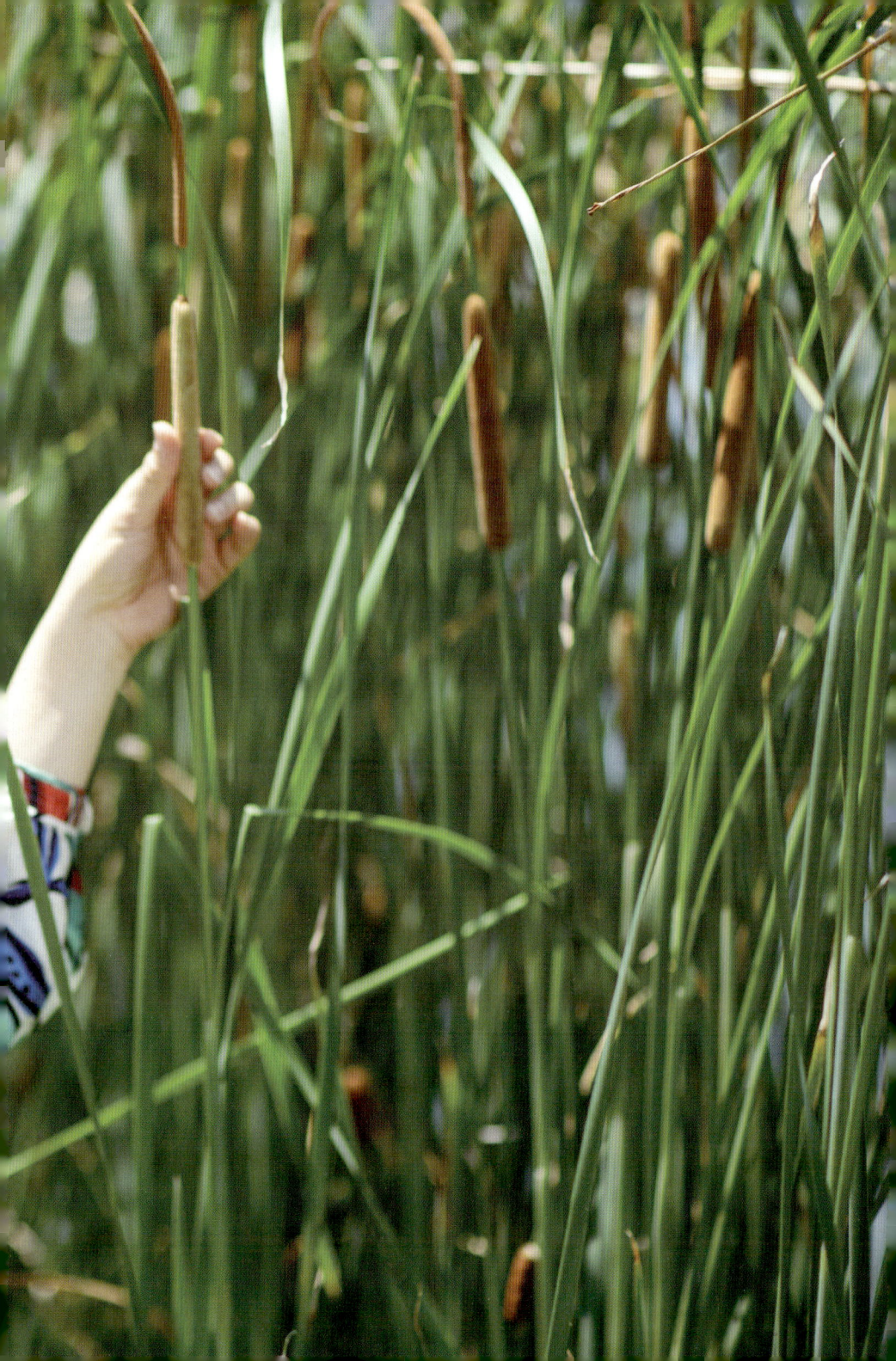

到薰衣草的气味就会一阵恶心，对这个味道极为反感。后来我了解到，他平时很怕他妈妈，与母亲的关系是很纠结的，既唯命是从、不敢说不，又怕妈妈无事生非。这种恋母又畏母的态度，多年来让他的妻子备受委屈，他夹在两位女性长期的爱恨情仇中痛苦不堪。你知道吗，薰衣草在芳香界一直被看作是一种代表母性的植物，因为它适用于多方面的疗愈，并且善于与其他精油产生协同作用，这种温柔随和的个性，被视为是一种博爱、慈悲、犹如母亲般具有呵护天性的植物。而这位男士却对薰衣草的气味反感和不适，人的潜意识有时真的会不小心被植物道破，是不是很有意思呢？

许多内心有重重盔甲的人，最反感花香调。我曾遇到一位女士，她闻到玫瑰、茉莉这类代表女性柔情的气味就会头晕。后来我了解到，当时她正在跟先生闹离婚，那个阶段的她，一定是对女性化的、柔美、甜蜜的气味很反感。

植物的香气是一种很温柔的力量。习惯于掌控或掩饰情感的人，最怕在人前表达、流露出自己的真实感受，这在他们看来是一种失控和尴尬。最常见的是那些身负重任、在工作中担任领导和高层管理者的男性，长期习惯于紧绷、硬扛、控制的他们，最怕的就是失控，哪怕是在香气面前流露真实的情绪，也会让他们感到无比惊慌。在刚开始接触香气的时候，他们大概率会条件反射般地叫起来："哎呀，这个气味好难闻，搞得太香啦！""这个气味好臭，我闻了很不舒服……"

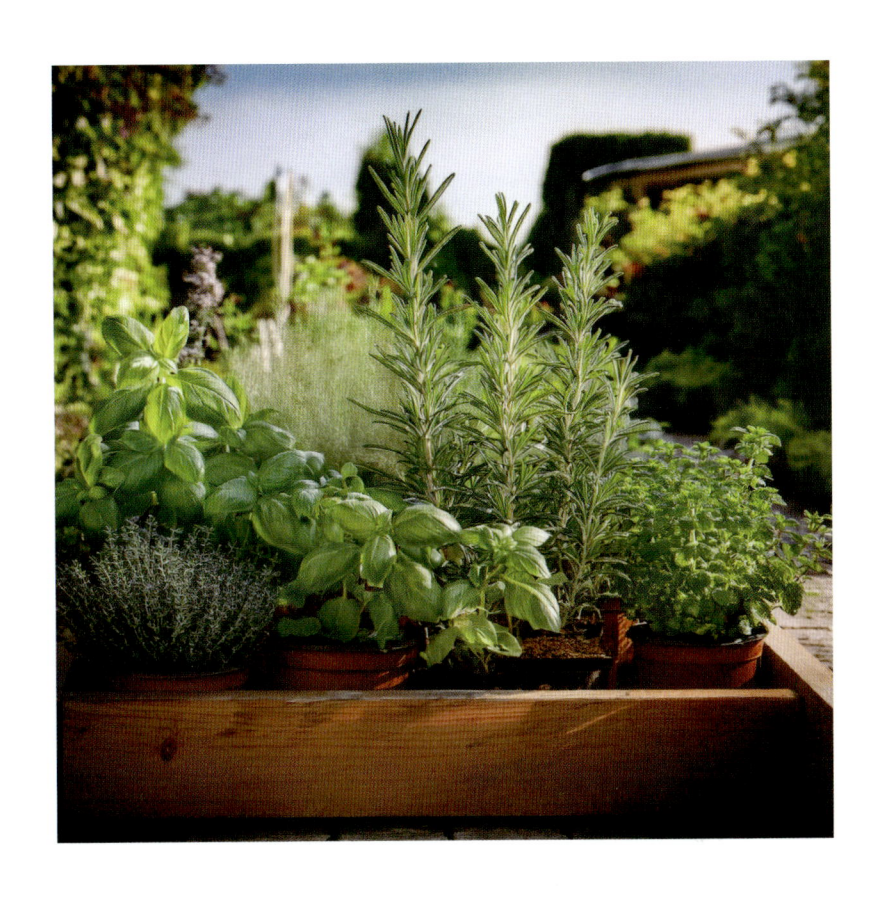

这种不舒服的感觉，正是植物芳香因子如同一群小精灵般，在努力尝试开启他们的心扉，而他们正在努力抗拒。植物与人，正在进行天人交战。

　　打开这类人的心灵盔甲，可先在室内熏香，选择味道不明显并且不会引起他们反感的气味，如冷杉、柑橘这类普遍接受度较高的香气。从低浓度开始，在家中或者此类人群长时间工作的房间里扩香，慢慢用香气把他坚强的盔甲软化下来。然后逐渐提升香气浓度，再调换不同香气品种，直到有一天，哪怕你给他熏香奥图玫瑰精油，他也能发出由衷的赞美："哇，这个气味好好闻，我喜欢！"这时，他的情绪毒素一定已被排解得差不多了，你会发现他变得比以前善于倾诉了，能把自己内心的纠结和痛苦向他人诉说，心结也就慢慢打开了。植物香气就是这么有意思，能在不知不觉中影响人、改变人。

芳香疗法是唯一可以同时作用于生理和心理的疗愈方式，如何应用植物香气修复情绪受的伤、打开心中的盔甲、放下肩头的重担，是今天忙碌的都市人最需要掌握的健康秘诀。

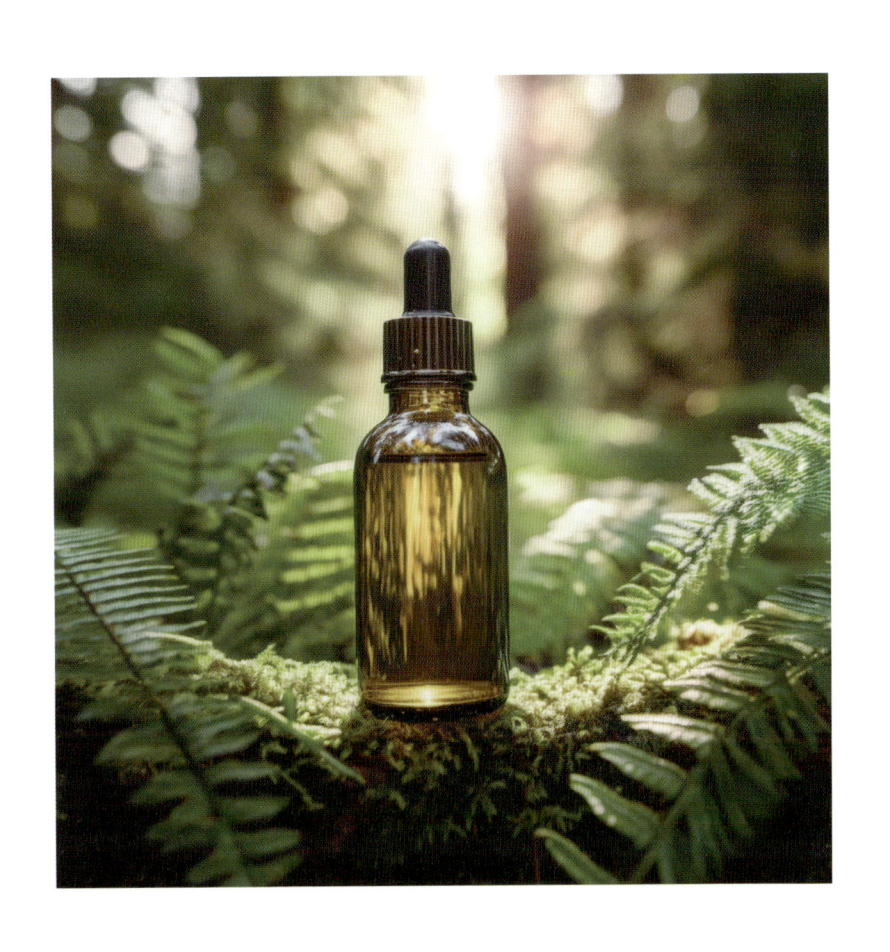

植物的香气是一种很温柔的力量，
能慢慢撬开紧闭的心扉

引导有情绪问题又很抗拒香气的人接受香气，需要用些"小伎俩"

第一阶段，挑选接受度较广的精油种类，低浓度扩香，如薰衣草、西伯利亚冷杉、雪松、柠檬、甜橙、佛手柑、薄荷、葡萄柚。每次取约5滴加在扩香木、扩香石或扩香仪中，放在书房、工作台边、洗手间内扩香。如果个案反感花朵的气味，就给他/她使用柑橘气味；如果他/她反感柑橘气味，就使用大树类的气味。重点是要挑选出让个案不反感的气味，从低浓度开始。

第二阶段，逐渐添加其他种类，如甜马郁兰、罗马洋甘菊、莱姆、花梨木、红橘等。

第三阶段，悄悄在香薰中加入少量更浓郁、更有个性的气味，如依兰依兰、迷迭香、天竺葵、乳香、橙花、苦橙叶等。

最终每个人都会找到属于自己的配方，这种香气会让你感到内心重担瞬间被放下，再多的不愉快也能抛诸脑后。我很偏爱白玉兰、檀香、花梨木、玫瑰、苦橙花、佛手柑、甜马郁兰这些气味。

曾有一段时间我因为要照顾幼小多病的孩子，又希望能保持自我提升状态，同时在进修芳香疗法国际证照课程，加上身为高龄妈妈体能精力不济，倍感心力交瘁。那时，我经常会用闻香的方式来帮自己转念，将檀香、乳香、大马士革玫瑰、佛手柑精油调和成复方精油，放在家中随时取用。尤其是在刚生完气，感觉情绪难以平复的时候，取 2 滴在掌心，放在鼻前做深呼吸。几组深呼吸之后，明显感觉到心绪很快平复下来，这时大脑也能顺利回归到理性思考模式，回顾一下之前发生的事情，往往能用更平和清醒的方式去处理。

当不佳情绪出现的时候，最重要的是开启自己的觉察力，要能看到自己的情绪是如何产生的，这样我们才能与自己对话，不至于在不佳情绪之下采取了错误的行动，而植物的香气，则能帮助我们打开向内的觉察力。

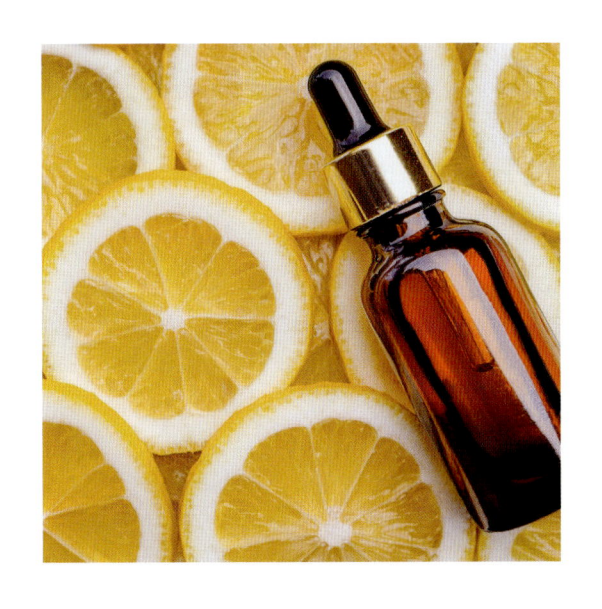

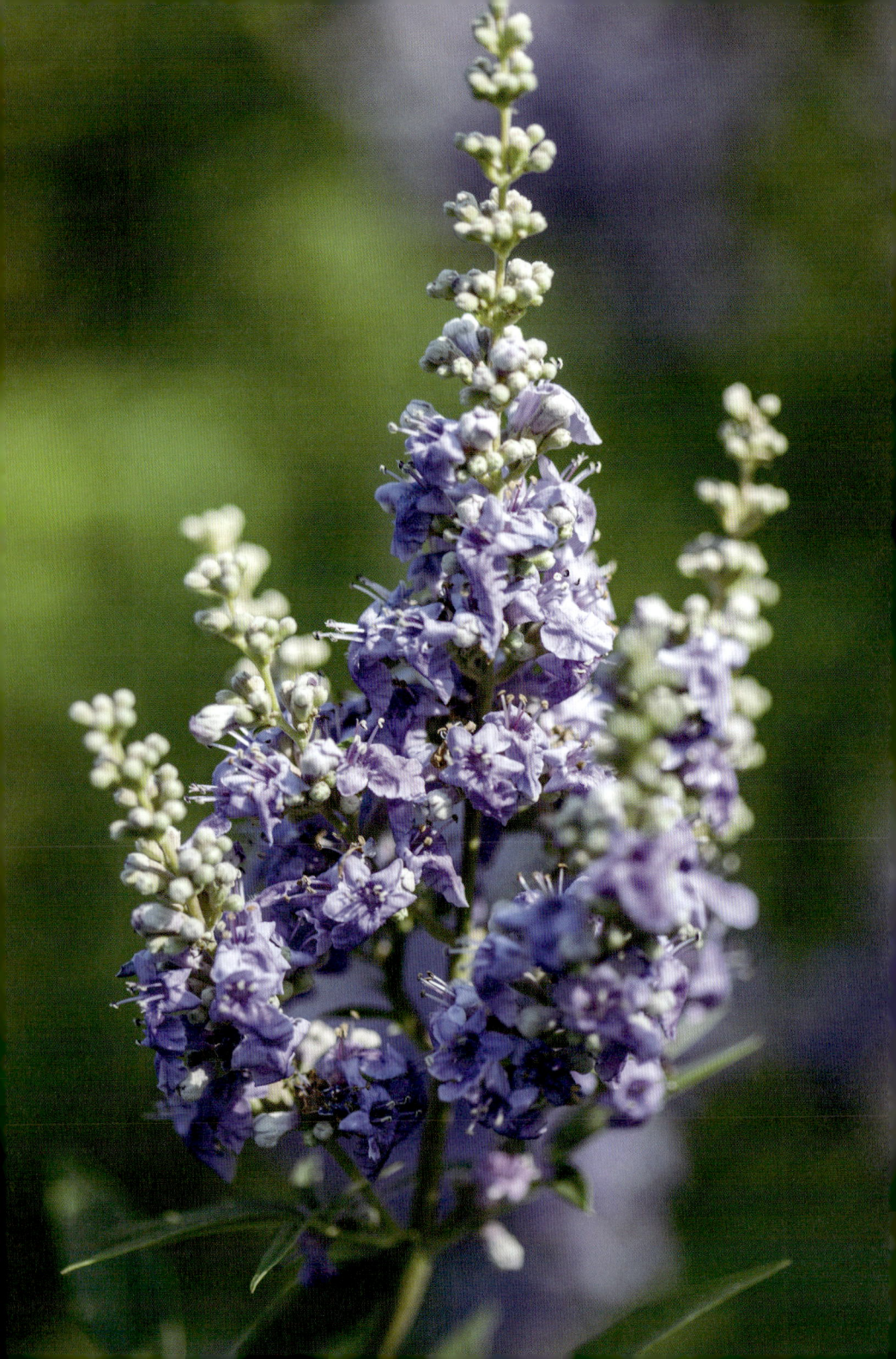

这款配方因为所含的精油价格比较高，我并不舍得用它来扩香。除了嗅吸，我会取几滴复方精油，稀释后涂抹于脸部、胸口膻中穴和肩膀，然后用弹钢琴的手法，用手指轻弹膻中穴和肩膀，这样来来回回弹几圈，很快就会感觉心胸豁然开朗，不再为眼前的琐碎和一地鸡毛而困扰。这款香气就像一位心理疗愈师，先倾听我诉说不易和那些让我内心变得脆弱的原因，然后不动声色地修复我的伤口，让我感到自己被深深地爱着，于是心中生发出动力与感恩，再次上路。

女性是家庭的气氛核心，女主人情绪稳定、愉快，整个家庭的气氛就会和谐。女主人如果经常不开心，家庭成员甚至亲朋之间的关系则会变得暗流涌动，危机潜藏。

一个家庭中如果有个乐天派、会生活的女性，这个家庭一定会洋溢出一股幸福和安定感，走进这个家就能让人感受到如沐春风般的温暖。如果家中有一个情绪失调、经常暴怒、充满怨气的女主人，这个家的氛围就会阴沉消极，缺乏活力，亲人之间的关系没有凝聚力，孩子的内心世界支离破碎，走进这样的家庭，就会感受到一种令人慌乱、很有压力的气场。

女性承担着影响整个家庭乃至整个家族人际关系和谐紧密的重任，身为女性，调节好我们的身心状态极为重要。

每个人都免不了会生气，没有谁能做到完全不生气，只是生气之后，要学会立刻将坏情绪抛诸脑后。

我的不藏私减压放松芳香配方

每个人对气味的接受度都是不同的，因此哪一款气味最能给你带来安抚感，需要逐步体验和尝试。刚开始接触精油的入门级使用者，可能无法一下子就找准专属于自己的那款精油。我刚开始使用精油时也经历过这样一个阶段，后来才逐步找到自己喜欢的、最能安抚自己的气味。所以入门级使用者可以先从几款接受度较高的精油开始，找出能与自己同频共振的植物香气。

我建议从以下这几款精油开始你的芳香探索，比较少有人会对这些气味感到不适或者反感。

推荐给入门级使用者的情绪调节精油

真实薰衣草、佛手柑、西伯利亚冷杉、柠檬、甜橙、薄荷、天竺葵、茶树、葡萄柚精油都是接受度和实用性很高的。每种植物都有它独特的性格特质，初学者可以先从这些基本款着手，循序渐进地了解不同植物的香气特点，最终找到最适合自己的气味。

真实薰衣草精油 (Lavender，学名：Lavandula angustifolia)

薰衣草是一种具有多重疗愈作用，且具有强大平衡能力的植物，这些特质为它赢得了慈悲、博爱、守护的形象，最适合帮助身负重担而感到喘不过气来的人。

身兼多重角色的女性，是妻子、母亲、家庭的照护人、职场上的战士，也是善解人意的闺蜜，她们常常过于想要符合别人的期待和需求而忽略了自己，天长日久，烦躁与不满便在心中悄然生长起来。

薰衣草的香气能抚慰由于无法正确表达而变得过于强烈的情绪，让你用不发怒不崩溃的方式，温柔又坚定地表达自己的诉求。当你不再压抑自己，紧张的气氛也会随之消除。

使用方法 Usage

室内扩香：使用扩香仪 / 扩香石 / 扩香木等扩香工具进行扩香。

嗅吸：在感到需要时，取真实薰衣草精油 1~2 滴，在掌心、纸巾或手帕上嗅吸。

芳香浴：睡前 2 小时，用真实薰衣草 8 滴 + 甜橙 6 滴 + 适量无香沐浴液，充分稀释后，温水泡浴 20 分钟。如无浴缸，在以上精油中加入 10 毫升甜杏仁油，稀释后涂抹于全身，停留几分钟后再淋浴。

佛手柑精油 (Bergamot, 学名：Citrus bergamia)

佛手柑清甜、微辛的柑橘气味所散发出的幽幽花香，就像一位来自地中海的英俊王子，优雅、宜人、暖心，很讨人喜欢。佛手柑精油具有疏肝理气的作用，中医认为，肝气和谐，身体和心理层面的能量才会舒展均衡。佛手柑精油最突出的作用之一是对神经系统的深度安抚和滋养，它帮助你把隐藏在内心深处的纠缠解开，重新找回那个乐观、正向、积极的自己。

人在情绪不佳时，最容易因气滞而引起神经性消化不良，这也是佛手柑精油最善于处理的问题。

使用方法 *Usage*

室内扩香：使用扩香仪／扩香石／扩香木等扩香工具进行扩香。

嗅吸：在感到需要时，取佛手柑精油 1~2 滴，在掌心、纸巾或手帕上嗅吸。

肠胃安宁配方：佛手柑 8 滴 + 芫荽籽 6 滴 + 黑种草浸泡油 2 毫升 + 葵花籽油 8 毫升，调和后装入一支精油滴管瓶内，每次取 5~6 滴按摩腹部。

芳香浴：睡前 2 小时，用佛手柑 8 滴 + 天竺葵 6 滴 + 适量无香沐浴液，充分稀释后，温水泡浴 20 分钟。如无浴缸，在以上精油中加入 10 毫升甜杏仁油，稀释后涂抹于全身，停留几分钟后再淋浴。

西伯利亚冷杉精油（Siberian Fir，学名：Abies sibirica）

当你愤怒、生气，呼吸也变得短促起来的时候，取西伯利亚冷杉精油，在手掌或纸巾上滴 2 滴，做 5 组深呼吸。此时，心情已然神奇地平复下来。

西伯利亚冷杉在山高苦寒的环境中长大，但它的气味既不苦也不涩，而是清朗中带着一丝甜甜的树脂香。如同一个在成长过程中虽然经历无数艰难困苦却依旧乐观向上的人，仍然用美好与善意来回报世界。

西伯利亚冷杉最适合缓解因情绪压力引起的咳嗽和支气管炎的症状。经常用西伯利亚冷杉精油扩香，按摩胸口和呼吸道部位，吸取冷杉的能量，让心胸变得高远开阔，用举重若轻的智慧来应对生活给你出的每一道题。

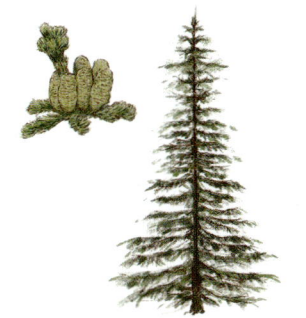

使用方法 *Usage*

室内扩香： 使用扩香仪/扩香石/扩香木等扩香工具进行扩香。

嗅吸： 在感到需要时，取西伯利亚冷杉精油 1~2 滴，在掌心、纸巾或手帕上嗅吸。

净化空气喷雾： 西伯利亚冷杉 30 滴 + 柠檬 30 滴 +96% 特级酒精 50 毫升，将精油与酒精充分调和，再加入 50 毫升蒸馏水，装入 100 毫升容量的喷雾瓶中。喷洒于空气中或用来清洁瑜伽垫、汽车内饰地垫等，可立即营造清新宜人的环境，并能预防病菌繁殖。

柠檬精油 （Lemon，学名：Citrus limonum）

　　柠檬精油的香气有一股沁人心脾的明亮感，它具有强大的清洁净化的作用，能净化头脑中纷杂混乱的信息，清除困惑与疑虑，让心智变得敏锐清晰。

　　柠檬精油尤其适用于长期困在一个有限的外部与心理环境中而变得不善社交的人。经常使用柠檬精油扩香，内心会变得明亮起来，且乐于敞开心扉，慢慢地你会发现自己变得善于沟通了，并且越来越有人缘。随之而来，亲情和友情都会因为交流而变得顺畅融洽，日子自然就越来越阳光灿烂啦！

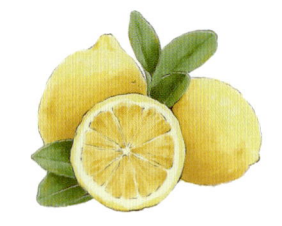

使用方法 *Usage*

室内扩香：使用扩香仪/扩香石/扩香木等扩香工具进行扩香。

嗅吸：在感到需要时，取柠檬精油 1~2 滴，在掌心、纸巾或手帕上嗅吸。

社交达人身体按摩配方：柠檬 15 滴 + 佛手柑 5 滴 + 甜杏仁 20 毫升，调和后每次取适量按摩于肠胃及肝胆区域、胸口及喉咙部位。

甜橙精油（Orange Sweet，学名：Citrus sinensis）

甜橙的名字就如它的果实一样甜美可人，瞬间就能为身心带来一股暖意和欢喜的感觉。甜橙精油特别适用于缓解挫折感、沮丧感，为紧绷的身心舒压，最适合事事追求完美的人。

在企业或家庭中处于权威地位又能力出色的管理人，无一例外都是完美主义者，大事小事都注重细节追求极致，正是他们的成功和过人之处。不过，他们也习惯用自己的成功之道来评判别人，容不下差错，凡事亲力亲为。然而越是心里这样认定，纰漏还恰恰如期发生，最后累积的压力超出承受力，还放不下身段求助别人。"用力过猛"这四个字最适合形容这样的人，过分关注细节并且对犯错零容忍，让神经和身体长期处于紧绷状态，变得烦躁易怒，容易引发自

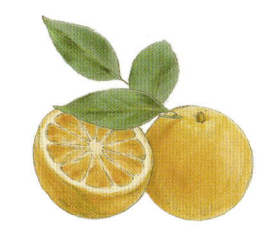

体免疫力疾病。

甜橙的香气能帮助我们用更放松的方式来看待事物，增加弹性与包容度。它是一种代表乐观的香气，阳光、甜美，为心灵带来喜悦和正能量。学会随和、有技巧地驾驭人生，运气才会越来越好哦！

使用方法 *Usage*

嗅吸：在感到需要时，取甜橙精油 1~2 滴，在掌心、纸巾或手帕上嗅吸。

好运三剑客香薰配方：甜橙 8 滴 + 柠檬 2 滴 + 佛手柑 2 滴，调和后，用扩香仪 / 扩香木 / 扩香石等扩香工具扩香。

放轻松不紧绷身体按摩配方：甜橙 10 滴 + 薰衣草 8 滴 + 茶树 2 滴 + 向日葵油 20 毫升，调和后，每次取适量按摩全身。

芳香浴：甜橙 8 滴 + 薰衣草 6 滴 + 适量无香沐浴液，充分稀释后，温水泡浴 20 分钟或泡脚。如无浴缸，在以上精油中加入 10 毫升甜杏仁油，稀释后涂抹于全身，停留几分钟后再淋浴。

胡椒薄荷精油（Peppermint，学名：Mentha piperita）

胡椒薄荷是一种冷静又理性的植物，"人间清醒"的名号非胡椒薄荷精油莫属。它凉凉的气味，很快就能把正要上头的怒气打消，让原本乱七八糟的心情变得清爽起来。对因烦躁而毫不清晰的思路，胡椒薄荷也能梳理妥帖。

当你不得不面对一些糟心的事情，且情况正在变得兵荒马乱时，赶紧取 1 滴胡椒薄荷精油在掌心，放在鼻子前深呼吸 10 秒，再缓缓地吐气 10 秒，这样重复几次，心情很快就会平静下来，这时，才能理性地去判断摆在眼前的难题到底是什么。

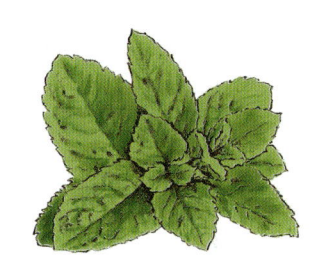

使用方法 *Usage*

室内扩香：使用扩香仪 / 扩香石 / 扩香木等扩香工具进行扩香。

嗅吸：在感到需要时，取薄荷精油 1~2 滴，在掌心、纸巾或手帕上嗅吸。

薄荷香水：薄荷 5 滴 + 迷迭香 5 滴 + 柠檬 5 滴 +10 毫升荷荷巴油，调和后装入一个滚珠瓶里，随时涂抹头皮、太阳穴、脖子和颈部后侧，能放松紧张的神经，舒缓头脑因高度运转而引起的肿胀和疲劳。

波旁天竺葵精油 (Geranium，学名：Pelargonium x asperum)

波旁天竺葵是一种看似平凡无奇，实则柔情与坚定并存的植物。它是调理急性和慢性发作的焦虑症以及更年期综合症的常用精油，气味跟玫瑰有许多相似之处，甜美的花香调能驱散一触即发的怒气，让人回归宁静与包容。

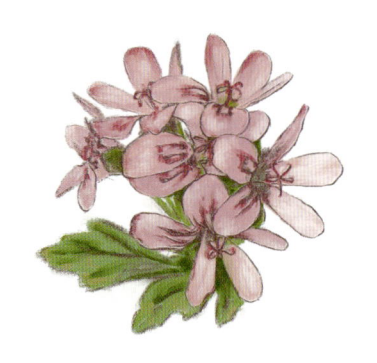

我身边不乏这样的朋友，她们往往都是高知女性，对待事物都会理智先行，常忽视直觉与感受。当心理问题出现时，更加不易洞察。而天竺葵精油的香气，会引领我们打开觉知，暂时放下理智的操控，找回直觉与灵感。此时身心会因得到滋养而重新焕发活力，与爱人的亲密关系也会得到改善哦！

使用方法 *Usage*

嗅吸：在感到需要时，取波旁天竺葵精油 1~2 滴，在掌心、纸巾或手帕上嗅吸。

温婉如我香薰配方：波旁天竺葵 8 滴 + 真实薰衣草 2 滴 + 甜橙 5 滴，调和后用扩香仪 / 扩香木 / 扩香石等扩香工具扩香。

芳香浴：睡前 2 小时，取以上配方约 15 滴＋适量无香沐浴液，充分稀释后，温水泡浴 20 分钟。如无浴缸，在以上精油中加入 10 毫升甜杏仁油，稀释后涂抹于全身，停留几分钟后再淋浴。

精油香水：将温婉如我配方加入 10 毫升的滚珠瓶中，再装满荷荷巴油，调和均匀，当作日常精油香水使用。

茶树精油 (Tea Tree，学名：Melaleuca alternifolia)

茶树有一种樟脑味道的辛香，头香浓郁有穿透力。澳洲茶树精油气味略带苦涩，沼泽茶树精油气味更清香，后调散发出叶片的青绿和微甜，越到后面越好闻。这种性格鲜明的气味，如果让身体和气质原本羸弱的人经常嗅吸，恐怕也会逐渐转变成强势型人格。

相比它声名远播的抗菌消炎作用，却少有人了解茶树精油也善于处理慢性疲劳。如果你经常出现心理倦怠、缺乏信心、害怕失败，对什么事情都提不起兴致来，那么茶树精油强心、滋补神经、提升免疫力的作用，会帮助你从身体到头脑，都变得更强壮有力。

想想看，一个气壮如牛的人，自然也会更有自信啦！

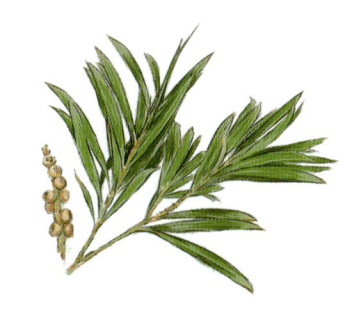

使用方法 *Usage*

室内扩香：茶树精油 3 滴 + 葡萄柚 6 滴，使用扩香仪 / 扩香石 / 扩香木等扩香工具进行扩香。

嗅吸：在感到需要时，取茶树精油 1~2 滴，在掌心、纸巾或手帕上嗅吸。

葡萄柚精油 (Grapefruit，学名：Citrus paradisii)

有这样一类人，其中包括我自己，对生活、对他人、对自己都有很高的期望值，一旦意识到现实不如自己所愿，就会以愤怒、抱怨，或者严厉的自我批评来回应，试图用激烈的情绪来掩饰内心的脆弱无助。这样的人很容易暴饮暴食，且对甜食上瘾，因为食物最能给自己带来安慰。

葡萄柚精油能帮助我们消除内心深处的挫折感和自责，它清理、净化、提振的作用，能带走因失望伴随而来的恼羞成怒与沉重。它能让身心变得轻盈，同时安抚我们寻求立即满足的渴望。葡萄柚精油还能改善冬季抑郁、昏睡的困扰。

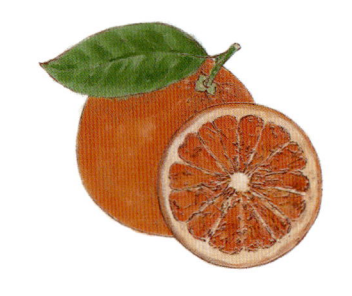

使用方法 *Usage*

嗅吸：在感到需要时，取葡萄柚精油 1~2 滴，在掌心、纸巾或手帕上嗅吸。

室内扩香：取西伯利亚冷杉 3 滴、葡萄柚 7 滴，用扩香仪 / 扩香木 / 扩香石等扩香工具扩香。

芳香浴：将天竺葵 10 滴 + 葡萄柚 10 滴 + 无香沐浴液，充分稀释后，温水泡浴 20 分钟。如无浴缸，在以上精油中加入 10 毫升甜杏仁油，稀释后涂抹于全身，停留几分钟后再淋浴。

如果你已经使用了一段时间精油，对精油的用法有了基本了解，对不同气味的接受度也在不断提高，恭喜你，你已晋升为精油中级使用者，这时你可以尝试为自己的情绪调节用油添加更丰富的品种。

大西洋雪松精油（Atlas Cedar，学名：Cedrus altlantica）

大西洋雪松精油的香气中融合着树脂的香甜，带有些许樟脑味道的清透和凉意，经常被应用于改善身体淤滞、流动不佳的状态，因此它特别能化解纠结的情绪。

我曾遇到过一位年轻的姑娘，小时候母亲不幸去世，父亲每日奔忙于事业，对她的关注自然就少了。长大以后，她始终对父爱很渴求，对童年的遗憾难以释怀。我于是在为她调配的香气配方中经常加入大西洋雪松，希望能化解她曾经渴求依靠而不得的纠结，学会告别过去，走出牵绊已久的情绪。生命只有轻装前进，才能成长得更快。

过了一段时间，她真的变得越来越自信，谈话间愈发有个人见地，跟从前那个唯唯诺诺的姑娘判若两人。大西洋雪松果然是一种能为他人注入力量和信心的大树啊！

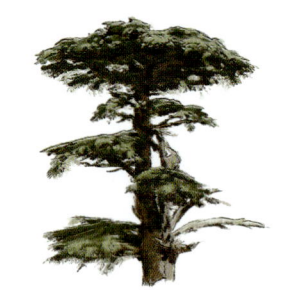

使用方法 *Usage*

嗅吸：在感到需要时，取大西洋雪松精油 1~2 滴，在掌心、纸巾或手帕上嗅吸。

室内扩香：用扩香仪/扩香木/扩香石等扩香工具扩香。

向前看不纠结配方：大西洋雪松 3 滴 + 喜马拉雅雪松 3 滴 + 葡萄柚 6 滴 + 依兰依兰 3 滴 +10 毫升甜杏仁油，调和后涂抹于全身。

依兰依兰精油 (Yilan Yilan，学名：Cananga odorata)

依兰依兰精油的香气相当浓烈，少量使用时，适度的花香与蜜糖味令人感到舒服又放松。高浓度使用时，过于浓郁的气味反而令人不适。从名字上就能感觉到依兰依兰是一种很有异国风情的香气，它对过度亢奋、受惊吓后感到慌乱的神经都有安抚镇静的作用。能调节失衡的女性荷尔蒙，提升女性魅力，尤其适用于对自己信心不足的女性。

如果你经常产生自我怀疑，对年龄产生焦虑，无论在老公还是孩子眼里，都不再是从前那个充满魅力、漂亮又活泼的妻子和妈妈，你常常感到情绪低落，越来越不爱打扮……那么，经常用依兰依兰精油做空间扩香，或调配成精油香水涂抹在身上，依兰依兰的香气会唤醒你

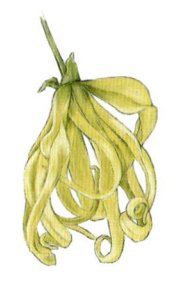

内心女性化、娇柔甜美的一面。而一个女人，如果她打心眼里认为自己很有吸引力、很可爱，就会变得越来越漂亮！

对因为责任心太强而变得过于理性，身心僵硬紧绷的女人，依兰依兰能打开她们感性的一面。放下不解风情的假面具，让我们看看你可爱又有趣的灵魂吧！

我喜欢把依兰依兰精油同莱姆或佛手柑精油调配在一起，让依兰依兰的气味闻上去神秘又华丽，最适合跟爱人享受二人世界时当作随身香水涂抹。

使用方法 Usage

室内扩香：依兰依兰 4 滴 + 甜橙 6 滴，调和后用扩香仪 / 扩香木 / 扩香石等扩香工具扩香。

神秘依兰香水配方：依兰依兰 5 滴 + 莱姆 3 滴 + 佛手柑 3 滴 + 大西洋雪松 2 滴 + 荷荷巴油 10 毫升，调和后装入滚珠瓶中，需要时涂抹在胸前锁骨处和耳朵后方脖颈处作为香水使用。

芳香浴：依兰依兰 5 滴 + 甜橙 10 滴 + 适量无香沐浴液，充分稀释后温水泡浴 20 分钟。如无浴缸，在以上精油中加入 10 毫升甜杏仁油，稀释后涂抹全身，停留几分钟后再淋浴。

罗马洋甘菊精油 (Chamomile，学名：Anthemis nobilis)

罗马洋甘菊精油善于舒缓各种紧张和皮肤敏感问题，但它最独特之处，是能够改善因长期积累的紧张和压力造成的腹部胀气甚至痉挛。

我们可能都有过这样的经历，因为过高的期待而变得烦躁易怒，忍不住情绪化地责备那些被赋予最多期望的人。因为追求完美，我们最害怕"失控"，于是，过度的掌控欲转化成失望与苦涩，侵蚀着内心，把本应分配在更有价值的事情上的能量消耗殆尽，俗称内耗。

高内耗型的人，可以经常使用罗马洋甘菊精油，让它甜美如苹果般的香气柔软我们的身心，让它略带一丝苦涩的气味提醒我们活在现实中，放下固执的期望，不再钻牛角尖，接纳自身与他人的局限性。当你变得柔软，你会发现生活虽不那么完美，但依然值得热爱。

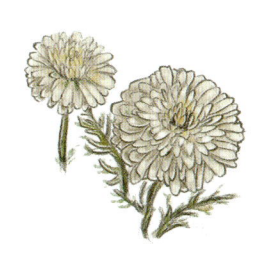

使用方法 *Usage*

嗅吸：在感到需要时，取罗马洋甘菊精油 1 滴，在掌心、纸巾或手帕上嗅吸。

室内扩香：用扩香仪 / 扩香木 / 扩香石等扩香工具扩香。

恬梦香薰配方：睡前2小时，用罗马洋甘菊2滴＋真实薰衣草2滴＋甜橙2滴，在房间里扩香。

身体按摩油：罗马洋甘菊5滴＋佛手柑5滴＋2毫升黑种草浸泡油＋8毫升芝麻油，调和后，每次取5滴按摩腹部和肚脐周围，可改善因压力导致的腹胀和消化不良。

快乐鼠尾草精油（Clary Sage，学名：Salvia sclarea）

刚开始接触快乐鼠尾草的气味时，这种气味并不算讨喜，但它却是名副其实的"妇女之友"。它是一种"多才多艺"的植物，既能激励人又能让人放松，它经常被用于强身和滋补神经，也用于改善心理疲惫与神经衰弱。它还是重要的妇科用油，能缓解经前综合征和经期疼痛不适。品质上佳的快乐鼠尾草精油带有些许麝香、柔和的草香和淡淡的泥土香，最适合处理忽高昂忽消沉、起伏不定的情绪。

当我们在汲汲渴求的心态中陷入焦躁，在得与失的犹豫不决中变得心烦意乱，从而失去对事物的直觉与洞见，快乐鼠尾草精油能帮助我们连接来自土地的能量，恢复清晰明朗的心智。

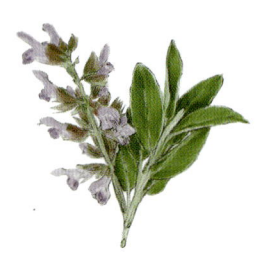

使用方法 *Usage*

嗅吸：在感到需要时，取快乐鼠尾草精油 1~2 滴，在掌心、纸巾或手帕上嗅吸。

心智清明香薰配方：快乐鼠尾草 5 滴 + 迷迭香 3 滴 + 甜橙 7 滴，取适量用扩香仪 / 扩香木 / 扩香石等扩香工具扩香。

甜马郁兰精油（Sweet Marjoram，学名：Origanum marjorana）

从甜马郁兰的气味中能嗅出它生长的地方——清新的草丛、叶片，还有带着芳樟树般香甜气味的润泽空气。甜马郁兰是一种耐人寻味的植物，初相识时不太起眼，了解它以后，会越闻越喜欢。

它是一种不声不响只看行动的植物，外貌渺小实则坚韧有力，最能抚慰时常感到孤单冷清的心。它像个无条件给予友谊的朋友，让人感受到宽慰与温暖，让日积月累逐渐显现的慢性疲劳和神经衰弱得到温柔的滋养与调节。

在承担过多压力而变得忧思重重时，我们的内心会产生一种孤军奋战、没人在乎自己的感受，也许实际情况并不是如此，我们却经常感到孤独无援。甜马郁兰精油能促进由内生发的自我滋养的能力，消解情绪上的匮乏感，重获爱与付出的能力。

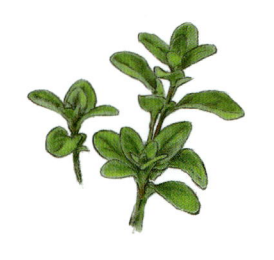

使用方法 *Usage*

嗅吸：在感到需要时，取甜马郁兰精油 1~2 滴，在掌心、纸巾或手帕上嗅吸。

舒眠香薰配方：甜马郁兰 5 滴 + 真正薰衣草 3 滴 + 岩兰草 1 滴 + 葡萄柚 5 滴，睡前 2 小时在卧室内用扩香仪扩香。

身心安宁按摩油：甜马郁兰 5 滴 + 苦橙叶 5 滴 + 甜杏仁油 10 毫升，调和成身体按摩油，在晚间沐浴后涂抹于全身，重点按摩膻中穴和心包经。

丝柏精油（Cypress，学名：Cupressus sempervirens var. stricta）

丝柏的植物语言是接纳、放手、重生，丝柏精油的气味带着松杉清新的木质调，又有一股松脂般的厚度，深深地嗅吸时，能感受到它有很强的穿透力。它能消除时常涌上心头的懊悔与自我怀疑，用乐观的信念接受生活的高低起伏和变化无常。

我的一位闺蜜曾在一家知名跨国公司工作了近二十年，一手开创了这家公司的中国区业务，后因公司内部纷争，一夜之间从高位上跌落。离职之后，她貌似每天游山玩水、欢

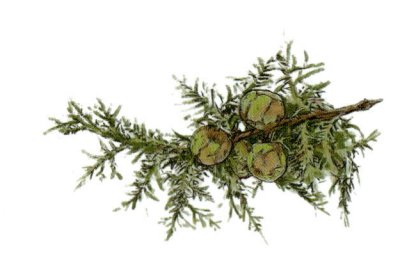

度空窗期。私底下与她交流时，她对自己曾经的付出最后被辜负始终难以释怀，觉得业内有很多人在看她的笑话。不甘与懊恼，阻碍了她从跌倒的地方爬起来再次出征。

任何人在经历了无论生活还是事业的重大打击时，都会感到痛苦难挡。于是，我每次在为她调配的香气和按摩油中都加入丝柏精油，丝柏的魄力，能帮助她把面对改变的恐惧和抗拒连根拔起，将自己内在的实力和能量全面释放出来，与过去做一个彻底的告别。你会发现生命中那些原以为过不去的坎，其实都能坦然跨过，从此迎来生活崭新的一面。

如今，她已找到新的职业方向，并以自己更想要的方式去工作和生活，人也比以前轻松、开心了许多。有时，转变可能意味着一个新契机的到来。

使用方法 Usage

嗅吸：在感到需要时，取丝柏精油1~2滴，在掌心、纸巾或手帕上嗅吸。

乐观香薰配方：丝柏4滴＋快乐鼠尾草2滴＋葡萄柚4滴＋甜橙2滴，调和后用扩香仪扩香。

身体按摩：在以上配方中加入10毫升甜杏仁油，调配成按摩油做全身按摩。

苦橙叶精油（Petigrain，学名：Citrus aurantium bigarade）

苦橙叶精油是叶片类精油中我非常喜欢的一款，在叶片的青涩味道中透出些许橙花的脱俗雅致，这样的气味总能使我变得安静平和，并享受这种内心平静如不见波澜的湖面般的感觉。

忙碌的生活中总有许多惊喜，不过有些是喜，有些则完全是惊。在时喜时惊的交替中，我们的迷走神经系统再难自如地工作，正如我们在有时高光有时暗淡的生命状态中，会质疑自己是否不够出色。

苦橙叶想告诉我们的是，要始终坚信自己的价值，即使平凡如我，也有独特过人之处。当我们患得患失、夜不成眠时，拿出苦橙叶精油来闻一闻，心和神都会安顿下来。

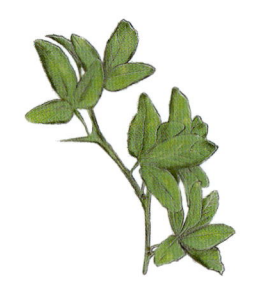

使用方法 *Usage*

嗅吸：在感到需要时，取苦橙叶精油 1~2 滴，在掌心、纸巾或手帕上嗅吸。

心神合一香薰配方：苦橙叶 4 滴 + 甜橙 4 滴 + 苦橙花 2 滴，睡前 2 小时在卧室内用扩香仪扩香。

芳香浴：心神合一配方 20 滴 + 适量无香沐浴液，充分稀释后，温水泡浴 20 分钟。如无浴缸，在以上精油中加入 10 毫升甜杏仁油，稀释后涂抹于全身，停留几分钟后再淋浴。

莱姆精油（Lime，学名：Citrus limetta）

在众多柑橘类精油中，莱姆属于不善社交的那一位，它的气味并不会让人对它一见钟情，反倒像个刻意低调、在聚会上躲在角落的人。这样的人看似不易打开内心，其实他并非不渴望真诚的交流，只是不想把时间浪费在那些志不同道不合的人身上。

当莱姆遇上合适的对象，就会变得很善于表达，气味也从深沉清苦变得神秘华丽，再上升到鲜明活泼。

因此，它最适合过于冷静、缺乏幽默感的人。让莱姆的香气启发你用更有游戏力的方式看待周遭的人和事，当你想关闭自己，躲到一边冷眼旁观时，不如告诉自己，去跟陌生人吹吹牛也没啥不好，生活也许就是一场游戏，会寻开心也是一种本领。

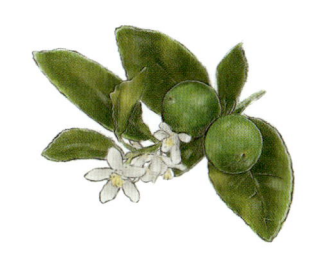

使用方法 *Usage*

嗅吸：在感到需要时，取莱姆精油 1~2 滴，在掌心、纸巾或手帕上嗅吸。

室内扩香：用扩香仪 / 扩香木 / 扩香石等扩香工具扩香。

莱姆香水：依兰依兰 8 滴 + 莱姆 20 滴 + 广藿香 1 滴 + 香水酒精 10 毫升，装入一只喷雾香水瓶中，充分摇匀，随身携带随时使用。

欧洲赤松精油（Scotland pine，学名：Pinus sylvestris）

这种大树其顽强的生命力和鲜明的个性，透过它扑面而来的浓郁松杉香调传递出来。对容易忧郁和悲观的人，最需要的是重新唤起其与生命连接的本能，而欧洲赤松就有这个能力。

如果你经常感到自责、懊悔，容易情绪向内，会导致自体免疫力不断攻击自己，变得极易疲劳、经常感到有气无力。心理学研究发现，悔恨、自责、惭愧是负能量等级最高的情绪。欧洲赤松就像一只强而有力的大手，帮助你驱赶负面认知，强化自我认同感，塑造个性鲜明的自我。

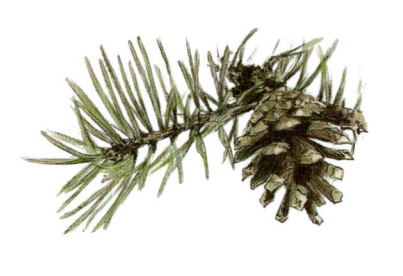

使用方法 Usage

嗅吸：在感到需要时，取欧洲赤松精油 1~2 滴，在掌心、纸巾或手帕上嗅吸。

室内扩香：用扩香仪 / 扩香木 / 扩香石等扩香工具扩香。

按摩：早晨取 2~3 滴欧洲赤松精油按摩脚底，可提升肾气，促进大脑松果体活跃，保持饱满的精神状态。

月桂精油（Bay Laurel，学名：Laurus nobilis）

月桂精油的温暖特质使它充满阳性能量，像一束来自太阳的火焰，燃亮身体，滋补强身，提升信心和勇气。它最适合因体寒导致能量淤滞的人使用，可改善慢性神经衰弱以及由此引起的身心能量低落。帮助缺乏自信的人抵御心灵上的早衰，驱除陈腐，使人元气满满。

月桂的植物语言是不为自己的可能性设下限制。丰富的创造力、一切了不起的成就，都从不再设限开始。

73

使用方法 *Usage*

嗅吸：在感到需要时，取月桂精油 1~2 滴，在掌心、纸巾或手帕上嗅吸。

月桂女神香薰配方：月桂 2 滴 + 波旁天竺葵 2 滴 + 红橘 6 滴，用扩香仪 / 扩香木 / 扩香石等扩香工具扩香。

身体按摩：月桂 4 滴 + 波旁天竺葵 4 滴 + 葡萄柚 8 滴 + 甜杏仁油 10 毫升，调和后按摩全身。

当你对精油的了解已经达到相当深的程度，你已成为一名资深的精油使用者，能够熟练地根据不同精油的特点来调配出令人舒适的香气以及协同作用出色的配方时，我会建议你试试这些比较昂贵，但效果绝佳的精油品类。

檀香精油（Sandalwood，学名：Santalum album）

檀香精油的奇妙之处在于，它能启发人在精神与灵性层面更高级的意识，因此最适合冥想、禅修，配合呼吸练习时使用。

檀香精油的作用是改善头痛、失眠和神经衰弱，它能帮助你厘清心智、沉淀思绪，重新连接生命本初，让感官回到没有干扰的状态。

发达的大脑让人类优越于其他物种，我们因此习惯于追随大脑思考的结果而多于追随内心的需要。而大脑是逻辑性的、批判性的，心才代表了自己真实的愿望。檀香精油的香气能够引领我们放弃大脑霸道的主导地位，让身心合一取代大脑过度思考。用不带有任何批判性的眼光来看待世界，追随内心的本真，回归最本质的自己。

当大脑安静下来，不再无休止地分析与期盼，头脑变得自由，这时的大脑才真正成为创造力的来源。

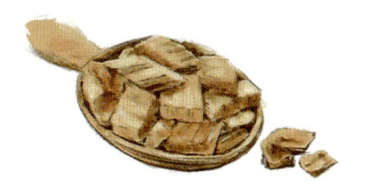

使用方法 *Usage*

嗅吸：在感到需要时，取檀香精油 1~2 滴，在掌心、纸巾或手帕上嗅吸。

心之归属香薰配方：檀香 2 滴 + 大马士革玫瑰 2 滴 + 佛手柑 6 滴，用扩香仪 / 扩香木 / 扩香石等扩香工具扩香。

身体按摩：以上配方 + 甜杏仁油 10 毫升，调和均匀后按摩全身。

精油香水：檀香 6 滴 + 大马士革玫瑰 4 滴 + 佛手柑 10 滴 + 荷荷巴油 10 毫升，调和后装入滚珠瓶中，作为精油香水使用。

香蜂草精油（Melissa，学名：Melissa officinalis）

我认识一位女士，硕士毕业于名校法律专业，她对自己未来的人生路自然有无限的遐想和期待。在一次企业团建活动中，她认识了一位刚刚转业到上海工作的海军军官，两人很快坠入爱河，成家生子。没想到，婚后的生活并不如想象般完美，性格以及教育背景的巨大差异导致冲突不断，最后丈夫竟然对她家暴。

经历了磨难和曲折之后，她重回自由身，但失败的婚姻在她心灵上留下的伤痕却久久不能愈合。

当她第一次闻到香蜂草精油的香气时，她的眼泪无法控制如雨点般滴落下

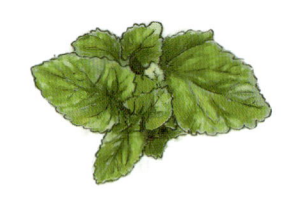

来，瞬间击溃了她设防已久的隐藏在内心深处的记忆，她说，自己对婚姻、对异性，简直失望透了。

香蜂草精油就是这样，会挖出我们埋藏于内心的悲伤，它为我们带来的不是幸福感，而是平静。平静并不是心如止水，而是给自己足够的时间去疗愈。香蜂草是一种善于治愈心伤的植物，能和谐"五神"之心神。

对那些曾经因为感情上遭受伤害，从此便以为自己不配、不值得，选择过一种随遇而安的生活却又心有不甘的人，香蜂草能疗愈久远的伤痛，抚平心中时常干扰你的波澜。它明明白白地告诉你，你才是这世间最值得珍爱的，没有任何人值得你放弃自己。只有当你学会珍惜自己，去追求真正属于自己的东西，幸福便会自然而然地到来。

后来，她遇到了一位在上海工作的外国人，带着与前夫生的孩子，嫁给了这位心胸宽厚的男人。后来他们又生育了两个孩子，幸福地生活在一起。

使用方法 *Usage*

嗅吸：在感到需要时，取香蜂草精油 1~2 滴，在掌心、纸巾或手帕上嗅吸。

爱自己香薰配方：香蜂草 4 滴 + 永久花 4 滴 + 依兰依兰 2 滴，取适量用扩香仪 / 扩香木 / 扩香石等扩香工具扩香。

身体按摩和芳香浴：爱自己配方+10毫升甜杏仁油，调和均匀后做全身按摩。之后可直接温水泡浴或淋浴，无须使用沐浴液清洗，浴后用毛巾把水分擦干即可。

意大利永久花精油 (Immortelle，学名：Helichrysum italicum ssp.)

永久花是一种强大的芳香精质，对身体有行气散瘀、消融血块的作用，它善于处理身体的瘀伤，也善于疗愈心灵的瘀伤。

曾经有位90岁高龄的奶奶说，永久花精油的气味竟然让她想起18岁时嫁入夫家的回忆，严厉又思想封建的婆婆，让她的婚姻生活和青春岁月充满苦涩，每每想起从前忍辱负重的自己，至今仍感到心酸。而她的婆婆却常对她说，自己从前也是这样过来的，这一切都很平常。

有一些怨愤也许由来已久，可能来自童年或少年时代深藏的记忆，这些记忆被刻意掩埋，于是变成心灵上的一道瘀伤，久而久之形成一种僵硬的、自我否定的思考模式。在时常感到脆弱无助的同时，又会情不自禁地指责那些性格天真内心敞亮的人，对他们的言论和行为有诸多看不惯。

家中如果有这样的长辈，孩子的

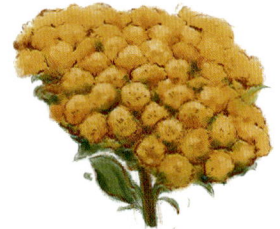

个性无疑会受到影响，因此，妈妈或长辈要先把自己内心中的陈年旧伤修复好，才能让后辈不再被他们曾经经历的苦难所禁锢。

永久花精油强大的转化作用，能疏散心灵深处最坚硬的结节，开启对他人，以及最重要的——对自己的慈悲之心。

使用方法 *Usage*

嗅吸：在感到需要时，取永久花精油 1~2 滴，在掌心、纸巾或手帕上嗅吸。

完美修复香薰配方：永久花 4 滴 + 岩玫瑰 4 滴 + 大马士革玫瑰 2 滴，取适量用扩香仪 / 扩香木 / 扩香石等扩香工具扩香。

身体按摩和芳香浴：把完美修复配方 +10 毫升甜杏仁油调和后做全身按摩，重点加强对膻中穴、心包经的按摩。之后可直接温水泡浴或淋浴，无须使用沐浴液清洗，用毛巾把水分擦干即可。

白玉兰精油（White Champaca，学名：Michelia alba）

白玉兰的花语是爱与希望。每每闻到白玉兰的香气，就会让人联想起年少花龄的青春，那种单纯、美好、鲜活的生命状态，能让老去的灵魂重拾活力，对岁月不再生畏。

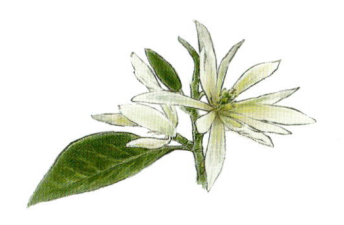

白玉兰精油是一种经典的肌肤回春用油，同样也能在精神层面，带来重拾青春岁月的心灵感受，让我们如同被深深的爱所包围，心中洋溢着幸福，未来可期。

一个不惧岁月的灵魂是不会衰老的，因为它有足够的能量，照亮自己的同时也照亮别人。当你为岁月蹉跎而叹息，无奈于时光不再、物是人非，就用白玉兰精油的香气来重新燃起内心的渴望与期待吧。只要始终心怀爱与希望，我们的生命之旅就绝不会乏善可陈。

使用方法 *Usage*

嗅吸：在感到需要时，取白玉兰精油 1 滴，在掌心、纸巾或手帕上嗅吸。

爱与希望香薰配方：白玉兰花 6 滴 + 茉莉 2 滴 + 岩兰草 2 滴，用扩香仪 / 扩香木 / 扩香石等扩香工具扩香。

身体按摩和芳香浴：把爱与希望配方 +10 毫升甜杏仁油调和后做全身按摩。之后可直接温水泡浴或淋浴，无须使用沐浴液清洗，用毛巾把水分擦干即可。

大马士革玫瑰精油 (Damask Rose，学名：Rosa damascene)

玫瑰代表的是无条件的爱，它寓意着全然的信任与自我接纳。

如果童年时代曾经遭受伤痛，从原生家庭中没有得到无条件的爱，成年后就会缺乏安全感，一直在寻找爱，并且不善于维持与他人的亲密关系。改变这样的生命状态，首先要把无条件的爱给予自己。

玫瑰慈悲的力量，展现在它疗愈心灵伤痛的能力上。当一个人失去了爱自己、滋养自己的能力时，玫瑰甜美、柔情、强心的作用，能让冰冷的灵魂重新得到温暖。那些因为成长过程中遭受过伤害、暴力、被冷漠对待的记忆，那些不敢被触碰的往昔，所有这一切，玫瑰都会用它最温柔、最慈悲的力量，疗愈你心灵深处的伤口，让你重拾对他人的信任，对自己完全地接纳，并有勇气再次信任和爱他人。

当你开始爱自己，把最大的慈悲首先给予自己，你的内心将不再匮乏，灵魂不再孤单无依。你将不再求索更多，并有能力把爱和光芒传递给他人。

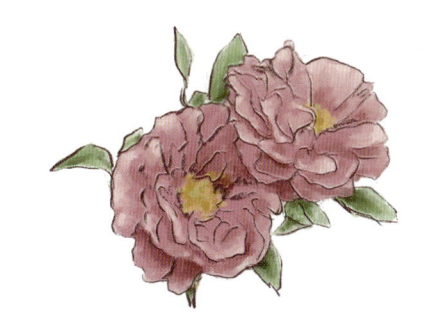

使用方法 *Usage*

嗅吸：在感到需要时，取玫瑰精油1滴，在掌心、纸巾或手帕上嗅吸。

无条件的爱香薰配方：大马士革玫瑰3滴＋印度檀香4滴＋甜橙3滴，用扩香仪／扩香木／扩香石等扩香工具扩香。

身体按摩和芳香浴：把无条件的爱配方＋10毫升甜杏仁油调和后做全身按摩，加强对胸口膻中穴和腹部脐轮的按摩。之后可直接温水泡浴或淋浴，无须使用沐浴液清洗，用毛巾把水分擦干即可。

精油香水：把以上配方＋10毫升荷荷巴油调和后装入滚珠瓶中，作为精油香水使用。

橙花精油（Neroli，学名：Citrus aurantium var.amara）

橙花精油的能量会令人感觉顷刻间便摆脱了世间所有的沉重，从而变得心情轻盈、欢声漫步。橙花能平定心神，细腻又馥郁的花香中带着甜蜜的果味，还有柑橘皮和枝叶上那种几乎难以分辨的微苦。它开着洁白纯净的花朵，内在成分实则复杂多样，这令它具备了既能安抚又能愉悦身心的多重能力。

它的花语是永远不要失去希望，无论何时都要保有快乐的能力，因此它也被称为"忘忧花"。

对那些极易发怒、情绪阴晴多变，心中总在对他人设防甚至已出现明显抑郁倾向的人，橙花精油的灵性都能把他们因内耗而变得敏感的身心重新连接起来。

当生活和工作给了你太多压力，使你无法轻易敞开心扉，变得焦躁不安、患得患失时，就让橙花精油来帮你卸下肩上的重担吧，扫除心灵上的阴霾，去好好感受生活中一点一滴的小确幸。

使用方法 *Usage*

嗅吸：在感到需要时，取橙花精油 1 滴，在掌心、纸巾或手帕上嗅吸。

恋上白月光香薰配方：苦橙花 4 滴 + 茉莉 2 滴 + 岩兰草 2 滴 + 莱姆 4 滴，用扩香仪 / 扩香木 / 扩香石等扩香工具扩香。

身体按摩和芳香浴：把恋上白月光配方 +10 毫升甜杏仁油调和后做全身按摩。之后可直接温水泡浴或淋浴，无须使用沐浴液清洗，用毛巾把水分擦干即可。

精油香水：把以上配方 +10 毫升香水酒精调和后装入喷雾香水瓶中，需要时喷洒或涂抹于头发、后颈、锁骨。

玫瑰草精油（Palmarosa，学名：Cymbopogon martinii var.motia）

它温柔的香气，包容并抚慰着最纤细敏感的心。

当你因为依赖而想要寻求爱情，或者想从爱人身上获得更多关注时，如果一颗脆弱的心没有被好好地照顾，便会生发出痛苦与困扰，产生强烈的占有欲甚至妒忌心。这时就让玫瑰草精油如玫瑰般的柔软与柠檬的明朗，来安抚心神、消除阴郁吧，它的香气让人有安全感，最适合那些总想要找个人来依靠的小女人。

如果你很在意的人因忙碌而无法经常陪伴你而使你心生怨气，你因此变得特别黏人，就让玫瑰草精油来帮助你转变心念吧。控制住向外的不断索求，自主建立起安全感，学会与自己相处。

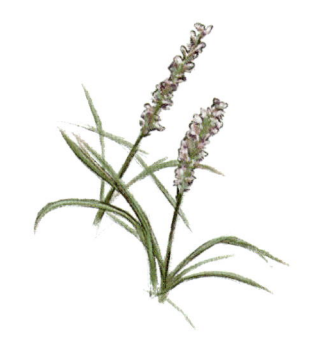

使用方法 *Usage*

嗅吸：在感到需要时，取玫瑰草精油 1~2 滴，在掌心、纸巾或手帕上嗅吸。

我是大女主香薰配方：玫瑰草 5 滴 + 大马士革玫瑰 1 滴 + 柠檬 2 滴

+葡萄柚2滴+雪松2滴，取适量用扩香仪/扩香木/扩香石等扩香工具扩香。

身体按摩和芳香浴：把以上配方+10毫升甜杏仁油调和后做全身按摩。之后可直接温水泡浴或淋浴，无须使用沐浴液清洗，用毛巾把水分擦干即可。

精油香水：把以上配方+10毫升香水酒精调和后装入香水瓶中，随时取用。

茉莉精油（Jasmin，学名：Jasminum sambac）

在古代西方，茉莉是一种助孕药，因为它有催情的作用。在情绪层面，茉莉能调节感官失衡，改善重度抑郁。只需少量，它馥郁芬芳的香气，就能把原本处于担忧焦虑状态的情绪扭转为安心欢快的感觉。

它性感又温暖，能唤醒心中的热情，令人沉浸在爱与幸福的感受中。原本消沉冷淡的人，会重新变得鲜活并有创造力，就好像是在为心灵助孕。当心理和感官都出现失调而难以感受身体的愉悦，失去良好的情感交流能力时，就让茉莉将心灵再次启动，重获感官与情感的顺畅交流。对自己失去信心时，茉莉的妩媚与浓艳，能让你重燃对生活的热情，推动你重新

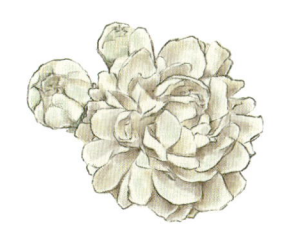

85

走向自己所向往的生活状态。

因此，茉莉最适合下意识禁锢自己、压抑自己，以及严重抑郁的人。在生活中，常跟自己的灵魂和内心渴望产生冲突的人，请让茉莉精油来唤醒你，帮助你勇敢地释放自我。

使用方法 *Usage*

风不误信香薰配方：茉莉 4 滴 + 橙花 2 滴 + 快乐鼠尾草 2 滴 + 甜橙 4 滴 + 佛手柑 4 滴，取适量在空间内扩香。

精油香水：把以上配方 +10 毫升荷荷巴油装入滚珠瓶中，当作精油香水使用。

身体按摩和芳香浴：把以上配方 + 甜杏仁油 10 毫升调和后做全身按摩。之后可直接温水泡浴或淋浴，无须使用沐浴液清洗，用毛巾把水分擦干即可。

第二章 不要倍感重担在肩

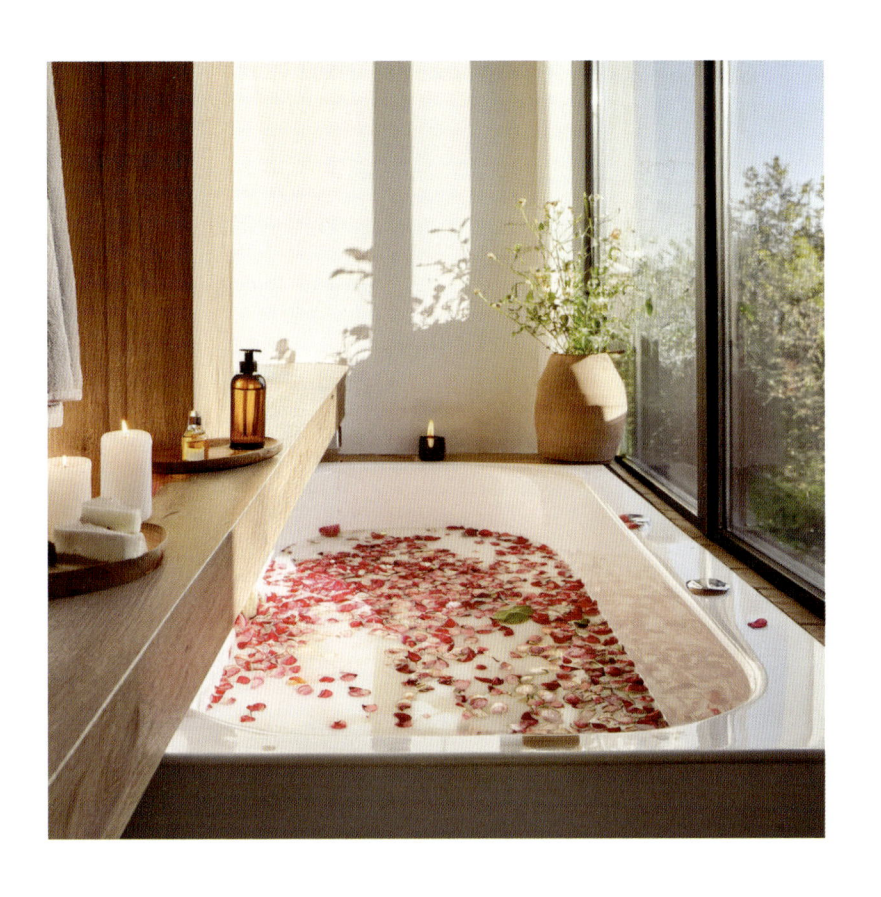

不同年龄人士的情绪用油

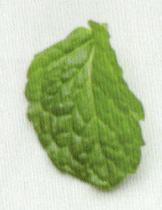

来到这个世界之前，我们原本生活在妈妈的身体里，闻着妈妈的味道、听着妈妈的声音，很有安全感。突然有一天，我们来到了这个纷杂的世界，到处都是陌生的气味、陌生人的声音，于是我们哇哇大哭，表达不满的情绪……

就在出生的那一刻，我们人生中的第一次焦虑——分离焦虑出现了。后来，这样的焦虑伴随着我们经历不同的人生阶段，第一次上幼儿园、第一次离开父母独自出门、第一次进入全新的工作环境、第一次迎接孩子降生……仿佛从我们出生的那一刻起，焦虑就成了常态，成了生活与生命中无法逃离的一部分。既然如此，我们就要学会如何面对它。

有研究发现，人类对气味的记忆，从胎儿和婴儿时期就已形成，直到年迈失忆，连自己是谁都忘了，对生命最早期接触到的气味仍不会忘记。因此，气味改变情绪的途径是最直接最快速的，它会在不知不觉中影响人的潜意识。而且，对不同年龄段的人来说，气味疗法都能产生作用。

尽管许多精油在疗愈情志方面都有不错的表现，但不同年龄段的人士需要面对、改善的问题各不相同。选择这个年龄段人群最适合的精油，才能为他们提供最实用的帮助。

89

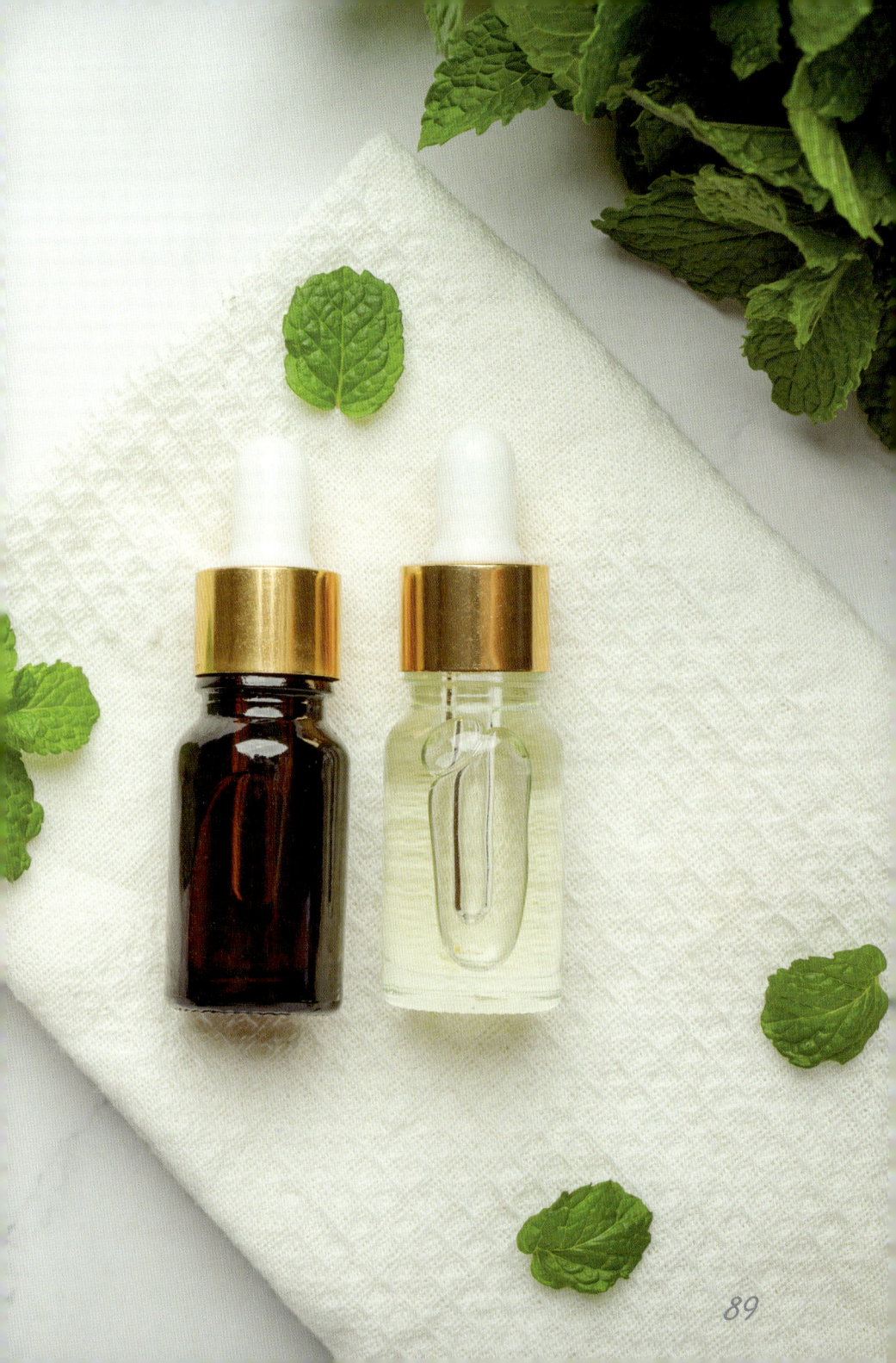

幼儿与大童:"快乐的成年人"是小时候培养出来的。用芳香疗法养育出性格阳光、情绪稳定的孩子。

妈妈分离焦虑症

如果你家宝宝是个很容易产生分离焦虑的宝宝,不如给他/她安排一个香气小伙伴,就能为他/她带来更多的安全感啦!

刚开始上幼儿园经常闹情绪的小宝宝用油

真实薰衣草精油(Lavender,学名:Lavandula angustifolia)

让薰衣草精油如妈妈的爱一般的温柔气味,陪伴分离焦虑的宝宝安心地与妈妈暂时告别。

使用方法 Usage

滴1-2滴薰衣草精油在衣服领口上,注意要避免直接接触宝宝的脸部皮肤。

增加宝宝安全感的配方:每天晚上沐浴后,用1滴甜橙+1滴薰衣草精油与10毫升甜杏仁油调和,为宝宝做全身按摩,不仅能滋润皮肤,还能为宝宝带来好心情。来自妈妈的抚触和香甜的精油气味,都会让宝宝感受到自己被深深地爱着、被无限的关心和包容着,他就会有满满的信心在幼儿园里跟小朋友们相处、达到老师的要求。

不敢独自睡觉的宝宝：宝宝到了2~3岁该独自睡觉的年龄，却不肯独自睡觉，每天半夜拿着枕头来找爸爸妈妈，真是幸福又疲惫的体验。宝宝不肯自己睡觉，是因为害怕房间里有怪物，这时，就让香气小伙伴来施展魔法，赶走床底下、窗帘后的怪物吧！

杜松浆果精油（Juniper，学名：Juniperus communis）

西方人经常用杜松浆果精油来驱除邪气和负能量，大概是因为它强而有力的松杉气味实在是阳气十足，任何阴暗不爱光明的东西，闻到这个气味都赶紧逃跑了。

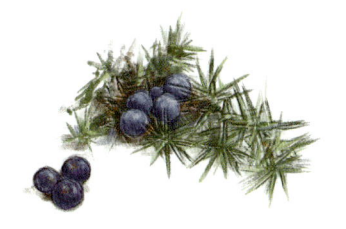

使用方法 *Usage*

怪物再见配方：真实薰衣草3滴＋柠檬5滴＋杜松浆果3滴＋精油乳化剂，先充分调匀，再加入30毫升蒸馏水，装入一个喷雾瓶里。每次使用前充分摇晃均匀，睡前喷洒在床单、被套上，注意不要接触到宝宝的脸部皮肤。每晚都有这个香气小伙伴陪伴，宝宝就不会害怕床底下藏着怪兽啦！

乖乖快睡香薰配方（对晚上容易兴奋难以入睡的宝宝）：罗马洋甘菊2滴＋真实薰衣草1滴＋甜橙1滴，睡前在房间里扩香。

对在校园里有交友障碍的孩子

柠檬精油（Lemon，学名：Citrus limonum）

柠檬精油阳光明朗的气味，让原本关闭的心扉重新敞开。羞怯腼腆的孩子，也会变得阳光又自信！

使用方法 *Usage*

社交达人香薰配方：柠檬3滴＋柠檬草1滴，经常在空间内扩香，能让小朋友情绪愉快、放松，性格变得阳光外向，还能提升小朋友的想象力和创造力哦！

对精神过于激动亢奋的孩子

岩兰草精油（Vetiver，学名：Chrysopogon zizanioides）

晚上越晚越亢奋难以入睡的孩子，少量使用岩兰草精油能促进副交感神经运作，使亢奋的交感神经变得安静。

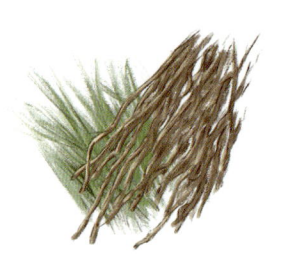

使用方法 *Usage*

芳香浴配方：岩兰草 1 滴 + 罗马洋甘菊 1 滴 + 甜杏仁油 10 毫升，稀释后涂抹全身。晚上让孩子在澡盆里温水泡浴 15 分钟，以安抚他亢奋的神经，孩子会比较能安静下来。

青少年：用无条件的爱与接纳，为他们铺垫好走向成熟的每一步

家有年方十几的"神兽"，年龄半大不小，满脸青春痘，既天真又易冲动。处于青春期的孩子情绪容易波动，父母一句话讲得不慎重，轻则引起家庭争吵，重则干脆离家出走。

初中时代，我也曾"离家出走"，有一天早上上学前，跟父母起了争执，我背着书包出了门，决心再也不回家了！放学后无处可去，便一个人在校园里乱逛。黄昏时，家姐跑到学校来找我，我永远记得那天她用特别温柔的语调对我说："爸爸妈妈叫你回家吃饭呐"，于是我就顺理成章地回家了，结束了为期大半天的离家出走。

如果你家神兽离家出走了，一定要去找他，然后非常温柔地对他说爸爸妈妈等你回家吃饭等得好心酸啊！孩子们的心都是善良的，一句温柔的话就能打动他们。另外，在他们的房间里不声不响地悄悄熏香，让植物香气温柔的小精灵时常包围着他们，倾听、安

抚着他们躁动又热烈的小灵魂。

根据青春期孩子的情绪特点来思考，他们容易在哪些方面承受压力，哪些精油适用于他们呢？

甜马郁兰精油（Marjoram，学名：Origanum majorana）

芬芳安抚的气味，犹如慈爱的双手，平复孩子亢奋的精神和高昂激动的情绪。对因学业压力带来的神经紧张、难以入睡，都有很好的调节作用。

使用方法 Usage

舒压助眠香薰配方：甜马郁兰2滴＋真实薰衣草2滴＋葡萄柚2滴，睡前在卧室扩香。

德国洋甘菊精油（German Chamomile，学名：Matricaria recutita）

可舒缓多种因素引起的神经紧张，让烦躁易怒的情绪得到安抚。尤其是对自我要求很高而给自己太多压力的孩子，德国洋甘菊会温柔地对他们说："孩子，快睡吧，你已经很努力了。"

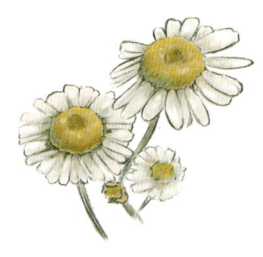

使用方法 *Usage*

平心静气配方：德国洋甘菊 2 滴 + 甜马郁兰 2 滴 + 玫瑰草 2 滴，睡前在卧室内扩香。或调和成浓度为 1%~2% 的身体按摩油，按摩全身和脊椎两侧。此配方有很高的安抚性，可让高亢的情绪在短时间内冷静下来。

甜罗勒精油（Basil，学名：Ocimum basilicum）

既鲜明又清爽的气味，能够强化衰弱的神经，振奋消沉的心情。对容易情绪低落、缺乏自信、心思细腻的孩子，多用甜罗勒精油，能鼓励他们大胆表达，在需要的时候寻求帮助。

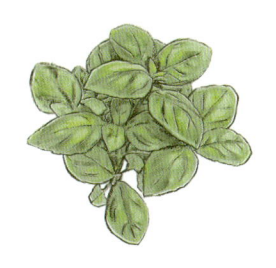

使用方法 *Usage*

乌云走开香薰配方：甜罗勒 2 滴 + 葡萄柚 4 滴，睡前用扩香仪扩香，或滴在扩香石上放在枕边。

红橘精油（Tangerine，学名：Citrus reticulata）

温暖香甜的果实，可让因课业和校园人际关系带来的心理压力得以释放，还能改善压力型消化不良。

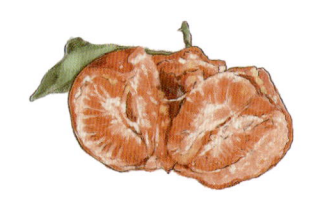

使用方法 *Usage*

松弛如我配方：红橘4滴＋罗马洋甘菊2滴＋甜马郁兰2滴，室内扩香。或调和成浓度为1%~3%的按摩油，经常按摩腹部肠胃区域。

桉油樟迷迭香精油（Rosemary，学名：Rosmarinus officinalis）

有健脑、提升专注力和记忆力的作用，让迷迭香成为平时学习和考试前的脑部保健必备精油。

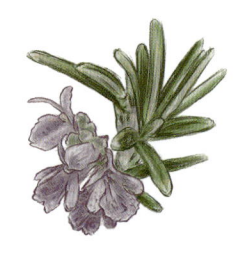

使用方法 *Usage*

提神健脑四剑客配方：迷迭香6滴＋胡椒薄荷3滴＋真实薰衣草2滴＋柠檬3滴＋荷荷巴油10毫升，装入一个滚珠瓶，需要时涂抹太阳穴和后脖颈两侧，也可取适量在掌心嗅吸。

摩洛哥玫瑰精油（Rose de Mai，学名：Rosa centifolia）

对青春期叛逆、难以沟通，甚至出现抑郁倾向的孩子，家长要用全身心的包容与接纳，给予孩子最柔软且无条件的爱和支持。

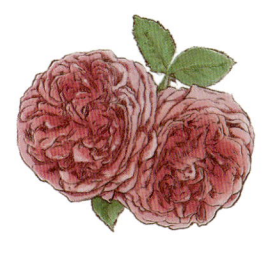

使用方法 *Usage*

爱与接纳香薰配方：摩洛哥玫瑰 4 滴 + 大西洋雪松 2 滴 + 甜橙 6 滴，经常在室内扩香。

苦橙花精油（Neroli，学名：Citrus aurantium var.amara）

这是对女孩子们的一份独宠。对性格唯唯诺诺、不太自信的女孩子，橙花精油会帮助她脱胎换骨，获得公主般的自信和自爱的能力。

使用方法 *Usage*

橙花公主配方：苦橙花 4 滴 + 苦橙叶 2 滴 + 甜橙 6 滴，经常在室内扩香。或调配成浓度为 3% 的按摩油，按摩全身，之后直接温水泡浴 20 分钟或淋浴，再擦干身体水分。

沼泽茶树精油（Rosalina，学名：Melaleuca ericifolia）

温柔地改善躁动不安、紧张易冲动的青春期情绪失衡。对免疫系统既有激励又有安抚作用，晚间低浓度使用能起到安神作用。

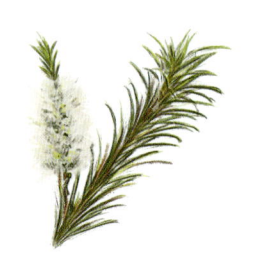

使用方法 *Usage*

温柔着陆香薰配方：沼泽茶树3滴＋葡萄柚3滴，在室内扩香。

抑制网瘾或其他不良上瘾习惯

精油并不能在抑制网瘾和其他严重影响身心健康的上瘾行为方面作为药物替代品来进行治疗。在戒除上瘾行为的过程中，势必要经历身体和心理上的痛苦和挣扎，并且可能会出现失眠、焦虑、恶心、痉挛、无食欲、头疼等症状。经常使用精油来做全身按摩、扩香和芳香浴，能在很大程度上舒缓这些症状，为戒瘾治疗提供有力的支持。

葡萄柚精油（Grapefruit，学名：Citrus paradisii）

作用：改善肌肉疲劳、无力、头疼、肠燥症、身心耗竭、忧郁、压力症状。

甜橙精油（Orange Sweet，学名：Citrus sinensis）

作用：改善神经性焦虑、腿脚沉重、失眠忧郁、压力症状。

檀香精油（Sandalwood，学名：Santalum album）

作用：舒缓神经紧张、神经耗竭、抗忧郁。适合病后补身、强身健体，为心灵带来沉静与力量。

甜马郁兰精油（Sweet Marjoram，学名：Origanum marjorana）

作用：改善肌肉紧绷、痉挛、疼痛、身体僵硬、麻木、肠燥症、失眠、焦虑症状。

甜茴香精油（Fennel，学名：Foeniculum vulgare）

作用：改善腹部绞痛、肠胃绞痛、痉挛、胀气、恶心、腿脚沉重症状。

佛手柑精油（Bergamot，学名：Citrus bergamia）

作用：舒缓突如其来的情绪崩溃、忧郁、恐惧、紧张、失眠症状，为内心注入力量。

甜罗勒精油（Basil，学名：Ocimum basilicum）

作用：改善恶心、偏头痛、胀气、无食欲症状。滋补身心，放松神经的作用也很突出。

注意：适用于身体按摩，不太适宜泡浴和沐浴。

柠檬尤加利精油（Lemon Eucalyptus，学名：Eucalyptus citriodora）

作用：镇静神经，改善身体疼痛、气喘、肌肉痉挛症状，缓解胸腔和呼吸道不适，健胃、强身。

罗马洋甘菊精油（Chamomile，学名：Anthemis nobilis）

作用：改善肌肉和肠胃紧张、痉挛症状，降低压力指数、提升睡眠质量、放松神经。改善忧郁以及其他跟压力相关症候。

广藿香精油（Patchouli，学名：Pogostemon cablin）

作用：安抚起伏不定的情绪，改善易怒、烦躁症状，抗忧郁、安神。

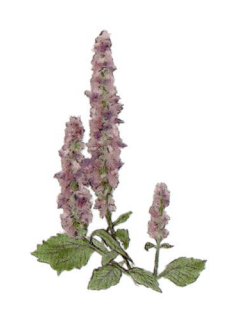

小豆蔻精油（Cardamom，学名：Elettaria cardamomum）

作用：舒缓肠胃痉挛、健胃、消除恶心。改善心理倦怠、强化巩固身心力量。

依兰依兰精油（Yilan Yilan，学名：Cananga odorata）

作用：舒缓神经，改善抑郁、身心耗竭、肠胃痉挛症状。改善失眠、镇静神经。

大西洋雪松精油（Atlas Cedar，学名：Cedrus altlantica）

作用：快速舒缓紧张焦虑的情绪，提振身心，赋予你坚持下去的力量。

青年和中青年：提升动能、拒绝"躺平"，让职场青春期延长

事业和生活上处于需要提升、奋斗、"打怪"升级阶段的青年，他们看似精明强干，实则同样需要好好地被关爱以及高度关注自己的身心健康。

如今在对体力、精力、智力都要求极高的职场中，患上心理疾病的比例不断攀升。许多年轻人在二三十岁时已经处于亚健康状态，

早衰问题也越来越普遍。这些身体发出的求救信号要被用心回应，不然可能会因身心健康问题导致在职场提前退场，修复健康的代价是巨大的。当压力已经远远超越了身心的承受力，而我们却选择一而再、再而三地忽略它时，带来的伤害可能是永远都无法修复的。

我认识两位优秀的男生，他们都毕业于世界级顶尖大学，一位是律师事务所最年轻的合伙人，另一位是知名科技企业软件工程师。与他们初相识的时候，两人都刚刚留学回国，英气逼人，智商超群，交友甚广，意气风发。后来，他们在职场上迅速取得成功，令很多人倾慕不已。然而，这样两位青年才俊，一位在38岁时离世，离世前在公司里连续加班几天没回家，回家当天中午，他跟家人说要先睡一会儿，吃午饭时叫醒他，之后他就再没醒过来。另一位在40岁出头的时候去世，也是在高强度加班熬夜之后，和朋友出去喝酒吃夜宵，第二天就没再醒过来。

收到他们的家人发来的悼文时，我真的不能相信也无法接受，如此健康、阳光、优秀的年轻人，难道他们真的就这样离去了吗？我真心希望我所有的朋友，以及每一位有缘看到我的文字的读者，都从今天起，学会爱惜自己。

爱惜自己并不代表一定要辞掉工作隐退山林，在应该打拼的年纪提前过上闲云野鹤般的日子，我真的不希望等你老了再叹惜自己年富力强时怎么没有好好拼搏。爱惜自己也不仅限于买高额医疗保险、吃各种补品、每年定期体检，这些都比不上你每天安排1~2个小时与自己独处，这段时间是雷打不动的运动、阅读、放松的时间，也是让芳香小伙伴来帮你驱走焦虑、缓解疲劳、修复内在能量的"小确幸"时光。每天给自己安排一点小确幸，你一定会生发出足够的心力和体力，去应对庞大且复杂的外部世界，抗衡生活的庸常，顺利度过职业倦怠期。所以，想要打拼得更长久，更需要方法论哦！

希望每个人都能善用芳香小伙伴，拥有强健的体魄、健康的身心，让职业生涯的青春期无限延长！

迷迭香精油（Rosemary，学名：Rosmarinus officinalis）

迷迭香精油能量很足，它的浓郁气味一点都不低调，可醒脑、令你活力充沛，无论跟哪种精油调配在一起，它的气味都会很突出，可不是个随便给其他人当配角的性格。相传拿破仑和他的士兵上战场前都会嗅吸迷迭香，还把迷迭香插在战马上，它有赋予人勇气的作用。

因此当你对周遭的事物变得缺乏热情，常常感到索然无趣、心态消沉，在团队中显得暗淡无光时，就让迷迭香帮助你重振精气神、重燃激情吧。要知道经常感到自我价值低下的思维模式，会侵蚀生命之火，而迷迭香精油会让你重新成为元气少年，通过强心健脑，激发出你的自信与斗志。要坚信自己有无限潜能，无论在任何年龄任何阶段，都要大胆追求自我成长道路的圆满。

使用方法 *Usage*

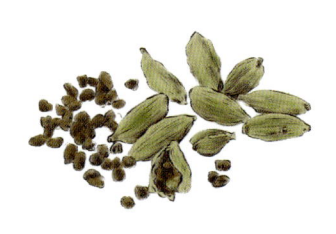

室内扩香：使用扩香仪/扩香石/扩香木等扩香工具扩香。

嗅吸：在感到需要时，取迷迭香精油 1 滴，在掌心、纸巾或手帕上嗅吸。

醒脑益智配方：桉油醇迷迭香 6 滴 + 真实薰衣草 2 滴 + 甜罗勒 2 滴 + 甜橙 4 滴 + 荷荷巴油，调和后装入 10 毫升滚珠瓶，需要时涂抹太阳穴、百会穴。还可用手指梳理整个头皮以促进大脑血液循环。

小豆蔻精油（Cardamom，学名：Elettaria cardamomum）

在职场中打拼，难免会因过度担忧和焦虑而变得心情沉重，时常被各种要求和责任不断测试，令人疲惫不堪、士气低落。这时，可用小豆蔻精油来为自己加油打气，激发实现更高目标的愿望。最适合在职场和商界打拼，感到内在动能不足的中青年使用。

使用方法 Usage

室内扩香：使用扩香仪／扩香石／扩香木等扩香工具扩香。

嗅吸：在感到需要时，取小豆蔻精油1滴，在掌心、纸巾或手帕上嗅吸。

提振动能配方：小豆蔻4滴＋月桂2滴＋红橘8滴＋黑种草浸泡油1毫升＋甜杏仁油9毫升，调和后按摩全身，重点按摩腹部肠胃区域。

喜马拉雅雪松精油（Himalayan Cedar，学名：Cedrus deodara）

当你想哭的时候，喜马拉雅雪松会主动把肩膀凑过来，让你依靠。哭过之后，情绪释放了，信念坚定了，你会感到自己被全然地肯定和接受。

它沉稳内敛的香气，为内心带来力量与支撑感，能激励意志、巩固决心。无论外部环境如何风声鹤唳，只要意志屹立不倒，就仍有扳回一局的胜算。对经常需要面对难缠的客户、带领表现不稳定的团队、处理突发事件的职场管理者，最适合用喜马拉雅雪松精油来坚定信念和毅力。

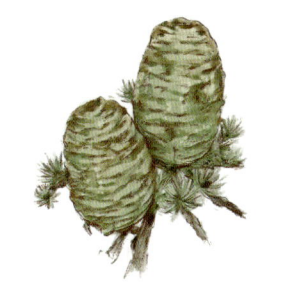

使用方法 *Usage*

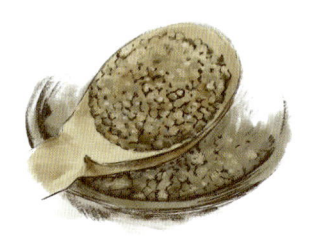

室内扩香：使用扩香仪/扩香石/扩香木等扩香工具扩香。

嗅吸：在感到需要时，取喜马拉雅雪松精油1滴，在掌心、纸巾或手帕上嗅吸。

雪松香水：喜马拉雅雪松6滴+迷迭香2滴+依兰依兰2滴+甜橙6滴+荷荷巴油9毫升，装入10毫升滚珠瓶中，需要时涂抹太阳穴、脖子两侧、大椎穴。

芫荽籽精油 (Coriander，学名：Coriandrum sativum)

温暖的木质气味，略带芳樟般的香气和胡椒般的辛香，最适合从事创意性工作、经常高强度思维，却对日复一日的琐事感到难以应付的人使用。处于奋斗阶段的中青年人最需要内心稳定与安全感，但无论何种生活和工作，都必须是出于真正的热爱与内在动力才可持续。芫荽籽精油能激励在每日可期的生活中失去了激情的人，可令你脚踏实地同时不失热情、看见并享受其中的乐趣。

使用方法 *Usage*

室内扩香：使用扩香仪／扩香石／扩香木等扩香工具扩香。

嗅吸：在感到需要时，取芫荽籽精油 1 滴，在掌心、纸巾或手帕上嗅吸。

身体按摩：动能加速配方：芫荽籽 4 滴 + 依兰依兰 1 滴 + 佛手柑 5 滴 + 甜杏仁油 10 毫升，将以上配方稀释成浓度为 3% 的身体按摩油，按摩肠胃区域。

甜茴香精油（Sweet Fennel，学名：Foeniculum vulgare var. dulce）

适合思虑过多、分析过多的人使用，因为想得太多，反而限制了行动力。当想法与执行力相矛盾的状况持续得越久，形成的阻力就越大，最终积累成压力性消化不良或肠胃痉挛。甜茴香精油会帮助你释放积滞的情绪，将脑子里纷乱的想法清理干净，为千头万绪的思绪找到出口，此时，真正的生产力与创造力才得以释放。

使用方法 *Usage*

室内扩香：使用扩香仪／扩香石／扩香木等扩香工具扩香。

嗅吸：在感到需要时，取甜茴香精油 1 滴，在掌心、纸巾或手帕上嗅吸。

身体按摩：肠胃心宁配方：甜茴香 5 滴＋红橘 5 滴＋甜杏仁油 10 毫升，将以上配方稀释成浓度为 5% 的身体按摩油，按摩胃肠区域。

沉香醇百里香精油（Thyme，学名：Thymus vulgaris）

它滋补强身的特性，能提升勇气和干劲，扫除畏难情绪。它清新上扬的气味，能消解身心慢性疲劳，扫除挫败感。当你因失败而感到心灰意冷时，用百里香精油清除负能量，重获前行的勇气。

在重复性工作中变得精力不济的人，通过百里香精油，能重拾对事物的专注度与观察力，找回如职场新人般的活力和动力。

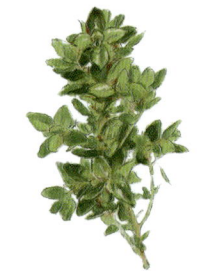

使用方法 Usage

嗅吸：在感到需要时，取 1~2 滴沉香醇百里香精油，滴入嗅吸棒或纸巾上嗅吸。

历久弥新配方：百里香 6 滴＋柠檬 6 滴＋柠檬草 4 滴，加入扩香仪中扩香。

身体按摩：将以上配方稀释成浓度为 3% 的身体按摩油，经常按摩全身。

丁香花苞精油（Clove Bud，学名：Eugenia caryophyllus）

辛辣香甜的气味，能激励积极向上的情绪，让人变得乐观自信。它的鼓舞作用最能帮助背着旧包袱无法迈出新步伐的人，让他们勇敢地跟过去说再见，从今天开始只向前看。

当精神萎靡时，丁香花苞精油不仅有很强的提振作用，微量使用也能带来深度的放松。

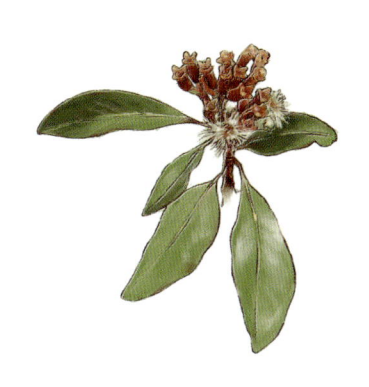

使用方法 *Usage*

幸福乐观香薰配方：丁香花苞 3 滴 + 天竺葵 5 滴 + 红橘 6 滴 + 大马士革玫瑰 1 滴，取适量放入扩香仪中扩香。

芳香浴：将以上配方加入适量无香沐浴乳，调和均匀后加入泡浴水中，温水泡浴 20 分钟。

足浴：取三分之一配方用量加入泡脚水中，泡脚 20 分钟。

身体按摩：将以上配方稀释成浓度为 3% 的身体按摩油，经常用于全身按摩。

胡椒薄荷精油（Peppermint，学名：Metha piperita）

薄荷实在是一种具有多重性格的精油，它振奋大脑、提升感官敏感度的名声远扬。同时，它又能迅速冷却过于兴奋高亢的精神状态，镇定愤怒和歇斯底里。相比咖啡和茶，胡椒薄荷精油更能刺激大脑的待机时长，保持专注，确保良好的工作效率，因此，它是你工作台边最好用的扩香精油之一。

使用方法 *Usage*

醒目三君子香薰配方：胡椒薄荷 4 滴 + 柠檬 4 滴 + 尤加利 2 滴，用扩香仪 / 扩香石 / 扩香木等扩香。

嗅吸：需要时取 1~2 滴胡椒薄荷精油，滴入扩香棒、纸巾或手帕上嗅吸。

蓝胶尤加利精油（Eucalyptus，学名：Eucalyptus globulus）

尤加利精油的气味是个性分明并且具有侵占性的，前调浓重辛辣微涩，瞬间就给空间注入一股清新干爽的气息，后调却逐渐散发出新鲜木芯般微微的甜味，

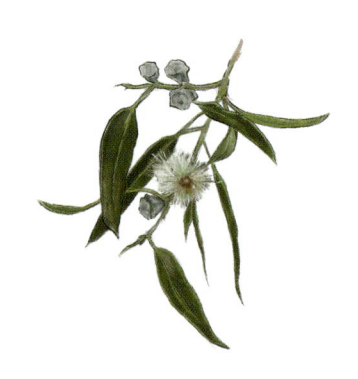

像一个开疆辟土的奋斗者，先苦后甜。

它祛除湿滞的作用能帮你驱赶忧郁，让身体与思维都恢复活力，重振精气神。对那些在职场中感到自己应该拥有更大的自由与更丰富的体验，却因为惯性、责任感或恐惧而裹足难前的人，尤加利精油善于开疆拓土的天性，能把这种被困住的感觉转化为有足够大的空间可以自由呼吸的感觉，促进阻滞的情绪顺畅流动，从而带来新的生机。

使用方法 *Usage*

室内扩香：使用扩香仪／扩香石／扩香木等扩香工具扩香。

嗅吸：在感到需要时，取蓝胶尤加利精油 1 滴，在掌心、纸巾或手帕上嗅吸。

中年和初老人士：爱自己多一点，才有更多的光和热来照亮别人

人到中年，蓦然回首，青春不再，曾经幸福的爱情与婚姻已蒙上尘埃，再也无法像年轻时那么容易满足、容易开心。生活的担子愈发重了，正是上有老下有小，自己绝不能倒下的年龄。这个阶段

最易出现健康滑坡，情绪难以振奋，若不注意调节，身心状态都会快速衰退，所以中年人士们，请你们一定要好好爱自己哦！

在这个阶段，良好的生活方式变得比任何时候都重要。规律的生活习惯、健康有节制的饮食加上适度的运动，在很大程度上决定了一个人中年之后的生命状态是年轻活力，还是衰老消沉。

许多人到了中年便逐渐失去了学习新事物的能力和兴趣，而保持学习力，是让人在年纪增长之后，仍然能够拥有年轻的思维和充满活力的内心世界的秘诀！这种活力会反应在一个人的面容上，始终关注自我成长的人，即使时光易逝，容颜仍然散发着光彩。有医学研究表明，保持学习能力和习惯，是锻炼大脑最好的方式之一，能减缓大脑神经退化速度，就像肌肉缺乏锻炼就会萎缩，大脑也一样。如果我们能始终像个孩子一样，用一双充满好奇的眼睛看世界，衰老就再也不能困扰我们，此时的我们，带着希望与期待，开始人生下半程的旅途。

芳香疗法，也许就是你在这个阶段最值得学习的一门新技能哦！

索马里乳香精油（Frankincense，学名：Boswellia carterii）

乳香对人体的诸多作用中，最突出的是它对神经系统的影响力，它既能带来放松效果，又能令人重拾活力，因此特别适用于精神紧绷和神经衰弱交替出现的状态。岁月累积在身体上的压力，最终会形成习惯性的紧张、易怒、夜不能寐。乳香则可以疏散淤滞之气，温和滋补，重振身体活力。

它的顺气、理气、安抚神经的功能，对缓解压力型抑郁有显著的帮助。在心理与灵性层面，能带给人深远的影响，使精神更专注和沉静，因此是日常练习冥想、呼吸、静思时的最佳香气伙伴。

当我们经历了人生的山川大海，到达一个向往拥有平和宁静的精神家园的人生阶段，乳香如一位修行多年的智者，引领我们洞见、解脱、觉醒，最终实现身心灵的和谐统一。

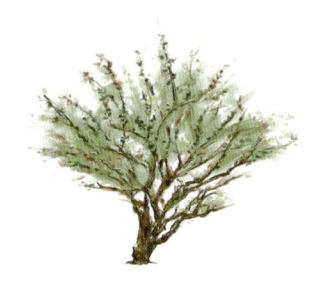

使用方法 *Usage*

室内扩香：使用扩香仪/扩香石/扩香木等扩香工具扩香。

嗅吸：在感到需要时，取乳香精油1滴，在掌心、纸巾或手帕上嗅吸。

杜松浆果精油（Juniper，学名：Juniperus communis）

苦甜、木质、清新又辛辣的松树香气，力量充足，能突破身体和心理上的僵滞，还能净化并驱除身边的负能量。

杜松浆果精油最适合情感上疏离淡漠，又经常执着于自己一厢情愿的个人意志的人。这样的人往往自认不被支持，不受别人爱戴，因此总与他人保持距离，慢慢丧失社交的信心。杜松浆果能净化我们内心的阴暗面，抛开害怕失败的恐惧，用自由、流动和敞开的心胸，取代孤立无援的状态。

使用方法 *Usage*

室内扩香：使用扩香仪/扩香石/扩香木等扩香工具扩香。

嗅吸：在感到需要时，取杜松浆果精油 1 滴，在掌心、纸巾或手帕上嗅吸。

身体按摩：杜松浆果 5 滴 + 丝柏 3 滴 + 波旁天竺葵 3 滴 + 甜杏仁油 10 毫升，调和后按摩全身。

岩玫瑰精油（Rock Rose，学名：Cistus ladaniferus）

岩玫瑰柔弱易折的外表下，蕴藏着强大的生命力，小小的叶片上开出大大的花朵，洁白清秀，将积蓄已久的生命能量在瞬间尽情绽放。它不通过气味来取悦任何人，但它用最温柔的方式，修复你深埋于内心的伤痛，安抚受伤的心灵，陪伴不安的灵魂走过艰难时光。

当生命的元气得以补充，岩玫瑰便开始帮助你进行生命本质的探索。你会问我到底是谁，我为何而来，最后，它帮助你认清自我，并热爱这个真实的自己。

人到中年，我们最需要如岩玫瑰般源自内在的信念，发现了生活的真相，却仍然热爱它。认清了我是谁，仍然热爱这个并不完美的自己。厚积薄发，用轻盈、谦卑的姿态展示着最热烈浓艳的生命。

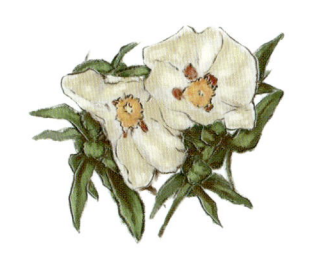

使用方法 *Usage*

修复久远的伤痛配方：岩玫瑰 10 滴 + 永久花 6 滴 + 乳香 6 滴 + 没药 3 滴 + 佛手柑 10 滴，用荷荷巴油调配成浓度为 5% 的按摩油，做全身按摩，可重点加强膻中穴、心包经部位的按摩。

空间扩香：取以上配方适量，用扩香仪/扩香石/扩香木等扩香工具扩香。

白玉兰叶精油（Magnolia leaf，学名：Michelia alba）

白玉兰叶精油是一种气味极为优雅细致的叶片类精油，带着枝叶的清新和木质的气息，还有一股白玉兰花的香甜。用它跟任何花朵类精油配伍，都能使整体香气变得优雅且更有深度。

它有出色的开胸散瘀、强心健脾的作用，对由于自身元气下降导致的情绪消沉，白玉兰叶精油能带来很好的提振激励效果。健康与情绪，往往就是这样相互关联、相互影响。

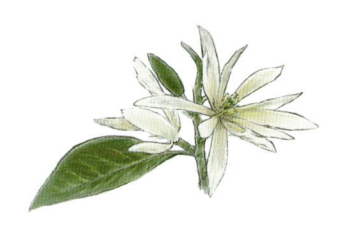

使用方法 *Usage*

气定神闲按摩油配方：白玉兰叶15滴＋花梨木10滴＋大马士革玫瑰2滴＋印度檀香5滴，加入荷荷巴油调和成浓度为5%的按摩油，做全身按摩，可加强心包经、心经部位的按摩。

室内扩香：取气定神闲配方适量，用扩香仪/扩香石/扩香木等扩香工具扩香。

芳樟精油（Ho Wood，学名：Cinnamomum camphora）

芳樟树整株都有异香，芳樟精油萃取自叶片，既带着树干好闻的木香也包含花朵的甜香，它的气息让人有种双脚扎根于大地，心却能翱翔云端的感觉。它木质的一面，让人心有所依，坚定信念，生根于大地从而蕴涵力量，稳健前行。而花朵的一面则浪漫又理想主义，叫人忘却面对生活真相时的无力感，让心灵和思想放飞，像芳樟树般温柔又坚强，务实又饱含激情。

我最爱把芳樟精油和白玉兰叶精油调配在一起，它们在一起产生出一种幸福又生机盎然的味道。我曾经非常喜欢用芳樟精油的近似品种花梨木精油，但花梨木由于过度砍伐已被列为濒危保护品种。这也提醒了我们，天然植物的生长环境日渐恶劣，要珍惜手中的每一支天然植物精油，它们都是大自然的珍贵馈赠。

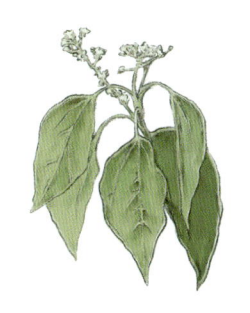

使用方法 Usage

生机盎然配方：芳樟5滴＋白玉兰叶5滴＋白玉兰花1滴＋佛手柑8滴＋甜杏仁油20毫升，调配成身体按摩油，按摩心经、心包经、膻中穴。

室内扩香：取适量生机盎然配方，用扩香仪/扩香石/扩香木等扩香工具扩香。

穗甘松精油（Spikenard，学名：Nardostachys jatamansi）

穗甘松是一种生长在高原上的珍贵野生草本植物，在它的生长过程中每天都要面对资源匮乏的生存环境。在贫瘠的土地、恶劣多变的气候环境中，它顽强地生长，把自己完全融入大地，最后，生发出如泥土般深沉、复杂、厚重与苦涩香甜交融的独特气味。嗅吸一下穗甘松精油，内心就会生出一股安定又温暖的力量，只需片刻，心与神便沉浸在平静之中。

穗甘松精油最善于处理因过度思虑引起的神经紧张、失眠、心律不齐，可平衡情绪上的高低起伏与不安定感。

它像一个历经千山万壑的智者，教导我们用慈悲之心代替怨念与憎恨。当我们心生慈悲，原谅生活的不公、原谅曾经令我们失望心碎的人、原谅过去、原谅自己的过失与不足，此时我们的身心得到解放，并开启了自我觉醒之路。

穗甘松精油教会我们臣服与敬畏，让我们愿意臣服于天地，带着敬畏、谦卑与奉献之心走在人生路上。

穗甘松因为生长于高原，因产量稀少已成为保护物种。如有幸获得一支穗甘松精油，请一定要好好珍惜它。另外，也可以用同科属品种缬草精油来代替。

使用方法 Usage

室内扩香：使用扩香仪/扩香石/扩香木等扩香工具扩香。

嗅吸：在感到需要时，取穗甘松精油1~2滴，在掌心、纸巾或手帕上嗅吸。

静心内观配方：穗甘松3滴 + 大马士革玫瑰3滴 + 佛手柑6滴 + 甜杏仁油20毫升，调和后按摩胸口膻中穴和腋下极泉穴。若极泉穴摸上去有明显淤堵，可稍加按摩进行疏解，可宽胸宁神，改善忧愁不快的情绪状态。

银发族：健康、独立、自由全都拥有，才是终极的人生赢家

此时，人生已来到了卸下重担、享受自由、释然豁达的生命阶段。对银发族来说，积极提升身心健康，预防老年性疾病侵袭，能让老年生活品质大大提高。过上独立自主、活力满满、有尊严的生活，才是真正的人生赢家。

我的婆婆年轻时是大学教师，退休后她开始学习水彩画和书法，年轻时就喜欢的钢琴也重新练了起来，坚决不让大脑变懒变笨。她真是我见过的最聪明、最有智慧、学习能力最强的老太太。70多岁的时候还学会了上网、发邮件和手机购物，年轻人会的事情她都会。她没有患过令许多老年人深受其苦的神经退行性疾病，智力和记忆力一直都极为出色。因为生活丰富充实，她也从不因为无聊孤单而向子女们和孙辈们索求陪伴和关注。她是一个真正在各方面都独立自主、拥有幸福满足的老年生活的女性。

而芳香疗法对老年生活的积极作用，是它能促进大脑与身心的健康度。愿每位老年人都能通过香气的疗愈作用，拥有充满活力和幸福感的退休生活。

香蜂草精油（Melissa，学名：Melissa officinalis）

对年长者来说，香蜂草精油最有价值的部分是它对大脑神经有滋养和安抚作用，阿尔兹海默症患者嗅吸香蜂草精油能舒缓躁动的情绪，经常用于头部按摩，也有很好的预防作用。用于身体按摩，则起到疏肝利胆的作用，可从根本上改善烦躁不安和抑郁的状态，它还是创伤后压力症候群的推荐用油。

使用方法 *Usage*

室内扩香：使用扩香仪／扩香石／扩香木等扩香工具扩香。

嗅吸：在感到需要时，取香蜂草精油1~2滴，在掌心、纸巾或手帕上嗅吸。

迷迭香精油（Rosemary，学名：Rosmarinus officinalis）

迷迭香精油的健脑作用声名远播，其中以樟脑迷迭香、桉油醇迷迭香、马鞭草酮迷迭香精油为代表，可改善大脑记忆力减退，提升专注度和大脑对信息的分析能力。要注意的是，老年人使用樟脑迷迭香精油，一定要低剂量，建议浓度不超过3%。

迷迭香精油提振、通窍、利头目的作用，能舒缓头部气结，保持神志清醒。有耳鸣的老年人用桉油醇迷迭香精油按摩耳朵周围，可保持耳聪目明、神清气爽，情绪自然也会舒展。

使用方法 *Usage*

室内扩香：使用扩香仪／扩香石／扩香木等扩香工具扩香。

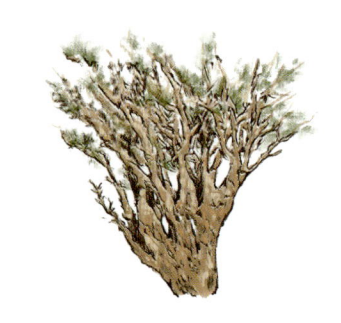

嗅吸：在感到需要时，取迷迭香精油1滴，在掌心、纸巾或手帕上嗅吸。

神清气爽按摩油配方：桉油醇迷迭香6滴＋樟脑迷迭香2滴＋马鞭草酮迷迭香2滴＋真实薰衣草4滴＋甜杏仁油20毫升，稀释成浓度为2%的按摩油，按摩耳朵周围，重点加强翳明穴、角孙穴、耳门穴、脾经和肾经部位的疏通。

印度乳香精油（Indian Frankincense，学名：Boswellia serrata）

印度乳香精油能为心灵带来稳定和谐，增进包容心。它对神经系统的镇静作用更胜于索马里乳香精油，能澄清思绪、舒缓情绪消沉和抑郁倾向。家中若有情绪不稳，精神意识时而混沌时而清醒的老人，可以经常使用印度乳香精油。

使用方法 Usage

嗅吸：在感到需要时，取印度乳香精油 1 滴，在掌心、纸巾或手帕上嗅吸。

神清智明配方：印度乳香 4 滴＋香蜂草 4 滴＋真实薰衣草 4 滴，用扩香仪扩香。

头疗配方：将以上配方＋甜杏仁油 20 毫升，调和后装入滴管瓶中，经常用于头皮、颈部、大椎穴按摩。

胡椒薄荷精油（Peppermint，学名：Metha piperita）

胡椒薄荷精油具有提振大脑思维能力、活跃感官敏感度的作用。对经常出现神志迟缓的老年人，薄荷精油能有效改善其大脑清醒度和认知能力。

使用方法 Usage

提神醒脑香薰配方：胡椒薄荷 4 滴＋迷迭香 2 滴＋甜橙 4 滴，用扩香仪／扩香石／扩香木等扩香工具扩香。

嗅吸：需要时取 1~2 滴，滴入扩香棒、纸巾或手帕上嗅吸。

真实薰衣草精油（Lavender，学名：Lavandula angustifolia）

在许多项科学研究报告中，薰衣草都展现出惊人的对大脑的影响力。例如在美国加州大学的一项研究中，选择包括薰衣草在内的几种植物精油，每天晚上在老年人卧室中进行 2 个小时的扩香，6 个月之后，这些参与测试的老年人，记忆力和大脑认知度均提高了 226%！可以说这是一种相当有效且低成本的脑部保健法。

香气是一种非入侵性的记忆增强疗法，对预防老年痴呆症有不容忽视的作用。

使用方法 Usage

每晚睡前 2 小时，在卧室内扩香。

嗅吸：需要时取 1~2 滴，滴入扩香棒、纸巾或手帕上嗅吸。

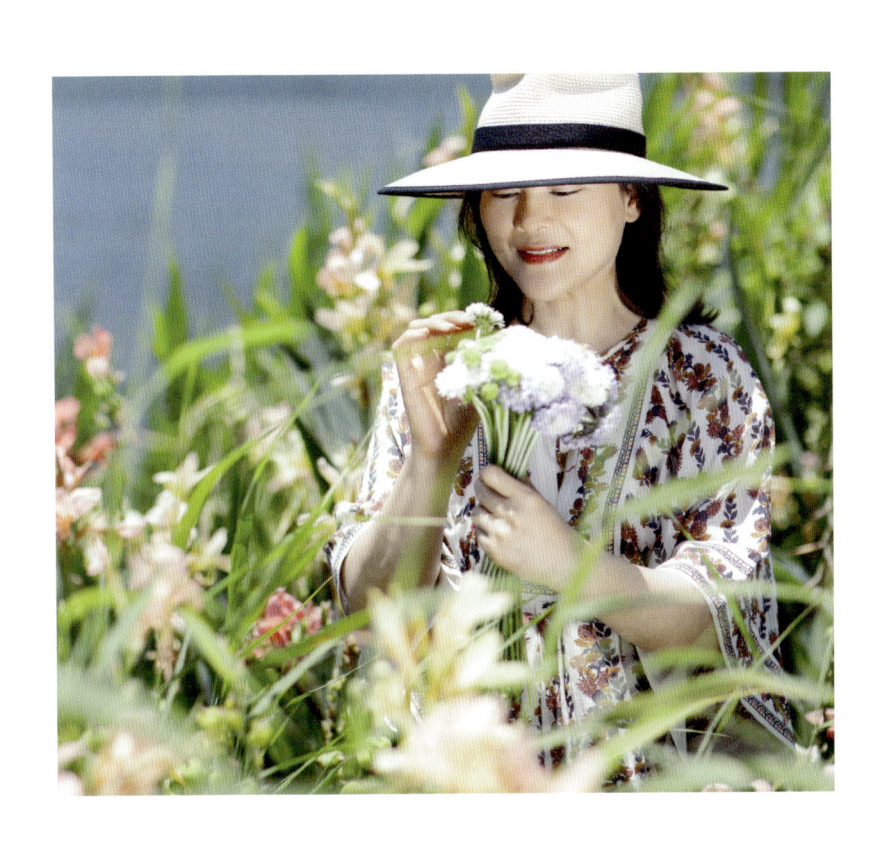

香气是一种非入侵性脑部保健法，

每天扩香 2 小时，

能有效提高大脑的记忆力和认知力

有品质有深度才是圆满的生命状态

有位朋友是网络主播，因平时工作忙，腿疼了很长时间都没在意，突然有一天疼得走不动了，问我有没有能快速缓解肌肉疼痛的精油。我告诉他，有，但是他现在最需要的是去医院做检查，了解疼痛的原因，好好休息几天，不然精油起到的作用很有限。

可他说，"我身不由己，涂点油先改善一下，今晚还得直播。"

于是我给他调配了舒缓疼痛和放松肌肉的精油配方，请按摩师为他的整个背部、腿部涂抹精油并按摩。按摩中发现他不仅大腿的肌肉特别僵硬，腰臀和肩膀也很僵硬，肌肉僵硬压迫到神经，产生疼痛。如我所料，他的腰部不舒服了相当长时间，疼痛已逐渐下行到腿部。按摩结束，他拿上我为他调配的精油，扶着腰，一瘸一拐地去直播间直播了。

从他身上，我看到如今的人们对自己的身体如此缺乏耐心，对身体发出的警报一次又一次地选择忽略。我曾经接待过许多来做芳疗健康咨询的人，请他们每天拿出 45 分钟时间锻炼、5 分钟时间涂油、20 分钟时间在睡前泡个芳香温水浴，他们往往都觉得太浪费时间，难以执行。当我们还拥有健康的时候，总以为健康会这样一直都在，以为每天能正常地行走、呼吸、思考、品尝美食，这一切都理所当然。我们从未想过这一切也可能在瞬间就会失去，从未想过无常就是如此无常，它也许就在身边，近在咫尺。

日本音乐家坂本龙一在其著作《我还能看到多少次满月升起》中写道："年龄就好像耕地，事物的本质会逐渐被挖掘出来。可是只有当时日已过，我们无力做出任何改变时，我们才拥有智慧……因为不知死亡何时将至，我们仍将生命视为无穷无尽、取之不竭的源泉。然而，一生所遇之事也许就只发生那么几次。曾经左右过我们人生的童年记忆浮现在心头的时刻还能有多少次呢？也许还能有四五次。目睹满月升起的时刻又还能有多少次呢？或许最多还能有二十次。但人们总是深信这些机会将无穷无尽……"

回忆起多年前，我在一家国际奢侈品集团工作时，也发生过肌肉僵硬到腰疼得无法直起来，要扶着墙走路，就连咳嗽这么一个小动作，腰都疼得站立不稳。但我每天仍然画着一丝不苟的妆容，穿着高跟鞋去上班、见客户，维持着一副很"能打"的状态。身体不断给我发警报，我却始终忽视它，直到出现严重的自体免疫力失衡，才不得不让生活节奏慢下来。之后花了几年的时间，试遍各种疗法，为修复健康付出了大量金钱和时间。

在对成功的崇拜和梦想的追逐中，每个人都难以幸免地掉进太在乎别人怎么看待自己的陷阱。很多烦恼和痛苦，其实都源于太在乎外界对自己的评价而忽略了自己本身是否拥有哪些优秀的特质，在追求财富与名声的路上，忽视了对生命本质和深度的思考与探寻。

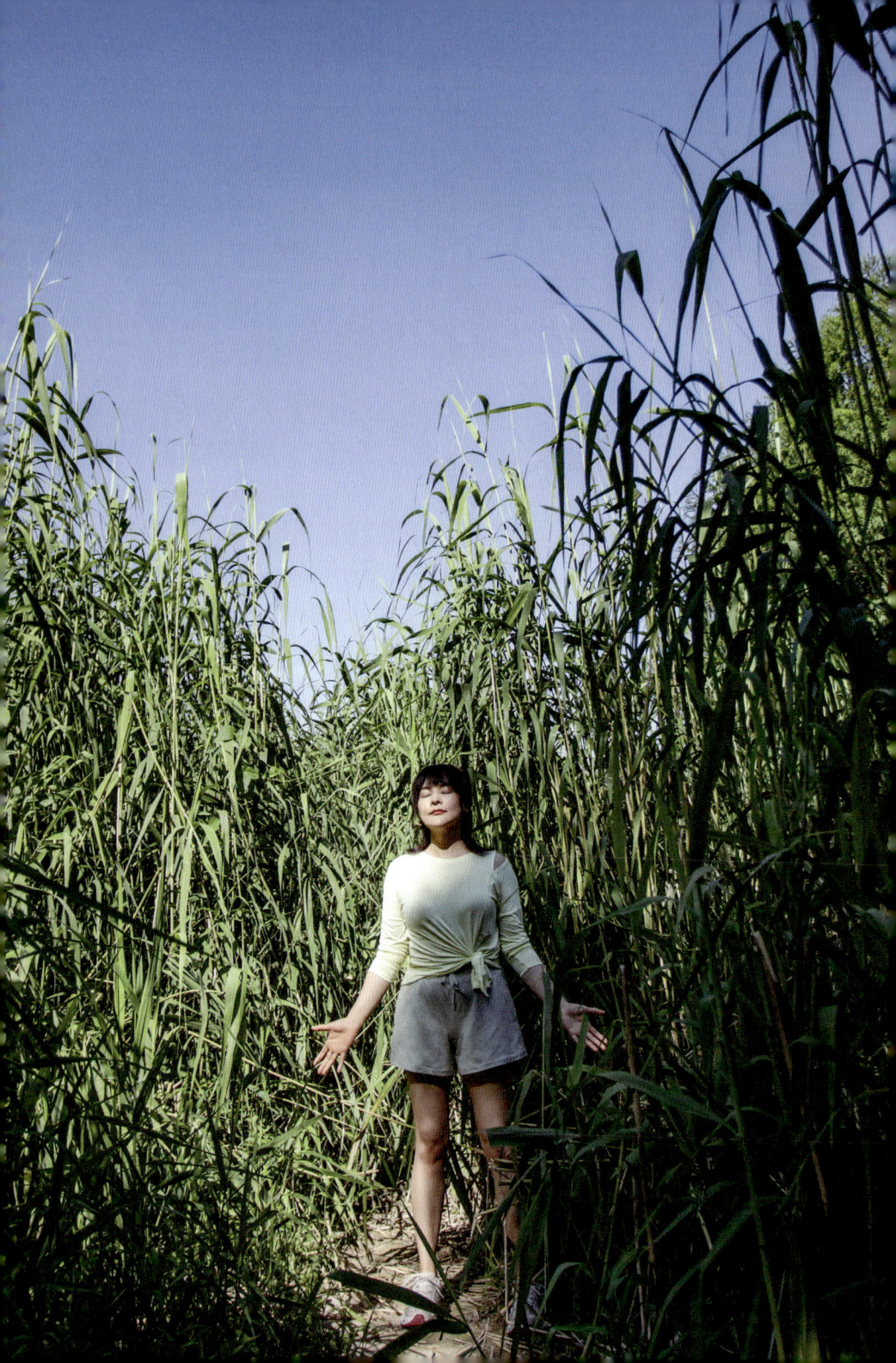

哲学家叔本华曾说,"财富就像海水,喝得越多越渴,名望也一样。"财富是把双刃剑,如果生活条件比较富足,有机会接受更好的教育,在成长的过程中不易为金钱而折腰,做人做事也不会没底线,但无论富裕还是贫穷,都不能走极端。就像一辆运行良好的汽车,发动机和刹车器都要默契,缺一不可。发动机是我们努力工作,追求财富和优质生活的动力,而刹车器则提醒我们去寻求内心与精神层面的富足,慢下来体验生活,给自己分配出一点时间来照护身心,两者平衡才是真正的幸福人生。

后来,我找到了植物香气,它就是我的刹车器,让我的思绪和步伐稍微慢下来,让我在追寻星辰大海的路上欣赏到沿途美丽的风景。

我想,最高境界的养生,并不是吃下更多补品,而是为精神进补。那么,有哪些香气能帮助我们提升精神层面的认知和富足,让我们时常拥有敏锐的自我觉察力,促进肉体、心灵、头脑合一,从而收获生命的圆满呢?

我的不藏私芳香配方

缬草精油（Valerian，学名：Valeriana officinalis）

缬草精油的气味有点一言难尽，大多数人对它的看法只有两种——非常喜欢或者非常不喜欢。就像一个性格鲜明的人，因为不平庸，总会引起诸多争议，要么受到喜爱，要么遭受批评。其实人生的真相又何尝不是如此，你接受过多少赞美，就要接受多少批评。

缬草精油最突出之处，是它平定身心的能力，如果你因身体过劳而难以放松，或大脑高度运转后感到非常疲惫，我建议你在辗转难眠、千头万绪的夜晚，扩香几滴缬草精油，世界就会慢慢安静下来。一切都可以等待，无论是工作上的难题还是令人烦恼的事情，都可以等到美美地睡一觉后再处理也无妨。

单独使用缬草精油时很多人不能接受它的味道，但与其他精油调和在一起，接受度就会大大提高。

使用方法 *Usage*

身心安定配方：缬草 4 滴 + 真实薰衣草 2 滴 + 佛手柑 4 滴，使用扩香仪 / 扩香石 / 扩香木等扩香工具扩香。

嗅吸：在感到需要时，取缬草精油1滴，在掌心、纸巾或手帕上嗅吸。

安息香精油（Benzoin, 学名：Styrax benzoin）

在调香的时候，我很喜欢用它作为柑橘气味的后调，为配方增加一种类似香草般的奶香，给人一种幸福的感觉。它浓厚香甜的气味，能把我们心智的棱角软化，让神游的意识和千头万绪的心神安稳、扎根，因此它很适用于处理经常性的神经紧张以及因心力交瘁导致的忧虑。追求灵性成长的人特别适合使用安息香，它也一直是佛香的制香成分之一。

安息香的气味使人归于平静，开启内观，适合在物质与心理上不断求索、因不满足而感到焦灼的人使用。

使用方法 Usage

室内扩香：使用扩香仪／扩香石／扩香木等扩香工具扩香。

嗅吸：在感到需要时，取安息香精油1~2滴，在掌心、纸巾或手帕上嗅吸。

檀香精油（Sandalwood, 学名：Santalum album）

在灵性的启发方面，檀香精油一直有着无可撼动的地位，它也是佛香制香的主要成分之一。

其柔软香甜又沉稳的木质香调，能带领我们回归本真，进入深层次的宁静。让因过度思虑而变得躁动难安的心神得到安抚，身心灵归于完整合一，提醒我们要活在当下并接纳生活的真相。

檀香精油最善于引领人进入冥想、禅定、深度沉静的状态，生发出奉献与臣服之心，让我们发自内心地臣服于大地、臣服于自然。

当大脑安静下来，不再无休止地分析或期盼，头脑便获得了自由，这时，大脑才能真正成为创造力的源泉，所谓心静而慧生。

使用方法 *Usage*

室内扩香：使用扩香仪 / 扩香石 / 扩香木等扩香工具扩香。

嗅吸：在感到需要时，取檀香精油 1~2 滴，在掌心、纸巾或手帕上嗅吸。

印度乳香精油（Indian Frankincense，学名：Boswellia serrata）

乳香是西方历史上重要的宗教用香之一，在心理疗愈与灵性启迪层面有着深远的作用。它既能温和地镇定并滋补消耗的神经，还能放松紧绷的身心，让人重拾活力，使人心绪平静、精神专注。檀香精油与乳香精油搭配使用，能让灵魂获得高能量的充电。

当我们经常被日常琐事干扰，心神难以聚焦时，乳香精油能引领我们放下繁杂与世俗的干扰，精神得以解放，从而收获对事物更深刻的洞见与精神层面的自由。

使用方法 *Usage*

室内扩香：使用扩香仪／扩香石／扩香木等扩香工具扩香。

嗅吸：在感到需要时，取乳香精油 1~2 滴，在掌心、纸巾或手帕上嗅吸。

没药精油（Myrrh, 学名：Commiphora molmol）

作为宗教历史上的重要用油之一，没药能将身体过多的火性能量冷静下来，降低身心过多的欲望，减少与人攀比的心态，带来内在的宁静与祥和。

对曾经遭受过创伤而感到身心分崩离析的人，生命节奏变得错乱无章，此时身体为了加速代谢创伤，容易引发自体免疫力疾病。

没药精油最善于愈合充盈着悲伤与孤独感的心灵伤口，挖掘出深埋的、久远的伤痛，让生命回归属于自己的节奏，让心灵获得深层的平静与超脱。

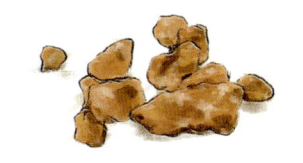

使用方法 *Usage*

室内扩香：使用扩香仪／扩香石／扩香木等扩香工具扩香。

嗅吸：在感到需要时，取没药精油 1~2 滴，在掌心、纸巾或手帕上嗅吸。

岩兰草精油（Vetiver，学名 Vetiveria zizanoides）

岩兰草是一种生长得茂密又强壮的植物，它深植于大地，带着泥土气息、湿润、深沉、浓郁。它能令原本燥热激动的身心顷刻感受到清凉冷静，接收到一种依靠着大地的安心与归属感。

岩兰草精油能帮助过于活跃的头脑放松下来，因过劳和思虑带来的耗竭与疲惫，头脑片刻难安，倾听不到身体的需求，最终出现极度疲惫却难以安歇的紊乱状态。岩兰草精油能让神气安定，令聚集在头部的气向大地的方向流动。当我们能找回头脑与身心的平衡时，也就能找到物质与精神之间的最佳平衡。

使用方法 *Usage*

室内扩香：使用扩香仪／扩香石／扩香木等扩香工具扩香。

嗅吸：在感到需要时，取岩兰草精油 1 滴，在掌心、纸巾或手帕上嗅吸。

浓郁花香调，让自己沉浸在全然的爱与抚慰中，快速进入深度沉静的状态

一些香气浓郁的花类精油，能引领我们顺利进入冥想状态。当内心充盈着喜悦与沉静，我们将不再向外部汲汲索求，并有能力回馈他人更多的爱与关怀，感恩之心将引领我们收获生命的丰盛与圆满。

玫瑰

玫瑰的催眠作用，远不如它的催情作用被提及得多。它极其复杂又丰富的成分，造就了玫瑰的多面性，在心灵疗愈方面有着力拔千斤般的功力，并能提升灵性层面的觉知力。

玫瑰精油的品种相当多，根据品种、产地、萃取工艺的不同，香气特点各有不同。其中经典产区如保加利亚和土耳其出产的使用奥图（Otto）蒸馏萃取法萃取的玫瑰精油，也叫奥图玫瑰精油，是最受推崇的玫瑰精油中的极品。而后起之秀如中国云南墨红玫瑰、甘肃苦水玫瑰、山东平阴玫瑰也因其出色的品质，并且价格相对亲民，逐渐成为芳疗界的新星。以下是一些比较常见的玫瑰精油品种：

大马士革玫瑰（Damask Rose，学名：Rosa damascene）

摩洛哥玫瑰（Rose de Mai，学名：Rosa centifolia）

白玫瑰（White Rose，学名：Rosa alba）

法国玫瑰（French rose，学名：Rosa gallica）

苦水玫瑰（Kushui Rose，学名：Rosa sertata×Rosa ruqosa）

平阴玫瑰（Rugosa Rose，学名：Rosa rugosa cv'Plena'）

墨红玫瑰（Rosa Crimson Glory，学名：Rosa Hybrid）

茉莉

它喜悦又温暖的气味，能融化内心的冷漠与疏离，令人感知并且感恩来自生命的乐趣，变得更加通透、宽容、慈悲。

茉莉精油品种众多，其中以大花茉莉和小花茉莉最为常见。大花茉莉气味香甜温柔，小花茉莉气味浓郁艳丽。

大花茉莉精油（India Jasmine，学名：Jasminum grandiflorum）

小花茉莉精油（Arabian Jasmine，学名：Jasminum sambac）

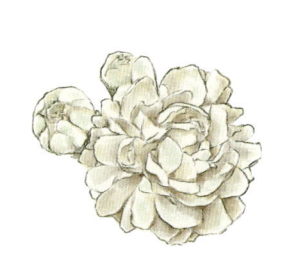

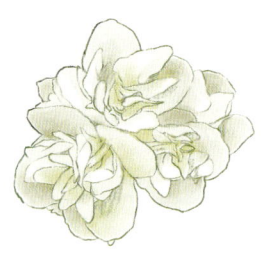

桂花精油（Osmanthus，学名：Osmanthus fragrans）

它润物细无声的温柔香气，让内心充满平静与安宁。桂花是亚洲尤其是中国特产的花类精油，因其在安神、镇静方面的出色作用，在国际芳疗界也备受推崇。

晚香玉精油（Tuberose，学名：Polianthes tuberosa）

晚香玉的香气华丽又浓郁，带着一点脂粉气，西方人认为它具有催情的作用。令人意想不到的是，它调节自律神经的能力也是一流的。能强力安抚焦虑和恐慌，无论是心理层面还是肌肉层面的紧张，都可以用晚香玉精油来舒缓。

红玉兰精油（Champaca Red，学名：Michelia champaca）

红玉兰精油以印度传统阿塔（Atta）工艺萃取的红玉兰阿塔精油为顶级佳品，它令人心醉的花香，让感官顷刻就被爱与希望所包裹和拥抱。即使心灵已被暮气笼罩也能重回青春与年少时代，回到那片我们曾经无忧无虑地奔跑嬉闹的广阔田野。

金银花精油（Honeysuckle，学名：Lonicera japonica）

精致又高级的香气，只需少量已令人心醉。甜蜜的花香调，能迅速扭转烦躁沮丧的情绪，减轻头痛，改善失眠，让心情变得愉快又充满幸福感。

苦橙花精油（Neroli，学名：Citrus aurantium var.amara）

"忘忧解"的称号绝不是凭空而来的，橙花精油对舒缓焦虑、改善抑郁都有出色的效果。在紧张和压力之下难以安顿的身心，都可以让橙花精油出面解决。

鲜花类的精油，最适合搭配檀香、乳香、没药、安息香、岩兰草、岩玫瑰、广藿香、雪松这类气味深沉、稳重的精油，能使花香调变得层次丰富、有深度，更有高级感和神秘感。将其用于扩香和芳香水疗，对情绪疗愈有极其出色的作用，能快速缓解身体的疲惫与紧张，起到强身提气的作用。

第二章 不要倍感重担在肩

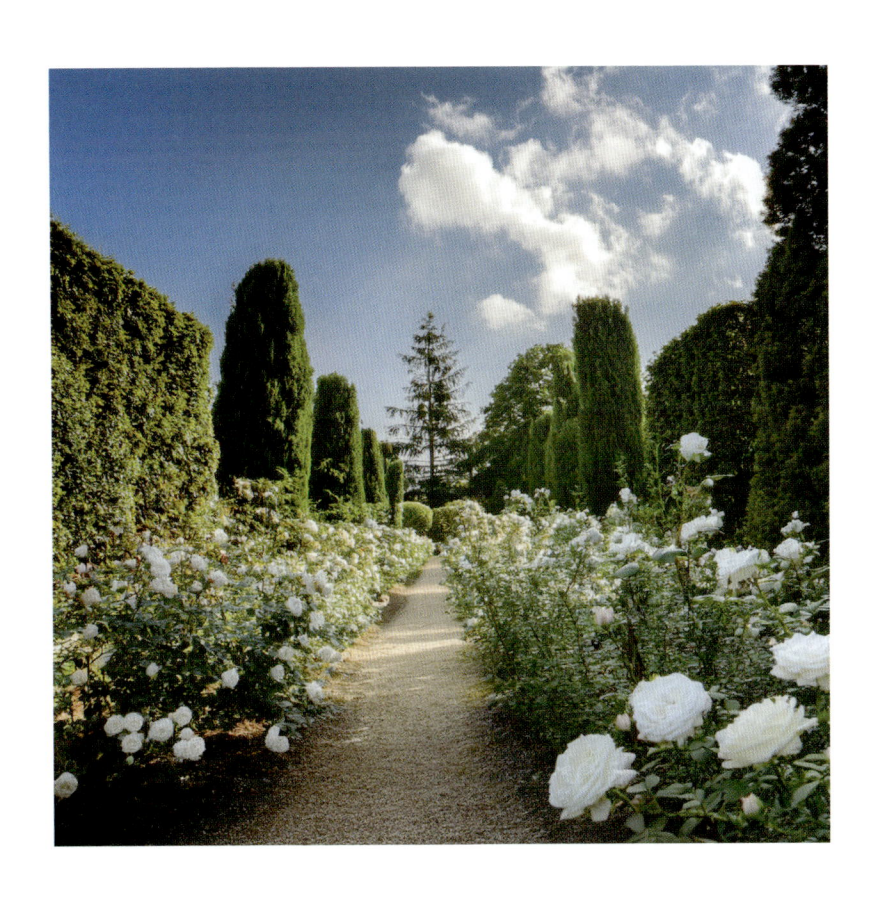

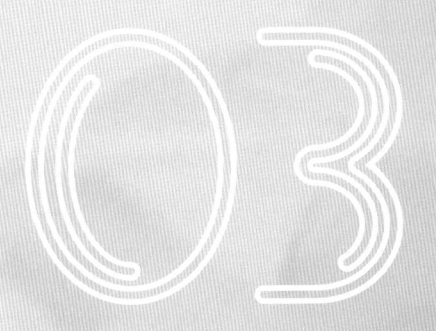

第三章

越自然越美丽

让自然精华为皮肤提供
高品质的营养补充

- 使用成分纯净的保养品，减轻身体代谢负担，才是最彻底的美容
- 只需少而精的护理步骤，就能实现青春常驻
- 用天然植物精油、植物油、纯露为皮肤提供安全高效的补养，抗衰不必大动干戈

由埃及艳后的美容清单引发的迷思——古埃及皇室美容史对我的启发

说到美容史，不得不提全球美妆界的鼻祖、埃及艳后克利奥·佩特拉，这位女王仅在美容方面对世界的影响就极为重大，甚至在现代的护肤方法和彩妆风格中仍能看出她的影子。戏剧化的粗黑眼线、金属色泽的眼影、大胆鲜亮的口红，还有涂抹身体用的香精油，都是她独特的标签。她的美妆造型、使用的香气、日常保养程序，被世代文人墨客传颂，使她长久以来成为一种性感魅力的象征。

在众多关于她的描述中，鲜有提及她的治国成就，传播最广的是她的爱情史，以及她酷爱用鲜花萃取的精油来做全身保养的故事。浑身上下散发着香气，更强化了她的奢华感与神秘感，烘托出一种远远高于世俗人类的女神形象。当时皇室女性常用的鲜花类精油，恰恰都在内分泌保养和美容护肤方面有极为出色的作用，相传埃及艳后就是用它们来提升自己的性魅力。

不难想象这样的场景，每天用各种鲜花精油做保养的埃及艳后，常常身飘异香，制造出未见其人先闻奇香的效果，让自己每一次的出现都有一种隆重的仪式感。据说当年恺撒大帝遇刺身亡，她决心去罗马拜见安东尼奥大将军，以求让埃及继续获得保护。她在启航前用香水浸透乘坐的船帆，当船靠岸的时候，安东尼奥还没看见这位艳后，就先闻到了风吹过来的一股东方异香。就算是去臣服，也得拿出一副绝对的皇者气派，埃及艳后真是个香气营销高手啊！

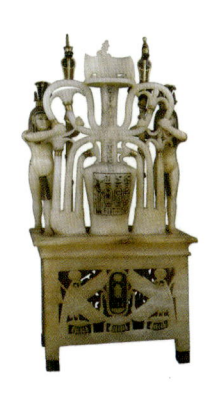

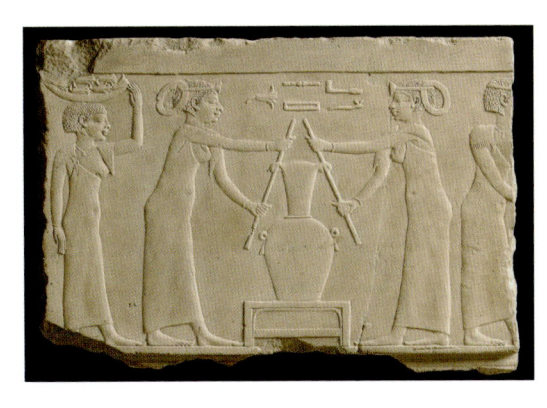

图片说明：埃及考古中发现古埃及人使用压榨法萃取白莲花精油（右）埃及法老古墓里的香精油罐（左）

莎士比亚这样描写这位艳后出现在罗马海岸线时的场景：

Purple the sails, and so perfumed that

The winds were love-sick with them...

（紫色的船帆，香得醉人，连风也因此而害上相思病……）

古埃及人用压榨法来萃取鲜花精油，而鲜花因为出油率极低，用压榨法萃取会造成很大浪费，但为了满足皇室的需求，则完全不计成本。有人用今天的货币概念换算埃及艳后在芳香用品上的开销，竟然每天消费高达 2000 美元，在几千年前，这可是天文数字啊！真是需要举国之力才能维持的一种昂贵的生活方式。

如今，随着种植和萃取技术的发展，鲜花类精油虽然相比一般性的护肤原料仍属于贵价品，但已不像古代那么遥不可及。越来越多喜欢使用天然植物萃取成分的都市丽人，都有使用精油来护理皮肤的习惯。

在当今令人目不暇接、迭代频繁的美妆护理产品中，这些数千年前的宫廷美容古方，是否仍然具有传说中的优越作用？是否真的还值得我们效仿呢？

用天然植物萃取的芳香精华为皮肤提供高品质的营养补充，抗衰老其实不必大动干戈

古老的芳香植物疗法，经历了时间与现代科技的洗礼，至今仍然散发着历久弥新的魅力，并且借助现代实验室与临床实践，在认知与应用上越来越趋于科学化。芳香疗法的"三大件"——精油、植物基底油、纯露，在护肤中究竟起着什么样的作用呢？

众多现代实验室研究证明，大多数花朵类精油，都有出色的护肤功效。直到今天，埃及艳后的宫廷美容秘籍仍然被高端美容SPA及护肤品行业所沿用。在高级美容护理品中经常被采用的花朵种类有玫瑰、茉莉、橙花、永久花、兰花、山茶花、洋甘菊、莲花、桂花、玉兰、依兰依兰等。以玫瑰精油为例，它不仅在美容抗衰方面有卓越功效，还可用于女性生殖系统保养，有强化子宫肌肉群、调节经量、止痛抗菌的作用。而蓝莲花精油对皮肤有排毒净化作用，无论是油性肌肤还是干性肌肤都能得以平衡，其抚平细纹、减缓老化的作用非常出色，是抗衰回春类精油中的珍稀品种。它还能安抚过度透支的神经，让心灵重获生机，帮助走向衰老的身心重拾青春活力。

除了花朵，许多树木、树脂、根茎、叶片精油，也有杰出的护肤功效。树木类精油如檀香、花梨木、沉香、丝柏、雪松；树脂类精油如乳香、没药、岩玫瑰、安息香；根茎类精油如岩兰草、鸢尾花根、人参；叶片类精油如苦橙叶、白玉兰叶、紫罗兰叶、广藿香、玫瑰草、天竺葵。

除了精油，植物基底油在护肤中的角色同样举足轻重。从植物种子里通过冷压初榨技术提取的头道非精炼植物油，就是芳香疗法中使用的基底油，其含有丰富的维生素、矿物质和必需脂肪酸等人体所需营养成分，并且很容易吸收。也有人推崇分馏椰子油，但我个人会选择冷压、有机级别、成分完整的植物油，因为我们身体的细胞只认得天然油脂，无法辨认合成、氢化、过度加热、人为调整配方的油脂。

基底油主要作用之一是稀释精油，但单独使用高品质的基底油也具有极佳的护肤保养功效。对精油易过敏，哪怕稀释到极低浓度仍然会过敏的人，使用适合自己肤质的植物基底油，反倒安全无虞。

植物基底油品种甚多，如荷荷巴油、甜杏仁油、玫瑰果油、石榴籽油、摩洛哥坚果油、芝麻油、向日葵油、圣约翰草油、黑种草油、月见草油、椰子油、橄榄油、葡萄籽油、白池花油，都是芳香疗法中较常使用的基底油。而一些中国特产的天然有机植物油，如山茶籽油、沙棘油、紫苏籽油、青刺果油，在美容方面的优异作用日渐受到国际业界的关注，被视为天然洁净的美容佳品。

我并不提倡口服精油，但我很推荐每天口服少量有机植物油。这些植物油含有多种人体必不可缺的，以及一些只能从食物中才能摄取的微量元素和维生素等天然活性成分、必须脂肪酸和多元不饱和脂肪酸，所谓药食同源，它们易于被人体吸收，是可食用的天然美容品。为了减肥不敢吃油的美眉们，适当摄入健康的好油脂，皮肤才会饱满有弹性。

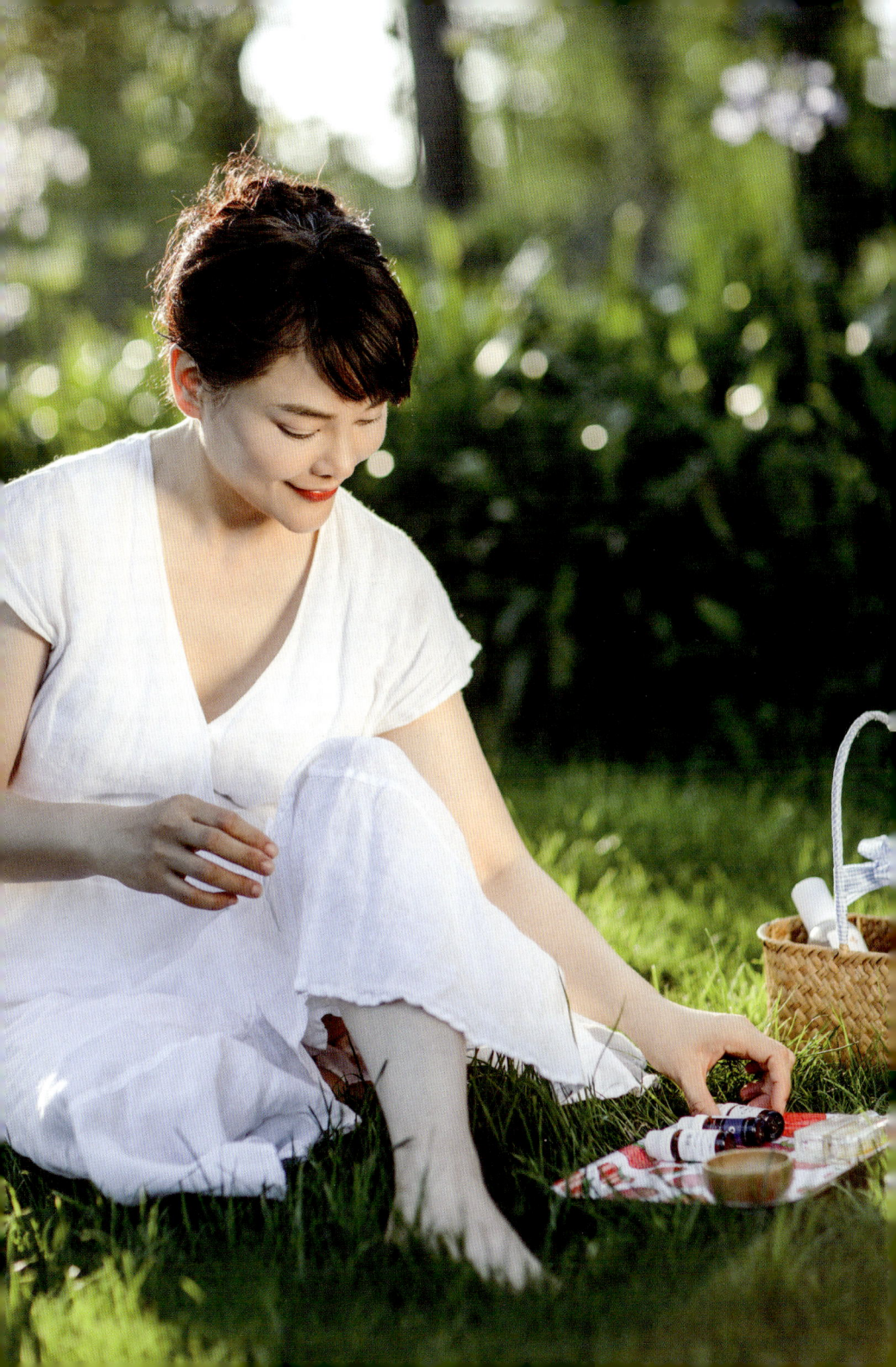

另一种为皮肤补充油脂的极佳方法，就是使用精油和植物基底油调配而成的精华油。作为每日必备的保养品，只要配方科学、浓度恰当，皮肤吸收起来完全无负担，一年四季都适用。但不同的肤质在不同的季节，配方需要做相应的调整。

相比用单纯的花朵类精油，我更喜欢把花朵、树木、叶片、树脂、根茎类精油与花朵类精油搭配起来使用，这样不仅强化了护肤功效，也让配方的气味更优雅、更有层次感，避免大量集中地使用花朵香气从而给人留下很艳俗的印象。

针对熟龄肌肤，我会用玫瑰、莲花、桂花、玉兰花、永久花、檀香、乳香这类具有抗老化、提亮肤色、改善皱纹等作用的精油。基底油可以选择荷荷巴油、玫瑰果油、石榴籽油、甜杏仁油、蓝莓籽油、山茶花油、白芒花籽油这类滋润、保湿、抗氧化效果极佳的基底油。

如果是青春期油性皮肤和炎症肌肤，更适合用橙花、苦橙叶、没药、岩玫瑰、洋甘菊、乳香、天竺葵、薰衣草、茶树、快乐鼠尾草、大西洋雪松、杜松浆果这类在消炎、平衡油脂分泌、修复皮肤破损、收敛细微伤口方面效果更理想的精油。基底油可以选择摩洛哥坚果油、圣约翰草油、琼崖海棠油、金盏花浸泡油、荷荷巴油、奇亚籽油、葡萄籽油，对油性和炎症肌肤更适用。

在夏季，皮肤经历日晒、流汗，需要补充养分并修复皮肤晒后出现的细微干裂或红肿发炎。这时，我会偏爱含有橙花、乳香、玫瑰、岩玫瑰、没药、马鞭草酮迷迭香、檀香成分的精华油，修复日晒后

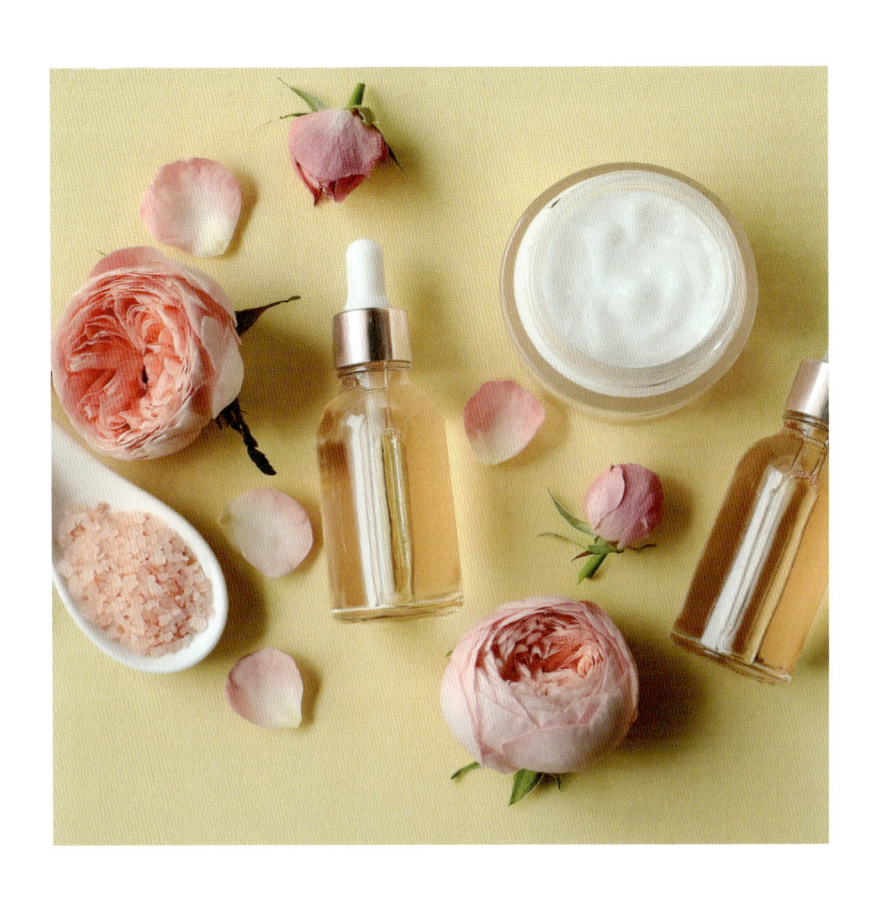

变得脆弱并有轻微发炎的皮肤，以促进黑色素代谢。此时的基底油我会选用玫瑰果油、沙棘油、黑种草油、圣约翰草油、仙人掌籽油，不仅滋润度高，它们温和的消炎能力还有助于快速修复晒伤。

　　需要注意的是，一些功效很显著的有机冷压植物油和一些通过浸泡工艺萃取的特殊媒介油，质地会比较浓稠，涂在皮肤上不易延展，可能还会留下显而易见的植物色素，这类油需要与质地清爽、无明显色素的基底油混合使用。

我们的皮肤是亲油的，单纯地补充水性成分，并不能穿透皮肤自带的皮脂膜进入皮下组织。而油性成分能与皮脂膜相融，顺利渗透到皮下组织，为皮肤提供深层营养补充。如今以油养肤的概念已经很深入人心了，但问题是，你的护肤油中添加的是不是真正的优质油脂？如果你买到的是合成油脂，也就是假油，对皮肤肯定是没有任何益处的，长期使用还会为肌肤带来不小的伤害。因此在购买产品时，要学会看配方表，看其添加成分是不是比较容易看懂的植物成分。另外，配方表内容越少，说明添加成分越少，这样的美妆产品才是可以放心使用的。

既然补充油性成分作用如此突出，是不是就不需要再补水了？

讲了那么多油性成分的重要性，现在轮到水性成分出场了。补水是护肤中不可缺少的功课，会直接影响后续使用的护肤品是否能被皮肤有效吸收。洁面后使用纯露补充水分和养分，是每天早晚必不可少的护肤步骤。纯露的天然属性，不仅是调理问题型皮肤的能手，也是肌肤日复一日安全又有效的补水佳品。

纯露是芳香植物通过蒸馏后取得的花水（Hydrosols, Floral Water），是精油生产过程中产生的伴生品，含有植物中的水溶性营养成分和微量精油。达到芳疗级别的纯露，不添加酒精、防腐剂、香精等成分，因此纯露和精油系出同门，是两种最自然纯净的植物精华，对皮肤既有类似于相关精油的作用，还拥有一些相关精油所不具备的特点。对需要谨慎使用精油的问题型肌肤以及眼周和眼睛部位的舒缓及炎症改善，使用对症的纯露做湿敷，往往效果甚佳，且没有刺激过敏之忧。

作为日常补水工具，纯露属于小分子水，能快速渗透皮肤，让皮肤得到多种水性活肤成分的营养补充，同时进一步滋润和软化皮肤角质层，以便令后续使用的精华油、面霜等分子相对较大的护肤品成分顺利进入皮肤的各个间隙。所以，每天都要认真做好补水这个工作哦！

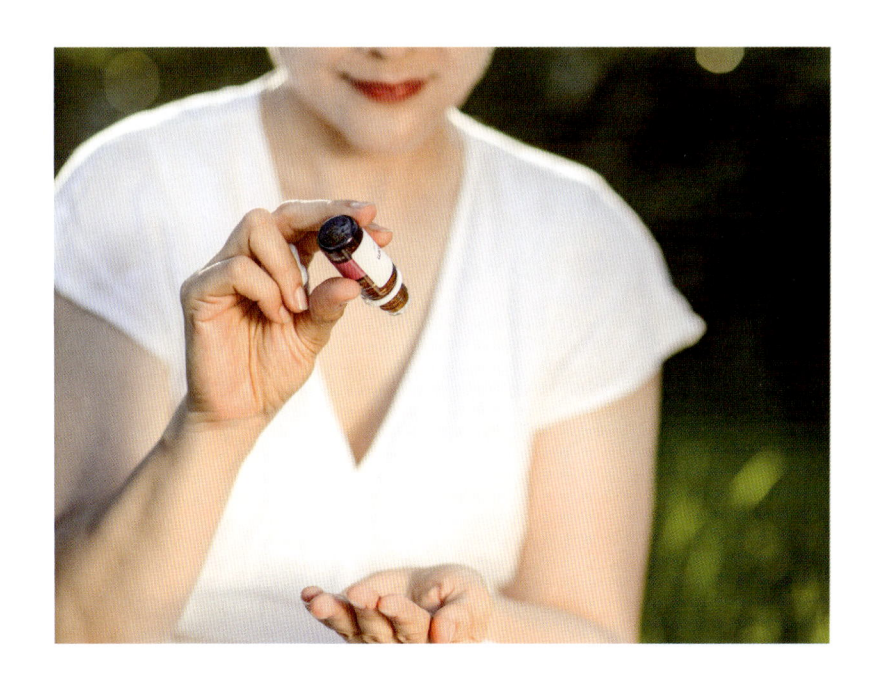

不过，纯露很难独自在皮肤上起到长时间的保湿功效，后面的工作，就要交给精华油、面霜、乳液了，以完成更加深度的营养补充和锁住水分。这三部曲做完，皮肤已经明显变得饱满起来了。

不同肤质，适合及选用的纯露也有所不同

成熟型肌肤适用的纯露有：玫瑰、茉莉、橙花、桂花、晚香玉、栀子花、乳香、檀香、沉香、莲花、金银花、白玉兰。

青春期"油皮"和炎症肌肤适用的纯露有：橙花、迷迭香、天竺葵、薰衣草、香蜂草、永久花、岩玫瑰、杜松浆果、丝柏、茶树、金缕梅、金银花。

脆弱敏感型肌肤适用的纯露有：罗马洋甘菊、德国洋甘菊、金盏花、岩玫瑰、矢车菊。

有效的美容护肤要从减法做起

再好的美容保养品，也不是用得越多越好，就好比再美味又营养丰富的食物，吃多了也会消化不良。我在二十几岁时，作为当时中国第一批时尚媒体人，进入时尚杂志社担任美容编辑，在后来的二十多年里，几乎用遍了市面上所有知名的皮肤护理和美妆品牌。

迈入四十岁后，我的身体开始出现严重的自体免疫力问题，皮

肤变得极度脆弱敏感，有几年甚至不能用任何化妆品。涂口红后嘴唇会变得又干又涩、脱皮、发痒。涂睫毛膏、用眼线笔化妆，眼睛就会发红发痒，甚至引发头疼。不能晒太阳，稍微出点汗，脖子和脸上就长满红斑，刺痛难忍。于是我每天都戴着一顶大大的遮阳帽，朋友们看我从早到晚戴着大帽子都觉得很奇怪，以为我是怕晒黑。有那么几年，我唯一能用的护肤品是从国外药房里购买的一些有机护理品和药妆，唯一敢用的彩妆是一款澳洲产的有机植物口红。

那段痛苦的经历，让我意识到我们每天都暴露在大量的化学制品中，对健康的损害是极大的。而人体的皮肤其实是最大的吸收器官，别小看长年累月涂抹护肤品和化妆品所带来的影响，通过皮肤吸收的化学成分，最终都会经由皮肤进入血液，到达肝、肾、肠道，再被代谢出体外。如果内脏无法很好地排出毒素，就会通过皮肤来排泄，从而出现湿疹、皮炎、疱疹等，因此可以说皮肤问题都是身体的排毒反应。

美国药学博士伊莎贝拉·温兹（Izabella Wentz）的著作《桥本甲状腺炎90天治疗方案》，这本书完全证实了我的想法。伊莎贝拉本人是个自体免疫疾病患者，从小就患有甲状腺功能低下症，后来又患上桥本甲状腺炎。她在书中专门讲到，要当心个人护理品中的毒素对健康的影响。许多品牌在研发化妆品的时候，通常考虑到快速呈现效果而忽略了这些化学成分的毒性，例如每个女生必备的口红。伊莎贝拉曾经很喜欢用某个品牌的口红，后来她发现自己一涂上这款口红，第二天就会感到特别疲倦、昏昏欲睡、喉咙疼、淋

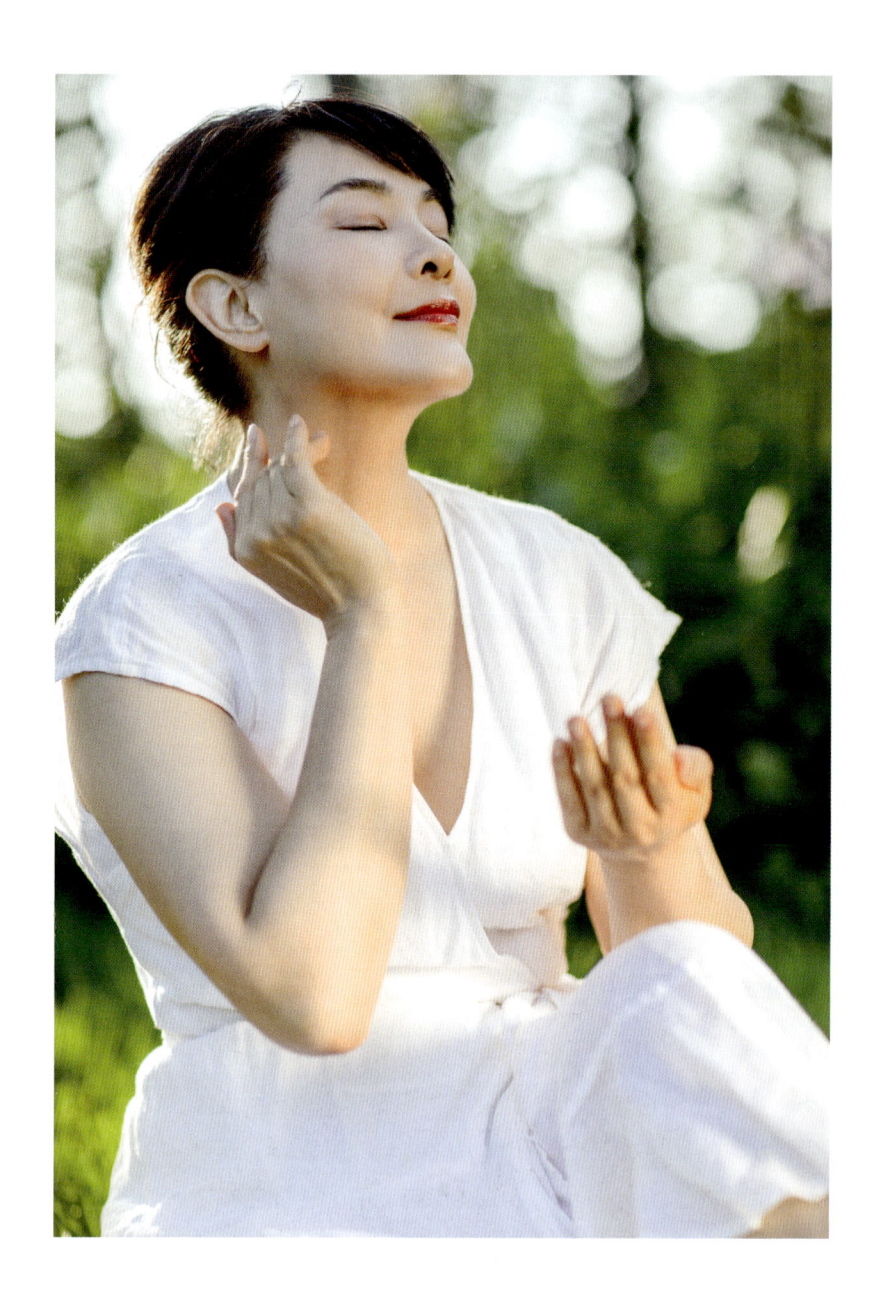

巴结肿胀，她怀疑是否跟使用的口红有关，便把口红拿去检测，发现其中砷成分超标。砷是一种被应用在除草剂、杀虫剂中的毒性很强的化学成分，被世界卫生组织列为一类致癌物。是不是没想到，它竟然会出现在我们每天使用的口红里呢！尽管生产厂商会根据安全用量来添加这类化学物质，但身体架不住的是长期累积，一个个看似平常的生活习惯，累积多年之后就可能对健康产生重大影响。我们女孩子从很年轻就开始使用美妆、美发产品，每天接触各类生活用品中的化学成分的频率远高于男性。根据哈佛医学院的一项调研表明，女性每天平均会使用12种个人护理品和化妆品，其中含有约168种不同的化学成分，比男性多两倍以上，因此女性更容易暴露在化学毒素中。随着年龄增长，出现自体免疫力疾病、内分泌失调等问题的概率也就远远高于男性。

根据《中国敏感性皮肤临床诊疗指南（2024版）》报告显示，如今在中国，有皮肤敏感问题的女性高达36%，而且数量仍在快速增长。这些饱受过敏问题困扰的女性，其中绝大多数症状都跟错误的皮肤护理、过于复杂的护肤成分叠加使用，加上不当医美带来的损伤有关，最后让皮肤不堪重负。

所以，爱美的女性们，要尽可能使用成分纯净、简洁的美妆品和日用品。其中植物成分含量高的产品，比人造化学成分含量高的产品更安全，为身体带来的代谢负担更少，引起皮肤不耐受的概率要低得多，也就没有干扰内分泌的担忧了。为身体做减法，这与我们提倡吃天然洁净的食物同等重要！

只需少而精的护理步骤，就能实现青春常驻

健康美丽的皮肤，并不是靠昂贵的保养品一层又一层堆砌而成。过度的医美，短期内效果立竿见影，长期则是拔苗助长，不过是早早地提前透支了皮肤自身的修复能力。

经过长期深入对各种保养品中的实践以及"踩坑"经验，我回归到护肤的本质：适度护肤，使用种类少而精、成分简单纯净的护肤品，便已经能达到理想的保养效果。我的长期实践证实了只需几个简单有效的步骤，便足以让青春驻足，美丽加分。

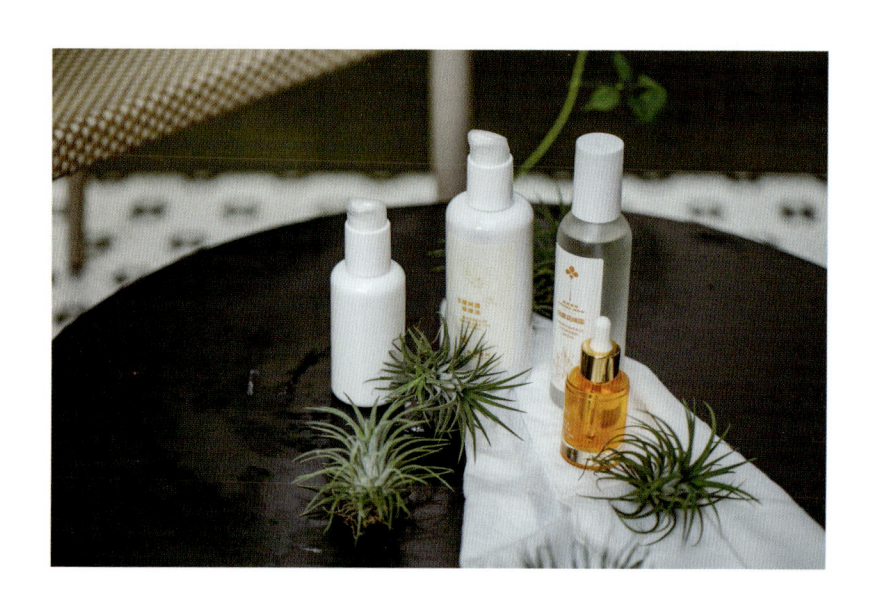

哪些是必要且适度的护肤步骤，哪些是我们认为很有必要其实是应该避免的护肤陷阱

洁面：清洁的地位之高被专家喻为护肤七分靠清洁三分靠保养，可见其重要程度。但最重要的是充分却不过度的清洁。

每天晚上我都会使用含有芳疗专业配方的洁面慕斯，或植物配方的洁面乳来清洁脸部，把白天涂的防晒霜、BB霜、口红清洗干净，第二天早上只用清水洗脸。除了青春期非常出油的皮肤，其他肤质早上用清水洁面足矣，要避免过度清洁。要知道皮脂膜和角质层其实是皮肤很重要的保护屏障，千万不能把它当敌人一样消灭得太彻底。

如果使用了防水彩妆，例如防水粉底、眼影、睫毛膏，就必须用油性的洁面产品才能彻底卸妆。这时重点就来了！

很多油性皮肤的美眉都很怕使用卸妆油，有说法是容易长痘。一些极度干燥、薄皮敏感、痘痘肌的美眉，使用卸妆油之后皮肤问题会变得更严重。这其中的原因主要有两个：其一是因为一些市售的卸妆油中，含有的界面活性剂、防腐剂、香精可能会对皮肤产生刺激；其二，如果卸妆油中添加的是矿物油脂或合成酯类，会比较难以被水温约28℃的水冲洗干净，需要用约40℃的水反复冲洗，才能冲洗干净。如果冲洗得不彻底，就容易"爆"痘。或者出现另一种情况，不知不觉长期用比较高温的水洗脸，皮肤逐渐变得过于干燥，最后变成薄皮敏感肌。所以痘痘肌、发炎、过敏肌肤，要避免使用这类卸妆油。其他肤质的人在使用卸妆油之后，还要用洁面慕斯或洁面乳再做二次清洁，以去除卸妆油的残留。

如果你使用的是植物配方的卸妆油，产品中强调采用了纯植物基底油，以优质精油作为香料来源，这类成分对皮肤肯定是最友好的。植物油对彩妆的溶解能力优于矿物油，质地也更舒服，其中添加的精油成分，香气也比低廉的合成香精更令人欢喜。而使用合成酯作基底的卸妆油，虽然卸妆效果好，但致敏、爆痘的风险最高，若不尽快冲洗干净，会对皮肤产生较大杀伤力，其安全性比不上矿物油和植物油，优点是价格实惠。

一些芳疗师调配的良心产品——纯植物成分卸妆油，最大的问题是保质期短，因此在市面上很难买到成分如此纯粹的卸妆油。天然植物油脂有易氧化易变质的问题，放置一年或一年半，就容易出现油臭味。如果放置时间超过一年半，但味道仍然完好如初，大概率是碰上假货了。所以热爱芳疗产品的朋友，若购买了纯植物成分的卸妆油，要尽快用完，不要囤货。或者购买容量比较小的，以便能在短时期内用完。

另一个跳不过去的成分是界面活性剂，界面活性剂的作用是让油性成分遇水乳化、强效卸妆。添加了界面活性剂的卸妆油，对薄皮、敏感、炎症、极度干燥型肌肤，都不大友好。我每次碰到问题型肤质的咨询个案，都会建议使用者不要用卸妆油，不如直接用植物基底油按摩全脸，再用洁面慕斯清洗干净浮油和彩妆。但如果情况相反，属于黑头粉刺、毛孔阻塞、易发面疱（但无破损）的皮肤，例如青春期不断长痘的青少年，每天用卸妆油洁面能清洁堵塞毛孔的固化皮脂和污垢，难看的黑头用这样的清洁方式会被慢慢溶解掉，千万不要经常去挤黑头。之后再用洁面慕斯或洁面乳清洗干净卸妆油的残留物质，这就是"大油皮"的完美洁面方式。

相较于卸妆乳、卸妆啫喱、卸妆霜，纯天然油脂组成的卸妆油或是含有大量天然油脂加上天然蜡质组成的卸妆油膏，是融合性最好、安全又彻底的卸妆产品。但有一些强效防水的眼部彩妆和唇妆，就连卸妆油都对付不了，必须用卸妆水才能卸妆彻底。这类强效卸妆水对皮肤的杀伤力是很大的，其使用的溶剂所溶解的可不仅仅是彩妆，还包括皮肤上大量的皮脂，并且具有极高渗透性，能进入到细胞膜，久而久之，细胞中毒，失去再生能力，防御功能下降，角质层加速角化，皮肤代谢受阻，皱纹加重。因此，强效卸妆水只能偶尔为之，不能经常使用哦！

补水：想要肌肤水嫩饱满，就要好好补水

为皮肤补充易吸收、活肤成分丰富的植物纯露，是我非常重视的护肤步骤，我绝不会省略这个步骤。在刚刚清洁过的脸上喷上植物纯露，用手掌按压和轻拍的方式，帮助纯露的小分子水畅通无阻地进入皮肤缝隙，把水性的营养成分、抗老化成分优先输送进去，然后再根据季节和温度变化，补充油脂和保湿成分。

纯露还有一个妙用。夏天出汗多，容易引起皮肤瘙痒、长痘，近年来还有越来越多的人出现阳光过敏问题，这都跟皮肤升温、细菌快速滋生，加上自体免疫力低下有关。有这类皮肤问题的人，身边要常备一瓶植物纯露，最好是喷雾瓶装的。当皮肤温度过高出现不适时，用纯露喷湿全脸，一定要喷得足够湿，让纯露在脸上淌成一条条小河，再用纯棉或纸巾把脸上的水彻底吸干。注意，手法要采用按压方式而不是擦拭。如果感觉汗水还没被彻底冲干净，可以重复再冲刷一遍，再彻底吸干水分。

纯露本身就具有温和的消炎抗菌作用，能改善瘙痒、刺痛症状。而喷雾形成的冲刷作用，可及时稀释聚集在皮肤上的细菌，为夏日的肌肤保驾护航，让你安全度夏。

这样操作之后，皮肤就能快速降温，脸上的细菌也被极大限度地稀释和冲刷掉，我就是用这样的秘密招数，调理好了困扰自己两年多的阳光过敏症。有皮肤荨麻疹问题的人，同样非常害怕皮肤变热升温以及出汗，发病时皮肤瘙痒难耐，这种纯露喷洗法也可以作为发病时的急救手段。

需要注意的是，含酒精、化学防腐剂、人造香精的爽肤水，都不在以上讨论的问题肌肤调理方法之列。一些含有界面活性成分，具有清洁去死皮作用的爽肤水，更是对护肤没有什么实质性的好处。

精华油：简简单单，肌肤实现抗衰逆龄不是梦！用精油和植物基底油调配而成的脸部精华油，含有丰富的天然营养成分，易于吸收、出现不耐受的概率远远低于化学保养成分，足以为皮肤提供深层养分补充，并起到极佳的保湿作用。我们真的不需要使用成分复杂得令人眼花缭乱的保养品，只要好好用植物精华油就已足够。

需要注意的是，不同肤质适合的精油和基底油略有不同。熟龄肌肤注重的是延缓老化，因此成分要侧重于营养补充、保湿、活肤，改善色素沉淀和干纹问题。如果是炎症肌肤，需要的是消炎、修复、促进炎症代谢、提升肌肤免疫力。而过敏性皮肤，则需舒缓敏感、镇静肌肤、改善瘙痒、温和消炎。即使是含有纯植物油和精油配方的护肤油，也要根据自己的皮肤状态和肤质来挑选恰当的配方，才能达到理想的效果。

要强调的是，纯天然植物配方并不代表零过敏！一些过敏性体质的人，要先小面积测试一下自己是否会对精华油的成分过敏，确认无虞之后，再大面积涂抹。

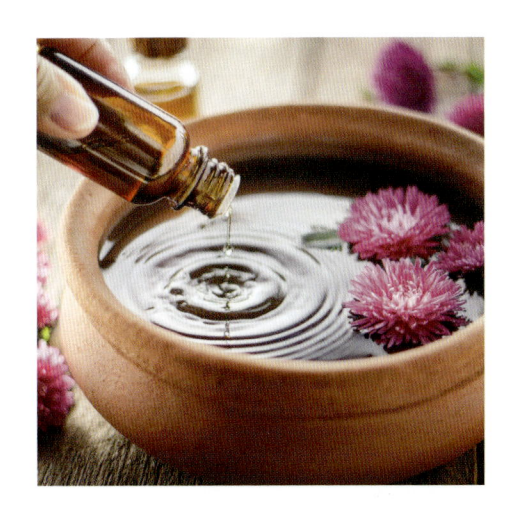

脸部精华油使用方法是否得当，对最终的护肤效果也有影响。每天早晚洁面后，先用纯露或植物配方爽肤水进行补水活肤，这一步骤对后续使用精华油是否能吸收良好至关重要。如果皮肤上有很多发硬的角质层，会阻碍其他营养成分的渗透。同时也要确保双手和脸上没有残余的水分，避免精华油被水分阻隔在皮肤表面，难以很好地渗透。

好，现在开始涂抹精华油啦！用少量多次的手法，每次取 3~4 滴精华油，在掌心匀开，用手掌按压的方式涂抹全脸和颈部，利用手掌的压力和温度促进皮肤吸收精华油的养分。如果精华油被吸收得很快，可以再涂一遍。在极端天气或皮肤状态很疲惫的时候，我会这样重复涂抹 2~4 次精华油，确保每一步都用手掌充分按压，使皮肤得到深度滋养。

涂抹精华油是我每天护肤过程中最享受的部分，自然美好的气味，本身就能让心情变得愉悦又放松。慢慢地按摩脸部和颈部，让精华油吸收的过程，就是一段好好爱自己的时间。芳疗产品的多面性，让每天的护肤过程也变成了疗愈身心的时光。

在经历了夏日强烈日晒或冬季低温干燥之后，需要让皮肤得到及时修复，我会拿出芳疗师的修复秘籍——"三明治油水膜敷脸法"进行急性修复。其操作步骤是：洁面并使用纯露之后，先涂抹一层精华油＋无香植物乳液，之后用纯露喷湿面膜纸，敷脸约8分钟，最后再涂抹一层精华油＋面霜。这样及时为皮肤补充大量养分、活化细胞之后，能大大提高皮肤的代谢和自愈力，晒伤和冻伤问题都能很快得到修复。

面霜：护肤的最后步骤是涂面霜。除非你生活在炎热地区或是青春期"大油皮"，否则这一步骤绝不能少。我常常听许多朋友说，精华油已经够滋润了，再涂面霜会觉得太油。其实不然，面霜能起到类似乳化剂的作用，可促进精华油被皮肤更好地吸收，同时也能延缓精华油在空气中挥发的速度。许多熟龄肌肤、"大油皮"，都属于表面油实则内部干，这种肤质更要好好使用精华油再加上面霜以锁住水分。

如果乳液和面霜是以植物油为主要原料调配而成的，那么其中的营养很利于被皮肤吸收，除了提供适度的滋润保湿，还能强化皮肤表面皮脂膜的保护屏障，减少养分流失。尤其是湿疹、炎症皮肤，保湿对这类肌肤的意义尤其重大，植物乳霜能为问题肌肤提供没有负担的保湿作用，促进皮肤吸收养分的能力，这样才更有利于炎症代谢，最终让皮肤重建自我平衡和自我疗愈机制。

需要注意的是，冬季面霜需选择滋润度更高保湿力更强的，夏季面霜要比较轻薄清爽，才能为皮肤提供不同季节所需的滋润度。

防晒：防晒是一年四季每天都必不可少的护肤步骤，选择防晒霜是一门学问，绝不能只看产品的防晒系数。市售防晒霜大约分三类：化学防晒、物理防晒、生物防晒。

　　需要特别注意的是，一些防晒霜中使用的化学防晒剂，对人体是有害的。在高温日晒下，化学防晒霜可能导致皮肤产生色斑，重则引起皮肤发炎和过敏。经由皮肤吸收进入体内，还会造成内分泌紊乱，增加患癌、孕期女性使用后新生婴儿出生缺陷等风险。每年，约有1万4千吨化学防晒霜通过游人的身体进入大海，连哺乳类海洋生物的乳汁里都检测出了化学防晒剂成分，可见这类物质给人和自然环境带来的巨大伤害。那么如何才能选对一支防晒效果理想、对人体无毒副作用、不会为肌肤带来过多负担的防晒霜呢？

　　一支相对安全并且有效的防晒霜应该具备这些特质：所含成分种类较少（配方列表越短越好）、粉体配方、大分子不具渗透性、物理防晒原理、有防水抗汗功能、能阻挡UVA和UVB、添加植物保护成分。

　　很多人不喜欢物理防晒霜，因为其中的矿物防晒成分不易推匀，在皮肤上会留下白花花的一层。其实对物理防晒粉体配方来说，涂得厚厚的防晒才更有效。你看过海边冲浪运动员脸上涂的防晒霜吗？近距离看就像印第安人画在脸上的图腾。

　　粉体厚涂，切记切记！大分子防晒剂不易渗透，坚决让防晒品只卡在角质层上，以减少健康风险。防水抗汗功能令水分流失少，无须经常补涂，可降低肌肤负担。

生物防晒霜是近年来的新型产品，强调采用植物来源或者生物工程来源的防晒剂，但大多数生物防晒霜的效果和安全性都还有待证明。

市面上有些强效防晒产品，为了追求效果最大化，会以叠罗汉般的手法，把众多防晒成分全部添加在一支产品中。例如把物理防晒、化学防晒、生物防晒全部融入一支产品中，以达到全方位防晒效果，甚至再添加精华素，强调在防晒的同时还有保养品的作用。原本不应具有渗透性的防晒成分，有可能会跟着小分子的保养成分一起渗透进入皮下组织，这样的防晒产品，我们应该远离！

而许多精油和植物基底油虽然具有天然防晒作用，但由于防晒指数太低，直接用于防晒的效果并不理想，它们的价值在于抗氧化作用，对防止皮肤晒伤相当有帮助。在涂抹防晒霜之前，用具有抗氧化作用的精华油打底，可令防晒效果事半功倍。有时我们会在品质较高的婴儿防晒霜里发现这些植物油的身影，例如荷荷巴油、山茶籽油、亚麻籽油、橄榄油、沙棘油。添加这些植物油，是为了让质地较厚的复合矿物防晒成分比较容易推匀，同时也能更好地为皮肤保湿，这种类型防晒霜，其实是小孩和成年人都可以选择的物理防晒＋植物护肤配方。

在众多皮肤个案实践中，我意识到无论何种肤质，用成分纯净、步骤简洁但有效的护肤品才是不二法则。为了获得健康的身体，我们要尽可能吃洁净、新鲜、营养丰富且均衡的食物，不过度饮食至关重要。护肤也一样，过多的护理品、复杂的成分、烦琐的步骤，都会让皮肤不堪重负，反而减损了皮肤的自身免疫屏障。为皮肤做减法，少而精的适度护理，才是最优质的、由内至外的保养。

哪些属于不必要的，对皮肤并无实质性好处的护肤方式

喜欢定期做去死皮护理，皮肤变得软软的，像刚剥了壳的鸡蛋那么嫩

磨砂膏和含有酸性成分的去死皮产品，都应该避免使用，它们对护肤并没有实质性的益处。要知道，正是这些我们女生最烦恼的、发硬的角质层，构建出坚固的皮肤保护屏障。因此过度清洁角质是护肤的大忌，会导致皮肤越来越薄，变得脆弱敏感，加速色斑和干纹形成。深度清洁面膜也有异曲同工的效果，应该尽量减少使用频率。

如果确实需要去死皮或者改善黑头，试试看用矿泥、鲜花精华粉，加上纯露调和后敷脸。面膜泥敷脸去除死皮的效果很温和，其中的护肤成分也能通过敷脸被皮肤吸收进去。只要毛孔不堵塞，黑头也会逐渐变干净。

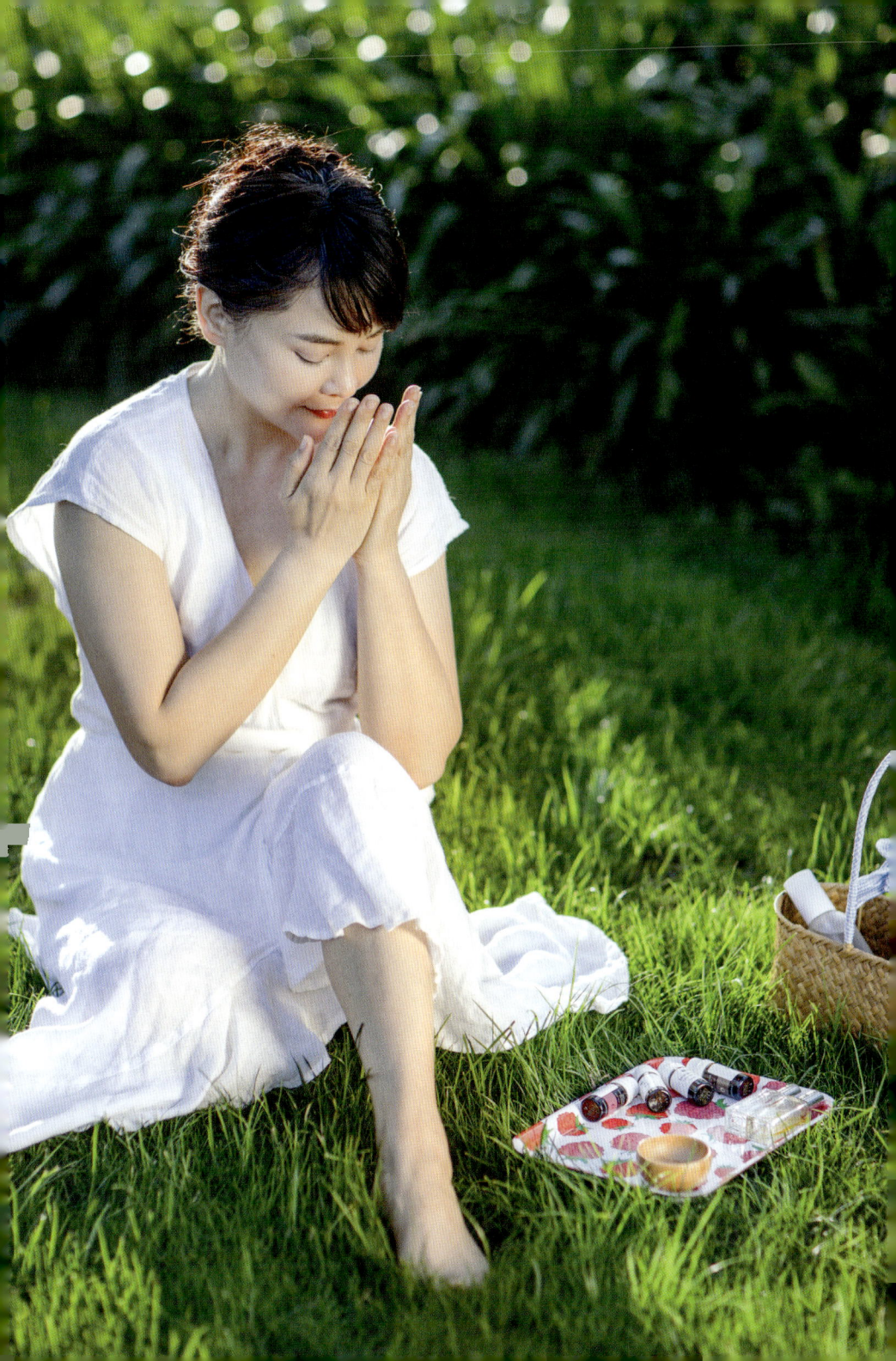

复杂的护肤步骤，多重护理，皮肤就能得到更丰富充足的营养补充

有些品牌推崇不同质地多重功效的爽肤水、精华素、乳液和膏霜叠加使用，这不太符合我追求化学成分数量和品种从简的原则。我更倾向每次只用一款纯露（或植物配方爽肤水），如有需要，重复使用纯露 2~3 次，重复涂抹同一款脸部精华油 2~3 次，重复涂抹同一款面霜或乳液 2~3 次，也能达到理想的效果。如果在冬季和夏季，经过寒风吹和日晒后的皮肤变得特别干燥，我会用植物纯露加上精华油，做几分钟急救油敷，皮肤就能得到充分的滋养和修复。具体操作方法可参考精华油部分的三明治敷脸法。

过度护肤 VS 纯天然什么都不用

有些人确实什么护肤品都不用，皮肤状态也不错。但经过我的长期观察，这种情况大多归功于个人强大的基因。绝大多数人如果不使用任何保养品，随着年龄增长，皮肤状态远不如适当护肤的同龄人。

我的不藏私美容配方

美白保湿美容油配方

橙花 2 滴 + 茉莉 2 滴 + 桂花 2 滴 + 玫瑰草 2 滴 + 檀香 2 滴 + 荷荷巴油 20 毫升

抗衰回春美容油配方

大马士革玫瑰 4 滴 + 红玉兰 2 滴 + 檀香 4 滴 + 荷荷巴油 17 毫升 + 石榴籽油 3 毫升

紧致提拉美容油配方

丝柏 3 滴 + 岩兰草 2 滴 + 白玉兰 4 滴 + 乳香 2 滴 + 荷荷巴油 20 毫升

炎症皮肤美容油配方

没药2滴＋苦橙叶2滴＋永久花2滴＋茶树2滴＋高地薰衣草2滴＋摩洛哥坚果油15毫升＋金盏菊浸泡油5毫升

粉刺黑头皮肤美容油配方

苦橙叶3滴＋杜松浆果2滴＋玫瑰天竺葵2滴＋大西洋雪松3滴＋荷荷巴油15毫升＋葡萄籽油5毫升

油性爆痘皮肤美容油配方

柠檬2滴＋快乐鼠尾草2滴＋没药2滴＋杜松浆果2滴＋澳洲茶树2滴＋金盏花浸泡油5毫升＋荷荷巴油15毫升

敏感皮肤美容油配方

摩洛哥蓝艾菊2滴＋永久花2滴＋真实薰衣草2滴＋罗马洋甘菊2滴＋荷荷巴油15毫升＋金盏菊浸泡油5毫升

晒后修复美容油配方

没药 2 滴 + 乳香 4 滴 + 永久花 2 滴 + 岩玫瑰 2 滴 + 荷荷巴油 18 毫升 + 沙棘油 2 毫升

以上配方的使用方法：调和均匀后，装入干净的滴管瓶中。每天早晚洁面后取 4~6 滴，按摩全脸和脖颈直至充分吸收。

头发与头皮护理：洗头要洗得对，而不是洗得勤

即使是油性发质，也不需要每天洗头，这个原理跟脸部皮肤不应过度清洁如出一辙。过于频繁地洗发，头皮就会分泌更多油脂来保护自己，就会出现恶性循环。每周用洗发水洗头 1~2 次足矣，其它时间可以只用温水冲洗头皮，也能洗去部分油脂，又不至于过度清洁。这样过一段时间，头皮的自我调节能力会逐渐适应，反而不会那么油腻了。

头皮油脂分泌过于旺盛，也可能跟饮食与压力有关。经常吃刺激性食物、甜食过多，头皮就会偏油腻。增加新鲜蔬菜和素食的摄入量，能改善头皮油脂分泌过多和毛囊发炎。压力过大、用脑过度引起的皮脂分泌过多、头皮屑、毛囊炎，如能经常用精油扩香舒压，用益智养发精油配方做头疗，都能促进头皮和毛囊的健康。

使用成分天然温和的头发清洁产品也很重要，添加精油成分和植物氨基酸起泡剂的洗发乳、精油香皂，都是我喜爱的头发清洁产品。用过这些成分干净，清洁效果出色的洗发产品，就再也无法接受品质低劣的洗发产品了。

少用或者不用护发素

头皮本来就会分泌皮脂来滋润头皮和头发，护发素并没有提供实质性的护发作用，因此不用也无妨。

定期做头皮芳疗护理

印度阿育吠陀疗法认为，经常使用芝麻油、橄榄油、荷荷巴油做头皮护理，能促进头皮代谢毒素，让毛囊更健康，从而减少脱发，促进毛发再生。操作方法：将以上三种植物油按1∶1∶1的比例，加入3%浓度的精油，调和之后涂满整个头皮和头发，保留最少1个小时以上，能保留一整晚更好，再用精油洗发乳彻底洗净。每周护理1次，可深层清洁头皮。

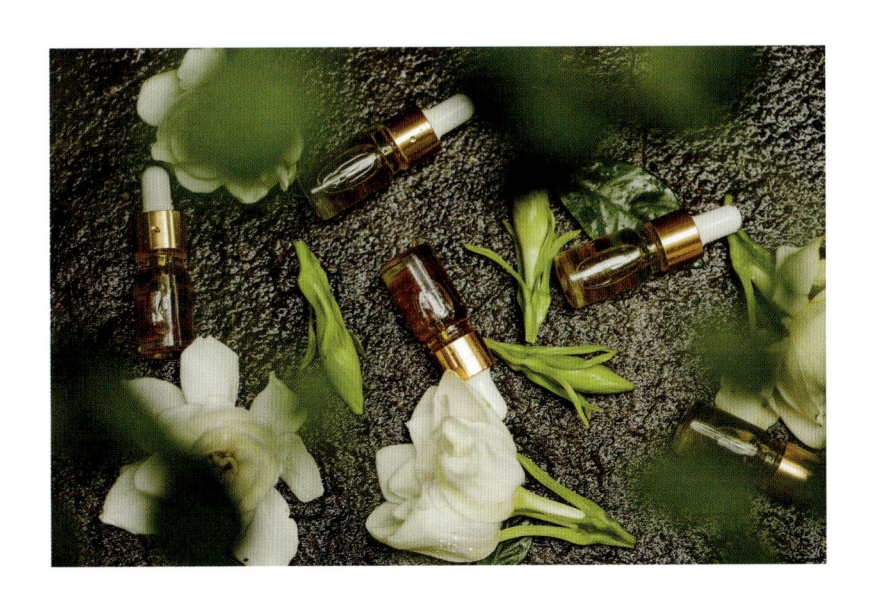

我的不藏私头皮护理油配方

维吉尼亚雪松 3 滴 + 迷迭香 3 滴 + 生姜 3 滴 + 依兰依兰 3 滴 + 芝麻油 5 毫升 + 橄榄油 5 毫升 + 荷荷巴油 5 毫升

把以上配方调和均匀后涂抹整个头皮和头发，要从发根到发梢完全用油覆盖，如有剩余的油用不完，可以涂抹在脖子和身体上。用毛巾包裹头部，穿上浴袍，保留至少 1 个小时以上，也可以过夜。准备一条拧干水的热毛巾，包裹头部几分钟，取适量精油洗发水直接按摩头皮和头发，让油脂彻底溶解。随后用少量水浸湿头发，充分按摩起泡，再彻底冲洗干净。

我经常用 100 毫升迷迭香纯露，加入 2000 毫升温水，在已洗干净的头发上做最后的冲淋。迷迭香纯露有净化、活化、促进毛发生长的作用。

每周这样护理一次，头皮清爽健康，可减少毛囊发炎，头发柔软有弹性。每次做头疗，都让我很期待头发轻松又干净的感觉，感到我有在好好爱自己。

女人的容颜，30 岁前是父母给的，30 岁之后是自己修炼的。除了日复一日不偷懒的良好保养习惯，你的心态是否经常保持平和，是否经常面带微笑，内心是否温柔有爱，都会影响你的容颜。想要上了年纪之后仍然气质过人、拥有美好的容貌，就要看自己有没有好好去修炼了！越是上了年纪的人，越能理解"美发自内心"这句话的深刻含义。

愿植物香气的大爱，能陪伴你在自我修炼的路上收获最美好的自己！

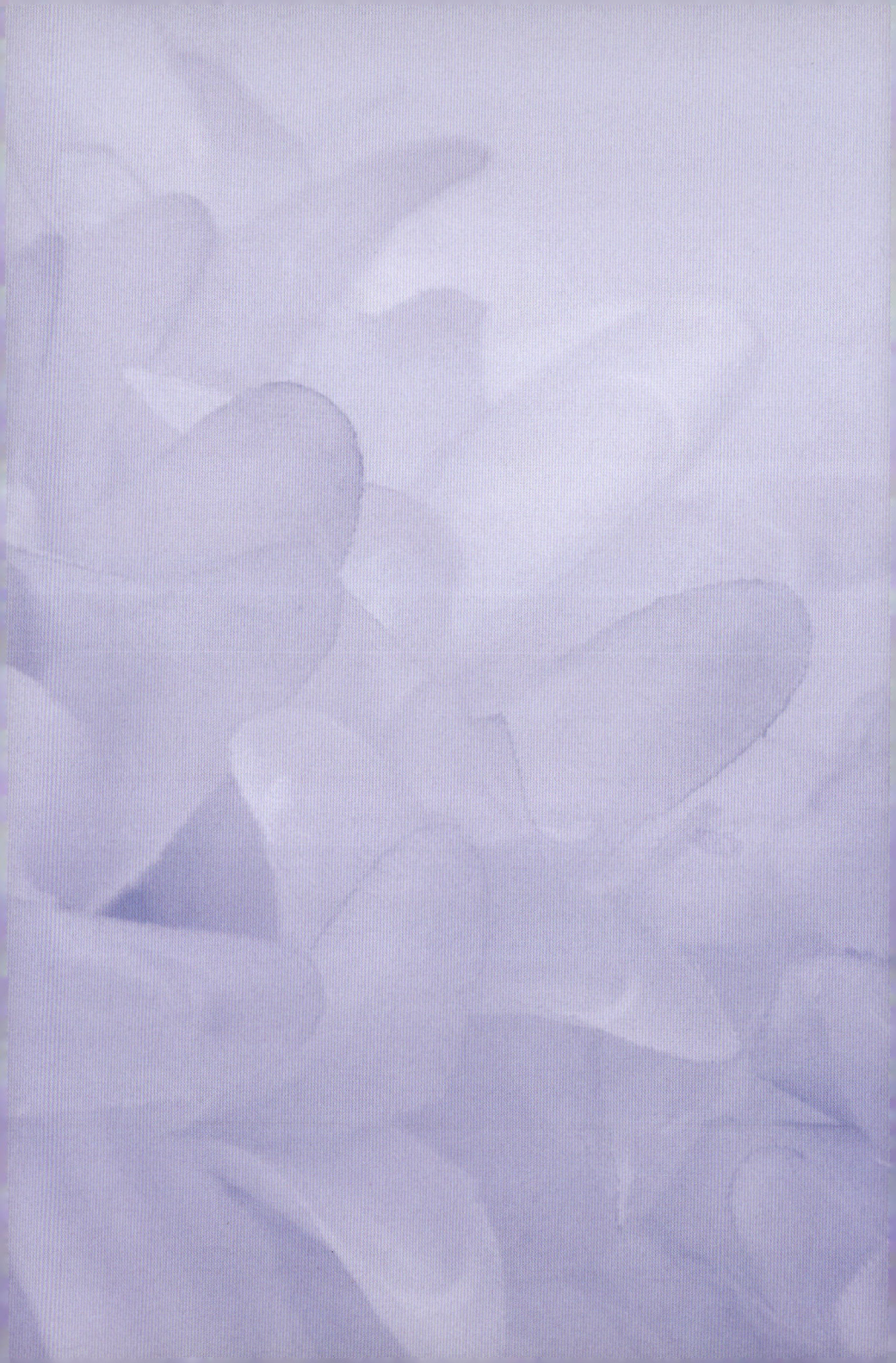

04

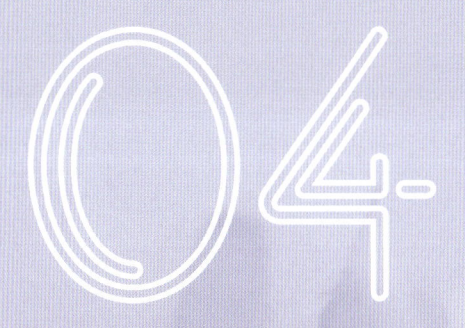

第四章

香气的 24 小时

用香气打造出属于你家的气味

在你的童年记忆中，印象最深的香气是什么？

我记忆最深的香气是家门口的白玉兰，开花时节满树芬芳，孩子们在树下捡起掉落的花朵，用绳子串成项链挂在脖子上，能戴好几天，直到变成干花还有隐隐约约的香气。戴着玉兰花项链从别人身旁走过，留下一股香风……

每个家都有属于自己的色彩和气质。你有没有想过，还可以为你的家打造一款独特的气味，让家人和朋友闻到这个气味时就会想起你，气味会成为他们对你最难忘的记忆。

香气就像人，自带特质。选择香气要跟随自己的心，不必跟随别人。哪款气味能让你感到愉快又平静，让你马上能放松下来，它就是最适合你的香气。曾有一段时间，我特别喜欢依兰依兰精油的气味，感觉这种浓烈的花香，最能快速地让我躁动的情绪得到安抚。过了一段时间，我好像不再需要那么浓烈的香气了，反而更喜欢甜马郁兰、白兰叶、苦橙叶这类气味清雅、内敛，又有很多内涵可以深究的叶片香。看来对香气的喜好，真的会随着心境的改变而改变。

室内扩香有许多种方式和设备，常见的有超声波带水扩香机、纯油无水扩香机、扩香石、扩香木、扩香片、扩香蜡等。我不太喜欢用明火加热的方式做天然植物精油的扩香，这样不仅会改变精油的气味，加热也会影响植物精油原本具备的一些理疗作用。如今，随着芳香生活美学的普及，艺术家们也贡献了许多富有创意、兼具实用性和艺术性的扩香摆件，例如用纸雕、木雕、石雕制作的艺术扩香家饰。我们只需充分发挥想象力，挑选适合自己家装风格的扩香用品，就能创意出新的高度来。

只要多加尝试，就会找到与你的气质最相符的香气以及个人最喜欢的扩香方式。当你对香气有了一定的熟悉度之后，就能自如地调配出属于自己的配方啦！这并不代表你需要购买很多种精油，能把手上的几支、十几支精油的气味特点和用途充分掌握，再去考虑是否有必要购入更多其他品种。

我们可以先从一些最容易接受的气味开始自己的香气探索。

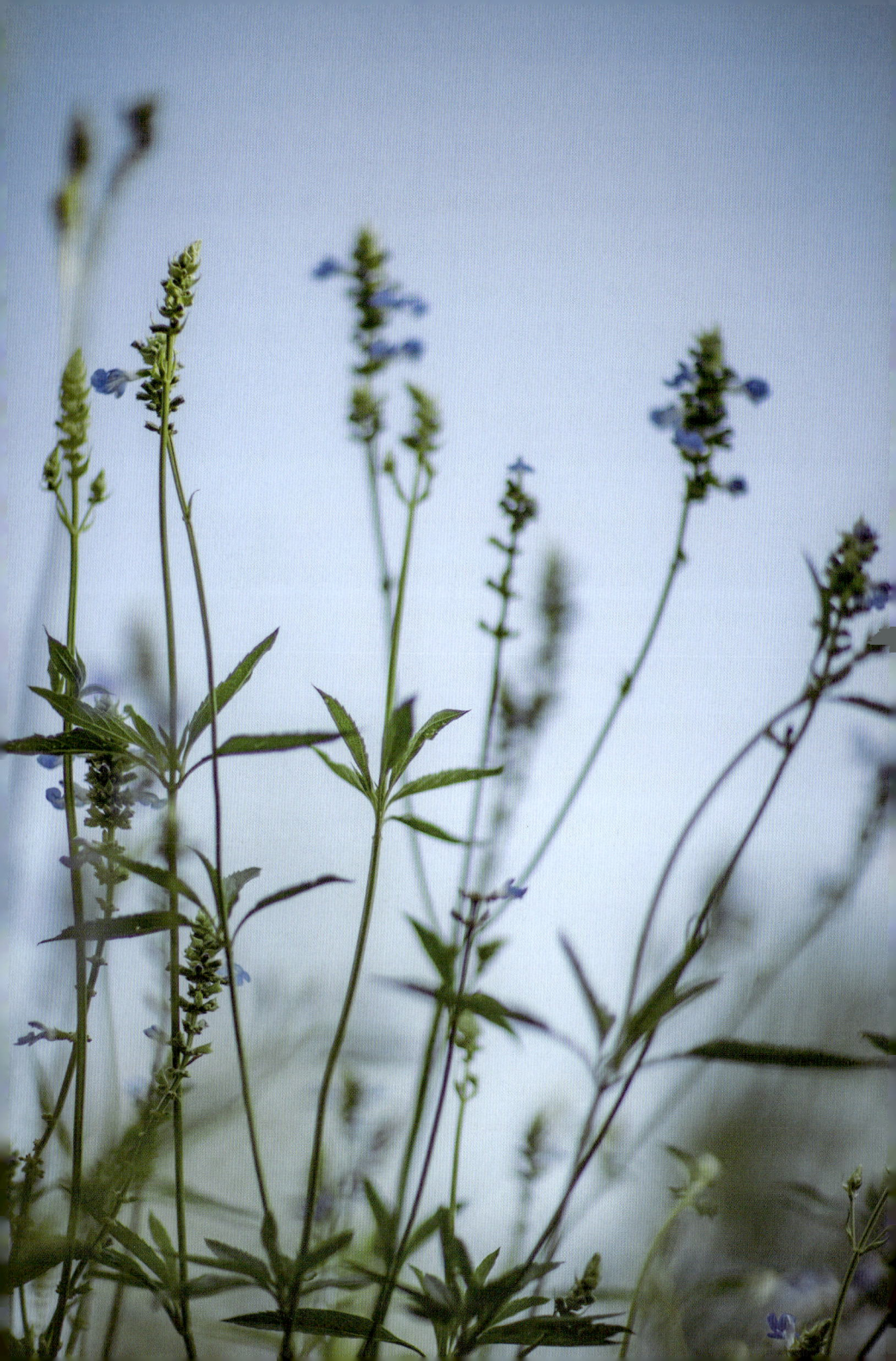

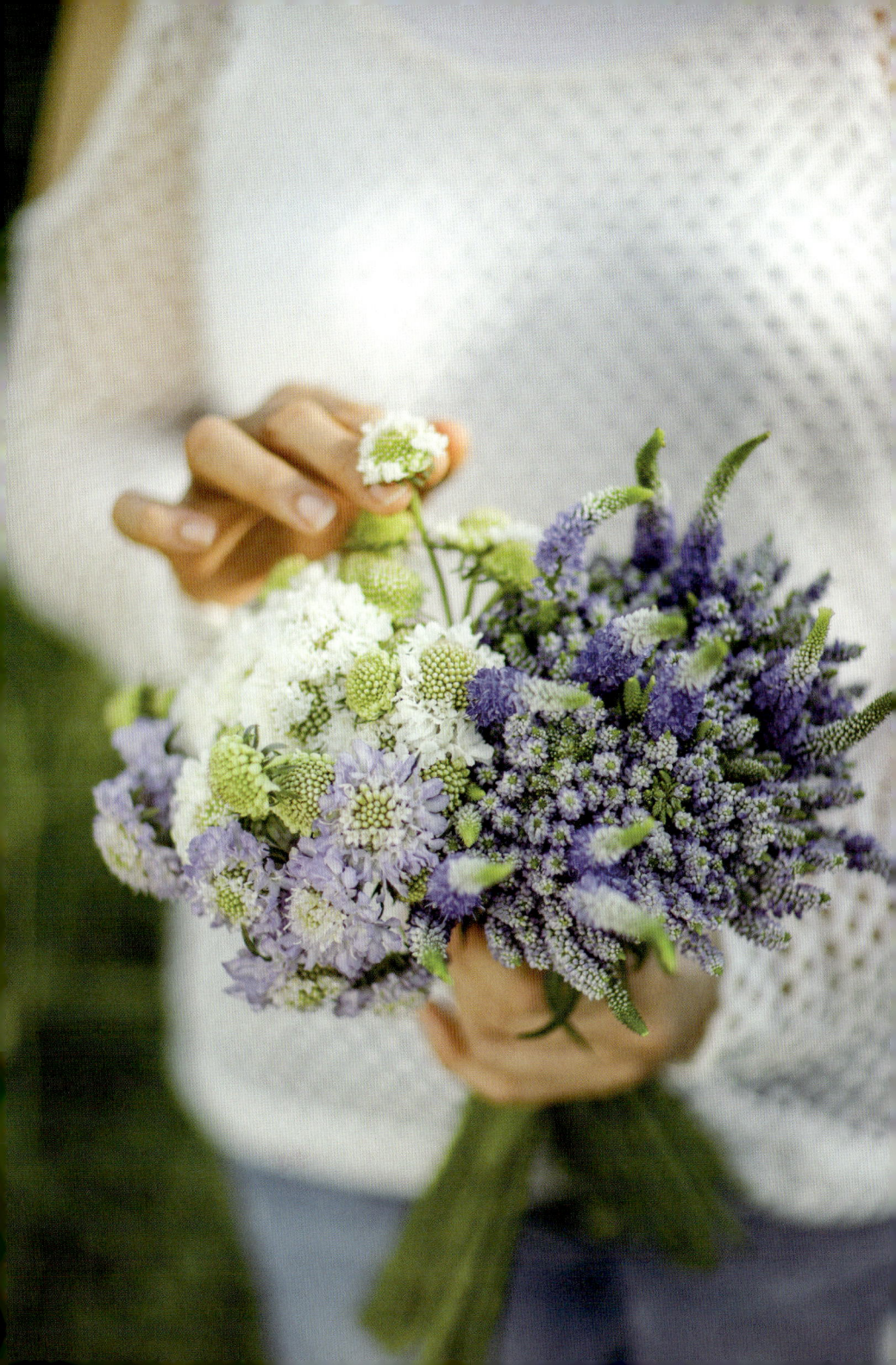

用气味打造出玄关好气场

你家玄关的气味好闻吗？这是我们每天进门首先会闻到的气味，也是给客人留下第一印象的地方。玄关的布置不仅要整洁舒服，气味也要好闻，整个家的气场才会更好哦！曾经有朋友到我家做客，她说一走出电梯就已经闻到了"肯定是我家"的气味，沿着香气的指引，就找到了我家。

玄关的面积通常都不大，因而使用的香氛气味不必过于浓烈。我经常将一些有空气清新剂作用的精油放在玄关处扩香，例如柑橘、薰衣草、黑云杉、天竺葵。扩香工具适合用扩香棒、扩香木、扩香石这类不需要经常移动，且不需要换水的扩香工具，只需把精油直接添加进去，相当方便。家门口的地垫上，我经常会撒上几滴尤加利或柠檬草精油，让家门口的空间也有一种很干净的味道。每天回家，经过门廊和玄关，我们的呼吸道已经被天然精油香气清理了一遍，心情也已经在不知不觉中被梳理了。

跟大家分享一个消耗过期精油的小妙招，许多朋友一冲动购买了大量精油，来不及用完就已经过了保质期。过期精油涂抹在皮肤上，可能会引起瘙痒不适。但只要精油的气味还没有变坏，滴在家门口的地垫上，倒是个废物利用的好办法。

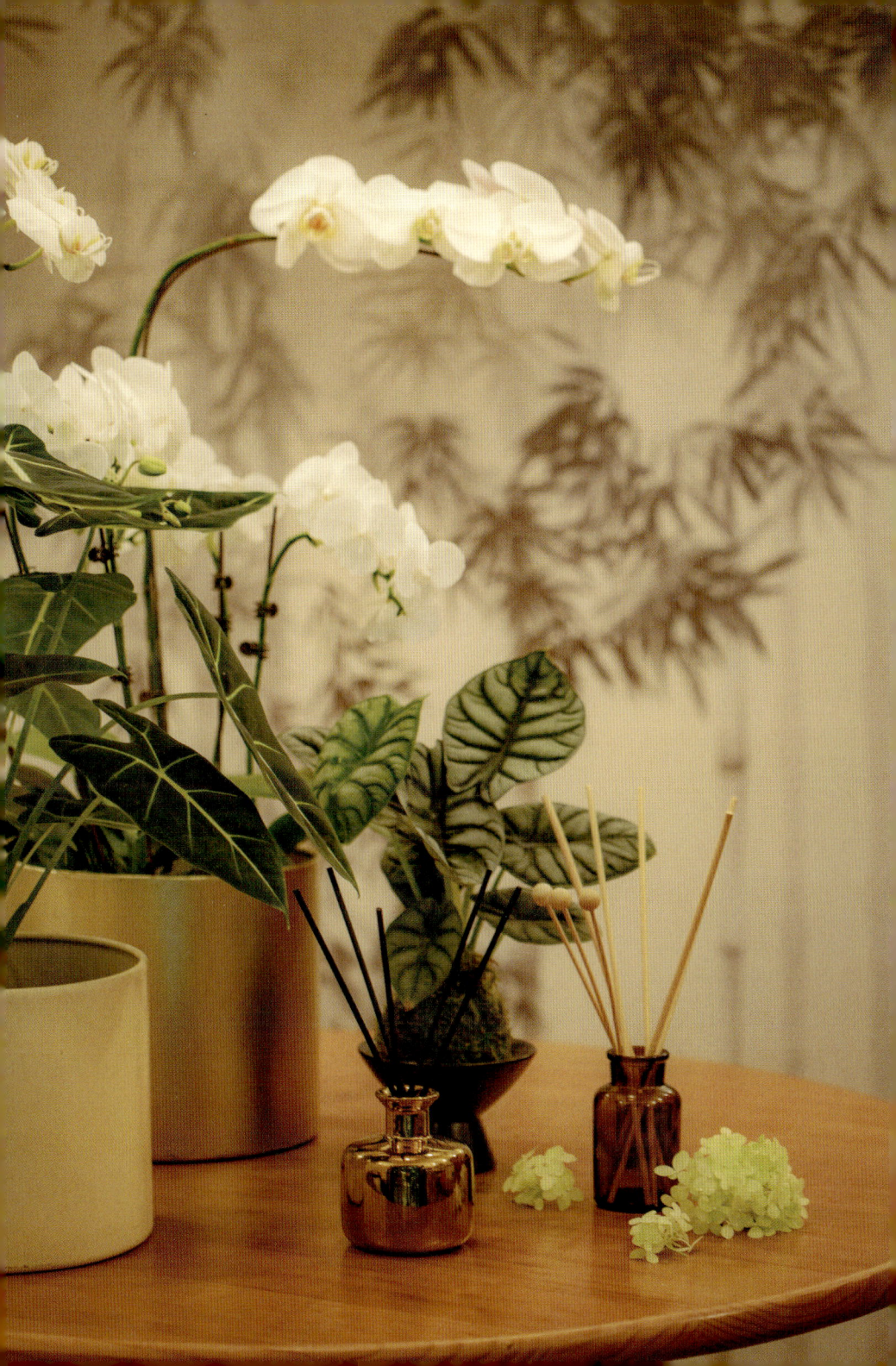

适用于不同家居空间的香薰配方

柑橘家族香调

柑橘类精油是香气中的社交大使，它们几乎与任何香气都能很好地搭配，还能提升整体气味的愉悦度。它们有很强的亲和力，很少有人会反感它们的味道，所以柑橘类香气也是最适合在公共空间里使用的气味。当甜美中略带辛辣与花朵气息的果香弥漫开来，很容易让人联想起阳光明媚、蓝天白云的地中海。许多优质柑橘类精油也确实产自地中海，这种自带阳光的特质，能赶走内心的阴霾，让人变得快乐自信。

因为柑橘类精油的留香时间较短，我会添加一些留香时间较长的精油，以增加整个香气的丰富度和深度。

柠檬：2滴　　　　　　莱姆：2滴

甜橙：2滴　　　　　　广藿香：1滴

葡萄柚：2滴　　　　　香草：3滴

佛手柑：2滴　　　　　山鸡椒：3滴

苦橙：2滴

使用方法 *Usage*

用扩香仪/扩香木/扩香石扩香。适用于玄关、客厅区域。

个性草本香调

有个性的草本香气不仅为空间带来洁净的感觉，还能给人留下深刻的印象，是创造家居个性的点睛之笔。

玫瑰草（或天竺葵）：7 滴　　柠檬：5 滴
快乐鼠尾草：4 滴　　　　　　佛手柑：3 滴

使用方法 *Usage*

滴入扩香石 / 扩香木 / 扩香片，放置于门厅、玄关处。

温馨草本香调

经典的薰衣草香，能为空间带来洁净清爽、温馨平静的感觉。走进这样的家中，让人有一种如沐春风的舒适感。

真实薰衣草：8 滴　　甜橙：6 滴
醒目薰衣草：2 滴

使用方法 *Usage*

滴入扩香石 / 扩香木 / 扩香片，适用于玄关、客厅区域。

客厅要充满能量又温暖

客厅里的香气，要让家人或者客人都感到舒适，有种既被安抚又被充电的"回血"感。客厅里的扩香方式可以设计得更立体一些，用扩香仪扩香更能照顾到较大面积的需求，同时在小茶几上、条案上，或者客厅的某个角落，再放置一些扩香木、扩香石，加入同一种香调，这样就能让整个客厅的香气均衡分布。扩香仪最佳摆放位置是通风口、空调出风口的前方或对面，让流动的气流把芳香因子充分输送到整个空间。

气质橙花香调

这是我个人很喜欢的一款花香调香气，气味优雅高级，最适合约闺蜜来家聚会时用作客厅的扩香。橙花精油的能量很强，注意不要大量使用，少量几滴，你便能明显感觉到它的存在了。

橙花：5 滴　　　　　　　芳樟：5 滴
苦橙叶：10 滴

使用方法 *Usage*

用扩香仪 / 扩香木 / 扩香石扩香。适用于客厅、卧室区域。

感性茉莉香调

茉莉花也是女性的最爱，尤其在南方，闻到茉莉花香，就有一种回到童年的熟悉感和温暖感。在客厅扩香茉莉精油，要避免香气过于浓郁而造成的艳俗感。茉莉精油用量过多还会令人头晕，因为它含有吲哚成分，高剂量会让花香变得有点难闻。用柑橘和沉稳的岩兰草来做平衡，再加点快乐鼠尾草的个性，便会让茉莉的香气更舒服更年轻感。

茉莉：4 滴　　　　　　　　快乐鼠尾草：1 滴
莱姆：4 滴　　　　　　　　阿米香树：3 滴
佛手柑：8 滴

使用方法 *Usage*

用扩香仪 / 扩香木 / 扩香石扩香。适用于客厅、卧室区域。

典雅玫瑰香调

大马士革玫瑰：2 滴　　　　黑云杉：4 滴
玫瑰天竺葵：6 滴　　　　　佛手柑：8 滴

使用方法 *Usage*

用扩香仪 / 扩香木 / 扩香石扩香。适用于客厅、卧室区域。

大自然花草香

罗马洋甘菊精油强大的安抚作用，为辛苦忙碌了一天的家人迅速松绑，恍如妈妈的双手，接过你手中沉重的包裹，让家的安全感温柔地包围你，让你感到治愈与放松。小小的洋甘菊，气味却很霸气，少量使用便已足够。

罗马洋甘菊：2 滴　　　　　粉红葡萄柚：8 滴
真实薰衣草：4 滴

使用方法 Usage

适用于客厅、卧室区域扩香。

沉稳木质香调

沉稳又治愈的木质和树脂香调，为家营造一种平静又温暖的氛围。远离外界的纷扰，让万千思绪在此刻得以沉静下来，身心得到疗愈和滋养。

岩玫瑰：2 滴　　　　　乳香：4 滴
永久花：4 滴　　　　　安息香：2 滴

使用方法 Usage

适用于客厅、书房区域扩香。

高贵木质香调

在这款香气中,温柔又坚定的花梨木和秘鲁圣木,加上令人喜悦又放松的佛手柑和葡萄柚,最适合在工作和生活中追求完美的你,减轻你的身心疲倦感与压力。在书房扩香,打造一个安静又雅致的阅读空间。在冥想和瑜伽练习时扩香,能帮助活跃的大脑更快安静下来,进入冥想状态。

花梨木:4滴(或芳樟)　　　佛手柑:4滴
秘鲁圣木:2滴　　　　　　粉红葡萄柚:4滴

使用方法 *Usage*

适合用于书房、冥想和瑜伽空间扩香。

专注叶片香

迷迭香和薄荷的香气健脑又提神,但气味比较浓重,加入葡萄柚的甜美果香作为平衡,气味清新又愉悦,最适合需要非常专注地阅读、写作、学习时刻的扩香。在孩子放学回家之前,用这款配方在书房或学习区域扩香,让紧张的大脑得到放松的同时,能快速地调整状态,提升完成作业时的专注度。

迷迭香:4滴　　　　　　葡萄柚:8滴
薄荷:2滴

使用方法 Usage

适合用于书房、学习空间扩香。

梅雨季祛湿香薰

尤加利和茶树精油善于收干的作用,尤其适合在潮湿的春天和多雨的夏天使用,在室内做纯油扩香,能防霉祛湿。这也是一个很好的预防呼吸道感染配方,在流感季节可以适当加大尤加利和茶树精油的比例,为全家人呼吸系统的健康保驾护航。梅雨季节适合用无水扩香仪/扩香木/扩香石作为扩香工具。带水扩香仪会增加空气湿度,不适合在梅雨季节使用。

尤加利:3滴　　　　　葡萄柚:8滴
澳洲茶树:3滴

使用方法 Usage

适用于客厅、书房、玄关、洗手间扩香。

适用季节:梅雨季节、流感季节。

早餐唤醒香薰

我喜欢在早餐前用这个配方扩香,罗勒叶的温暖中带着一丝薄荷般的穿透力,让早起脑袋蒙蒙的孩子快速被唤醒。红橘和甜橙的搭配,让还没彻底苏醒的肠胃变得较有食欲。一般来说,餐厅区域内因为有其他食物，比较不适合扩香，但这款气味很清淡，只会在空间内留下一种很洁净的感觉。建议餐前扩香，就餐期间停止。

罗勒：2滴　　　　　　甜橙：2滴
红橘：4滴　　　　　　绿薄荷：2滴

使用方法 *Usage*

适合就餐前在餐厅区域扩香。

辛香美食香薰

这是一款让全身心都充满暖意和力量感的香气。当你马上要面对一场硬战时，这款香气能为你补充能量，应对挑战。特别适合即将要应试、参赛、演讲、筹备大型项目的人。

丁香：1滴　　　　　　甜橙：4滴
迷迭香：1滴　　　　　柠檬：2滴
肉桂：1滴

使用方法 *Usage*

适用于客厅、独立办公室内扩香。

适用季节：在冬季寒冷季节扩香，如同喝下了一杯德国热红酒般，为身体带来暖意。在早春、晚秋这样清冷的换季期也适合使用这款香气。

卧室和晚间助眠香薰

忙碌了一天，终于把孩子哄上床，此时我们的体力已油尽灯枯，神经却依然紧绷，迟迟难以入睡。用花果香调的助眠香薰，帮助紧绷的神经放松下来，很快便会睡意俨然。

依兰依兰：2 滴　　　　　甜橙：8 滴
薰衣草：2 滴

使用方法 *Usage*

睡前 2 小时用于卧室扩香。

对年纪稍长的人，玫瑰和檀香精油的放松作用更为强大。玫瑰和檀香精油对心脏功能有调节作用，对心脏循环不良导致的失眠也有很好的助益。

玫瑰：2 滴　　　　　佛手柑：8 滴
印度檀香：4 滴

使用方法 *Usage*

睡前 2 小时用于卧室扩香。

想把卧室打造成一个甜蜜温柔乡，茉莉和橙花精油最擅长，它们都有强力放松、抗抑郁的作用，可让紧绷了一天的神经快速松弛下来。

茉莉：2 滴　　　　　　　　甜橙：6 滴
橙花：2 滴　　　　　　　　岩兰草：2 滴
苦橙叶：4 滴

使用方法 *Usage*

睡前 2 小时用于客厅、卧室扩香。

如果你属于心事重重难以入睡的人，香蜂草和穗甘松精油的搭配，能帮助你将内心的纠结暂时放下，安心入眠。

香蜂草：2 滴　　　　　　　甜橙：4 滴
穗甘松：2 滴　　　　　　　佛手柑：8 滴

使用方法 *Usage*

睡前 2 小时用于卧室扩香。

叶片香调给人一种不从众的香气印象，它不像花香调那么夺目，也不像柑橘调那么人见人爱。它需要你拿出一点耐心来细细品味，慢慢觉察出它丰富的层次与内涵。这几款叶片在放松紧绷的神经方面，表现也相当出色呢！

苦橙叶：2 滴　　　　　　　白玉兰叶：6 滴

甜马郁兰：2 滴　　　　　　芳樟叶：2 滴

使用方法 *Usage*

睡前 2 小时在客厅、卧室内扩香。

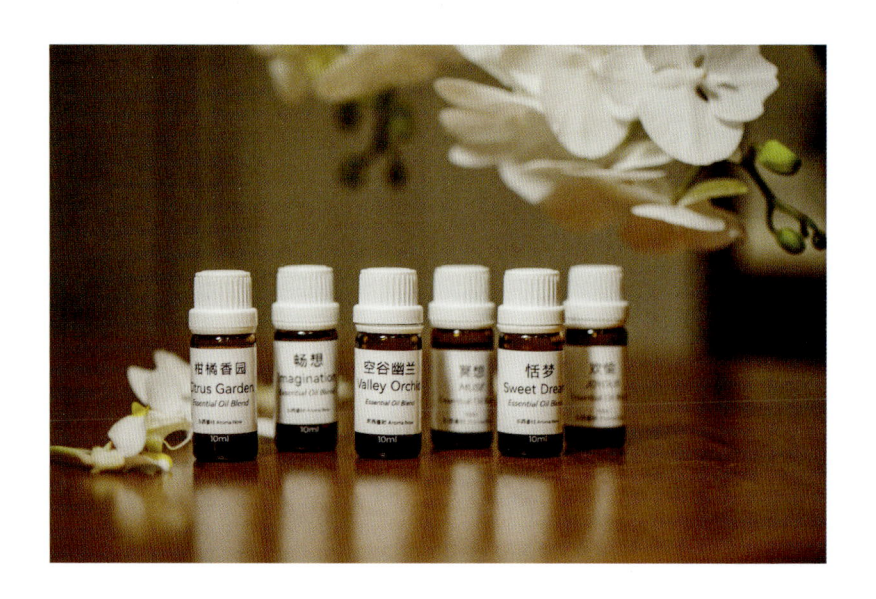

那些在浴室里度过的幸福时光

一款精油配方，可以满足多种不同场景的应用需求。例如原本为卧室调配的香薰配方，用基底油稀释后，便成为高品质的身体按摩油和皮肤护理油。而加入精油分散剂后，就能DIY成芳香泡浴油，在家就能享用专业SPA级别的芳香水疗……只要掌握基本调配知识，就能搭配出千变万化的用法。

每年玫瑰花开的时候，我都会和女儿一起把自家种植的玫瑰花瓣摘下来丢进浴缸，加入用玫瑰纯露和精油调制的泡浴油，热气腾腾的水分子把浓郁的玫瑰花香分子传递到浴室的每个角落，幸福感瞬间填满心间。妈妈如果经常跟女儿一起DIY芳香浴，我想，这会成为孩子一生都难以忘却的幸福时光。

因此，调配香薰时，一开始要少量尝试，如果调配出自己特别喜欢的香气，就可以适当多调一些。把调配好的精油装入干净的玻璃瓶中，混合均匀后，方便随时取用。

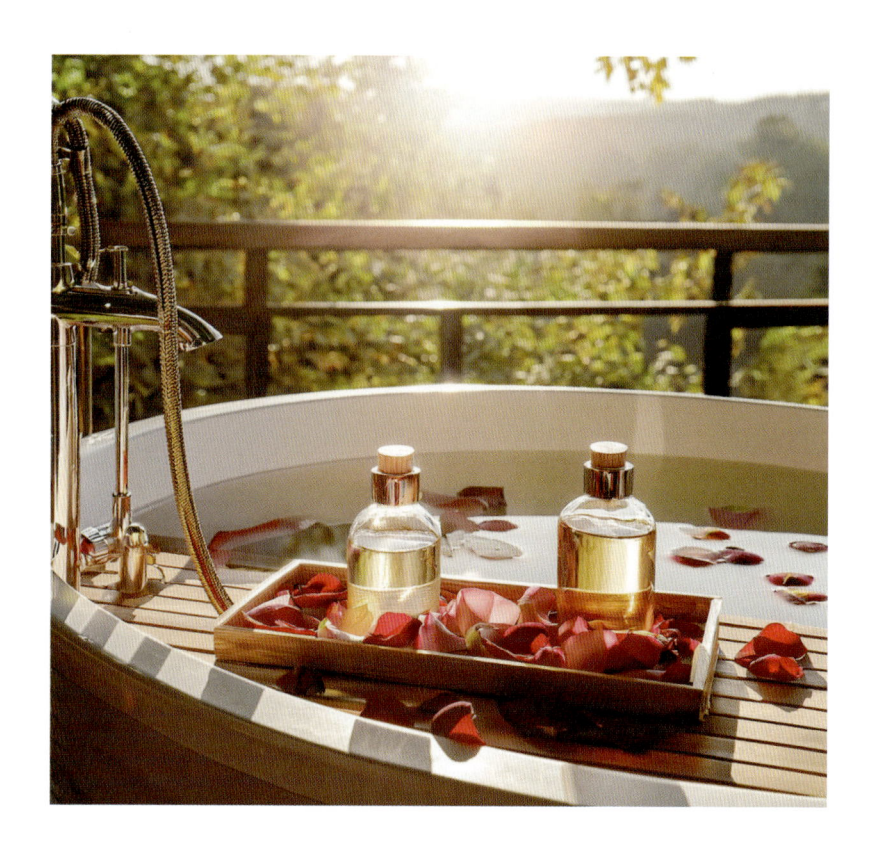

我的不藏私芳香浴配方

春天的芳香浴

玫瑰草：3 滴
苦水玫瑰：3 滴
佛手柑：8 滴

岩兰草：2 滴
大马士革玫瑰纯露：100 毫升
有机玫瑰花瓣：适量

夏天的芳香浴

圣巴克茉莉：2 滴
橙花：2 滴
依兰依兰：2 滴

芳樟：8 滴
广藿香：2 滴

秋天的芳香浴

甜马郁兰：3 滴
苦橙叶：3 滴
白玉兰叶：6 滴

乳香：2 滴
安息香：2 滴

冬天的芳香浴

波旁天竺葵：4 滴

丁香花苞：1 滴

肉桂叶：1 滴

生姜：1 滴

甜橙：4 滴

葡萄柚：4 滴

以上配方使用方法 *Usage*

把以上精油用乳化剂稀释后倒入浴缸，打开水龙头，让水流把精油充分打散，尽情享受一个香喷喷的芳香浴吧！

适合与精油搭配使用的泡浴油添加剂

无香沐浴液：取 2 汤匙无香沐浴液，滴入 10 滴以内（或最多不超过 20 滴）精油（脆弱敏感肤质用量要减半），充分混合后，倒入泡浴水中。沐浴液是最方便且容易取得的精油乳化剂，尽量选用无香精型、植物氨基酸类沐浴液。

黑糖/蜂蜜：准备一块黑糖，取 10 滴以内调配好的泡浴精油（脆弱敏感肤质用量要减半），把精油滴在黑糖上或加入 2 汤匙蜂蜜中，搅拌均匀，再倒入泡浴水中，用手把精油充分打散。黑糖和蜂蜜对硬质水有软化作用，让皮肤更加柔软湿润。但黑糖和蜂蜜对精油的乳化作用并不彻底，所以要用手把精油充分打散，避免皮肤受到刺激。

全脂奶（或奶粉）：取 10 滴以内调配好的精油（脆弱敏感肤质用量要减半），加入 200 毫升全脂奶或一小杯全脂奶粉，搅拌均匀后倒入泡浴水中，用手把精油打散。牛奶有保养皮肤的作用，也可以让精油与水混合得更充分。但牛奶也无法充分溶解精油，入浴前要用手把精油充分打散，避免皮肤受到刺激。

无香浴盐：取 2~3 汤匙浴盐或泻盐，滴入 10 滴以内（或最多不超过 15 滴）精油（脆弱敏感肤质用量要减半），充分混合后，倒入沐浴水中。海盐和泻盐可帮助身体排毒、舒缓肌肉酸痛，是精油的最佳搭档。如有未完全溶解的精油浮在水面，入浴前要用手把精油充分打散，避免皮肤受到刺激。

芳香浴的最佳水温：夏季 36℃~38℃；冬季 40℃~42℃。

最佳泡浴时长：15~20 分钟。泡浴时间过长，会让皮肤水分流失，变得干燥。

泡浴频率：精油泡浴是一种很高效的吸收方式，精油被皮肤吸收的速度比用按摩油稀释后涂抹的吸收速度要快得多，因此每周泡浴次数不超过 3 次为佳。

泡脚和半身浴：冬季可用精油泡脚或泡半身浴代替全身泡浴，以免增加心脏负担。老年人或心脏功能不佳的人，更适合泡脚和泡半身浴。

早上的醒神芳香浴

很多人都有早上沐浴的习惯，尤其是喜欢早起运动的人。香气的加入，让晨浴成为唤醒大脑的最佳方式，让早上这个放松方式，成为你每天神采奕奕、头脑清醒、心情愉快的出门仪式吧！

欧洲赤松 2 滴　　　　　　　醒目薰衣草 2 滴
桉油醇迷迭香 2 滴　　　　　葡萄柚 3 滴

使用方法 *Usage*

把以上精油加入 2 汤匙无香沐浴乳中，充分搅拌均匀，涂抹于全身。首先把水温调至体感最舒服的温度，通过花洒喷淋全身，闭上眼睛深呼吸，专注于水流带给身体从头顶到脚尖的感受，嗅吸植物精油带来的清新与放松。此时，在心里对自己道一声"早上好！"，用感恩和正念之心开启新的一天。

打造最有气质的洗手间，香气绝不能少

无论是家，还是餐厅或是酒店，不能仅靠外表的颜值取胜，洗手间是最能体现精神内核的地方之一。一个真正讲究生活品质的家，洗手间不仅应该收纳得整洁利落、物有归处，还要有适宜的香薰产品，加上芳香又洁净的气味，才能成为一个有灵魂的洗手间。

天然植物精油是透过清洁的空气来让洗手间的气味变得清新干净，而不是简单地用一种气味去掩盖另一种气味，从而产生第三种难以分辨是香还是臭的气味。平时要让洗手间充分通风，在干净的空气里进行扩香，而不是在一个长期密闭的空间内扩香，更不是在潮湿发霉的空气中再添加新的气味进去。因为空间小、环境潮湿，更适合用扩香片、扩香条、扩香木、扩香石、香氛灯、香氛蜡烛作为扩香工具。若使用有明火的扩香工具，要注意离开时把明火熄灭，关闭香氛灯电源。

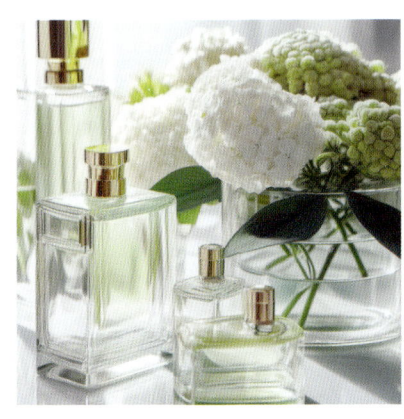

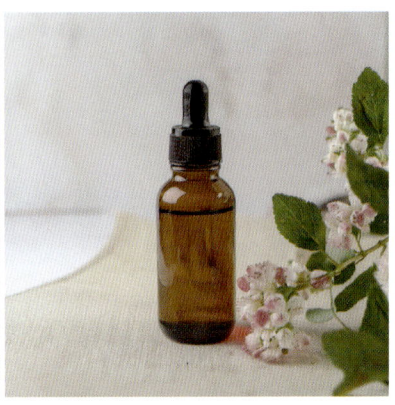

如果洗手间空间很狭小，最便捷的扩香工具是卷纸内的硬纸板，可直接把精油滴在卷纸内层的硬纸板上，再把卷纸挂在卷纸架上，精油就会慢慢地释放出来，小小的洗手间内空气洁净又清香。对面积较大的洗手间，则发挥的余地比较大，可以用高低、尺寸大小不同的扩香石、扩香腊、扩香木、扩香灯，摆放出错落有致的层次感，不仅在视觉上很漂亮，还有一种温暖又放松的感觉，扩香效果也很出色。

这些都是清除异味比较出色的精油，每个人可以根据自己的喜好，或者看看手头有哪些现成的精油来搭配，可选用的精油有：穗花薰衣草、快乐鼠尾草、山鸡椒、柠檬、柠檬草、香茅、蓝胶尤加利、柠檬尤加利、沼泽茶树、葡萄柚、蜂香薄荷、马鞭草、丝柏、迷迭香、小豆蔻、红橘、波旁天竺葵、玫瑰草、百里香、牛至。

使用方法 Usage

既可以选单方精油，也可以将以上2~3种精油自由搭配使用。

把扩香工具放在通风口前方和对面都是有利于香气散发的最佳位置。

洗手间有时会散发出一股下水道的难闻味道，这时就需要一些强力抗菌和除臭功能的香薰出动，对空气进行一次大扫除啦！

洗手间强力抗菌祛味配方

玫瑰草：10 滴　　　　　柠檬：20 滴
牛至：4 滴　　　　　　 绿薄荷：4 滴
百里香：10 滴

使用方法 *Usage*

使用纯油扩香机/扩香片/扩香木/扩香石扩香。扩香前先保持洗手间充分通风，扩香过程要关闭洗手间门窗。

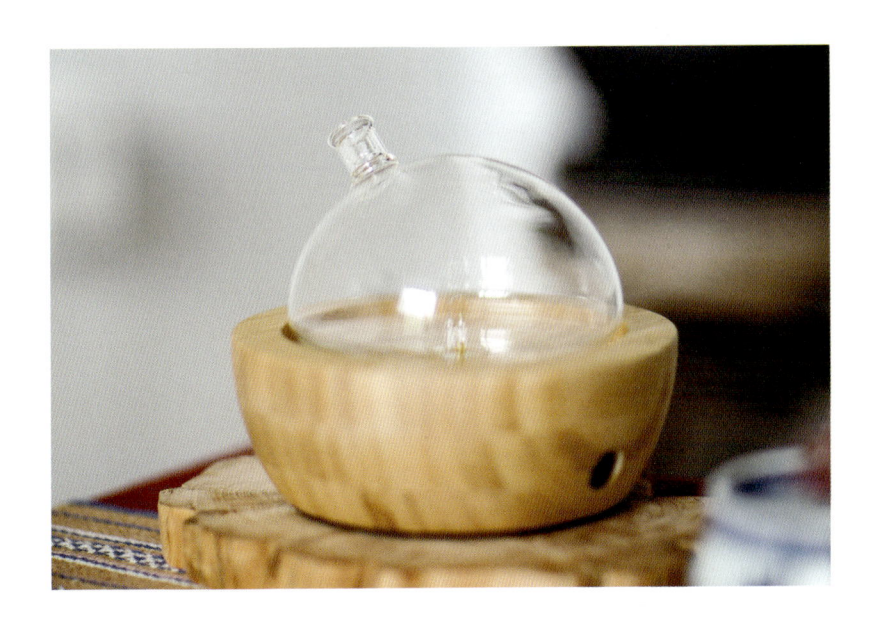

闪亮又好闻的厨房，就靠它了

厨房里因为有太多食物的味道，并不适合使用香薰，但一些具有很强清洁力的精油，不仅能保持厨房台面、灶具的洁净，还能祛除烹饪后留下的油烟、油腻气味，让你的厨房始终洁净如新。

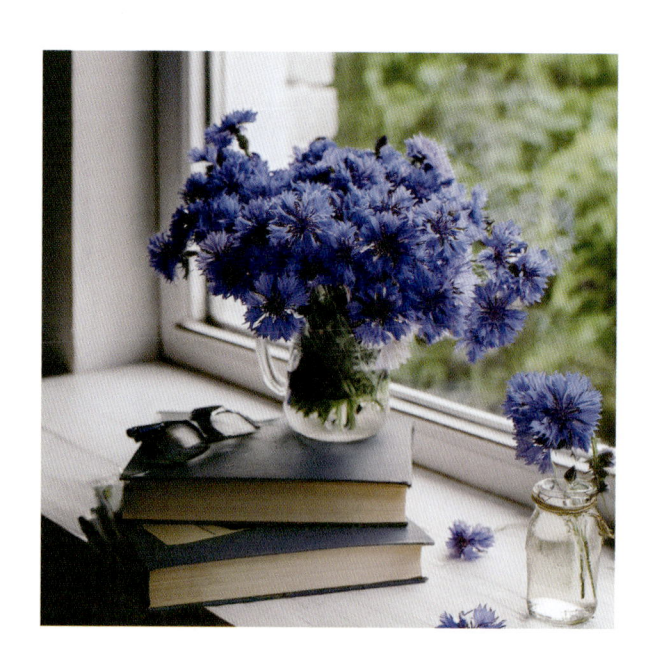

清新果香厨房净化喷雾

柠檬：30 滴　　　　　　澳洲茶树：10 滴
甜橙：20 滴

将 80 毫升食用酒精与精油充分稀释后，加入 100 毫升蒸馏水，装入容量 200 毫升的干净喷雾瓶中。

使用方法 *Usage*

做完晚饭后，先把操作台面、灶台、地面清扫干净，再将清新果香厨房净化喷雾喷洒在油烟机、操作台面、灶台、地面、窗台、玻璃窗上，再用抹布擦拭干净，整个厨房都将弥漫着令人愉快的果皮香味和茶树特有的清洁干净的气味。

这款喷雾还可用于家门口地垫清洁、瑜伽垫清洁、拖鞋清洁和抗菌。注意，喷雾内含有精油和酒精，不能喷洒在刷有油漆的家具表面。

冰箱也要由内至外都经得住考验

冰箱里经常储存各种食物，有生鲜有时蔬，有新鲜的也有变质的，这些气味长年累月混合在一起，最后变成了一股说不出是什么气味的气味。每周一次用精油清洁冰箱，你家的冰箱绝对由内至外都经得住考验！

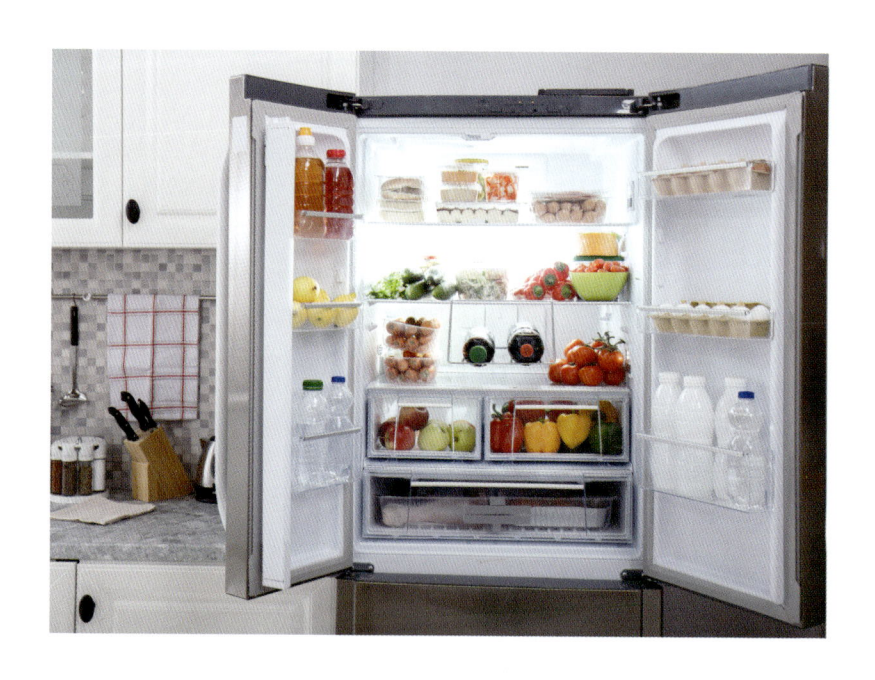

冰箱香喷喷清洁精油配方

迷迭香：5 滴

莱姆：5 滴

柠檬：5 滴

葡萄柚：5 滴

白醋：100 毫升

小苏打：20 克

水：1500 毫升

使用方法 *Usage*

先用白醋把以上精油稀释，再倒入小苏打充分搅拌至稀释，把稀释后的精油和水一起倒入清洁用的盆里，搅拌均匀。用精油水擦拭冰箱冷藏室、冷冻室以及冰箱机身，不仅可以去油污，还能除异味。

为床品和衣橱驱虫加香

在我还没有掌握精油的用法之前，每年我都会将薰衣草花穗装在棉布袋子里，塞进衣橱和枕头底下。薰衣草的气味能驱赶微生物和小虫子，也能消除异味，让纺织品散发出洁净的气息。后来，我有了精油，为床品和衣橱驱虫加香的工作就变得越来越有趣了。

精油喷雾很适合用于床单、枕头、被套的驱虫加香。有一些除螨虫吸尘器带有水箱，可以直接滴入几滴精油，做清洁的同时，驱虫加香也一步到位。

精油棉片无论是制作还是使用都是零难度，取一张纯棉棉片或者折叠起来的棉巾，滴上适量精油，先放在空气中让精油变干，再放进衣橱、枕套、被套里，这样做就不会在精细的面料和浅色的衣物表面留下精油的着色了。

内衣柜里放几片添加了橙花、茉莉或玫瑰精油的棉片，每次打开抽屉，一股浪漫幸福如小公主般的气息扑鼻而来。穿上带有淡淡香味的内衣，你会深深地爱上自己呢！存放袜子、手套、帽子的抽屉里，适合放入添加了雪松、迷迭香、薰衣草精油的棉片。

总之，你可以充分发挥创意，让你的床品和衣橱时时刻刻都干净又好闻。真正的品质生活，就是从这些细节中呈现出来的。

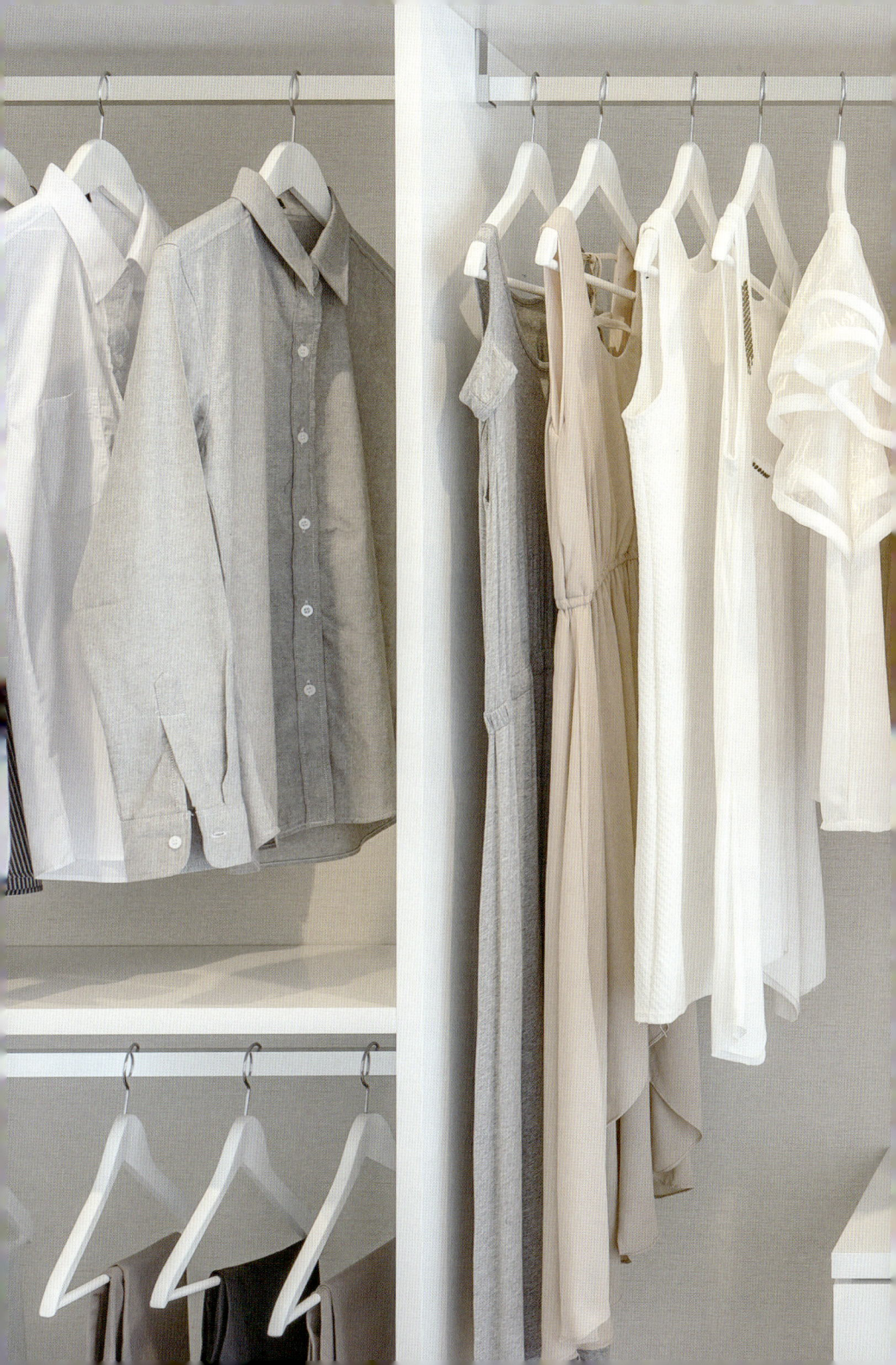

洗衣房里的天然加香剂

记得小时候在流感高发的季节，妈妈会把床单、衣服放在太阳下晒，然后点上一大把艾草来薰，空气里同时弥漫着草药和烟熏的气味，直到被烟熏得咳嗽不止。我想如果妈妈那时候有精油，她的生活会便捷得多。直接在洗衣机内或者洗衣液中加入几滴精油，起到的抗菌作用估计比薰艾要高效。但注意不要直接滴在衣物上，可能会破坏衣物的颜色哦！

薰衣草、天竺葵、依兰、柠檬、佛手柑、甜橙、雪松、茶树、柠檬草、快乐鼠尾草、丝柏、尤加利、迷迭香、百里香、牛至，都是经济实惠，适合添加在洗衣液里的精油。既可以只用一款单方精油，也可以挑选以上 2~3 种精油一同使用，每次用量 8-10 滴。

第四章 香气的 24 小时

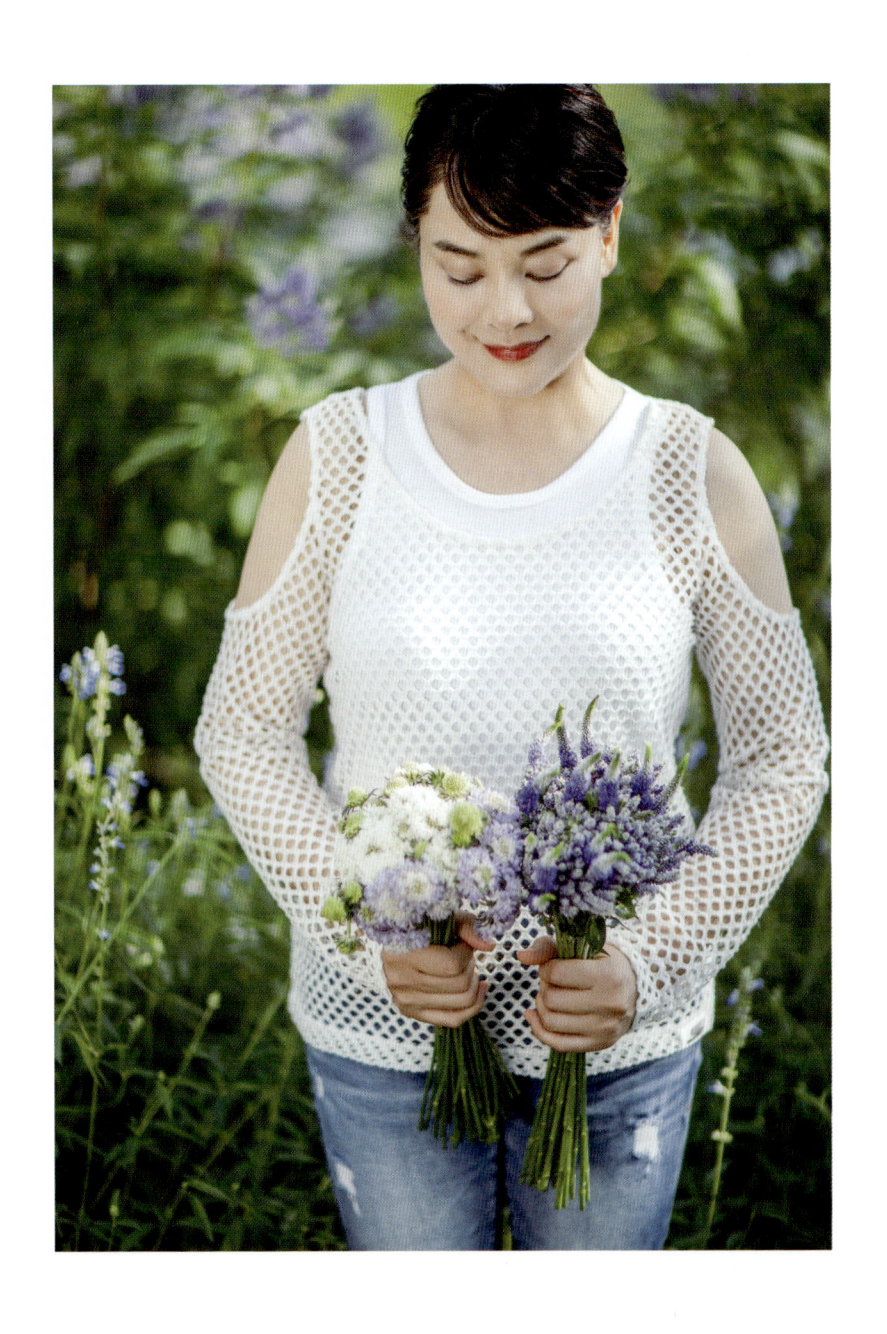

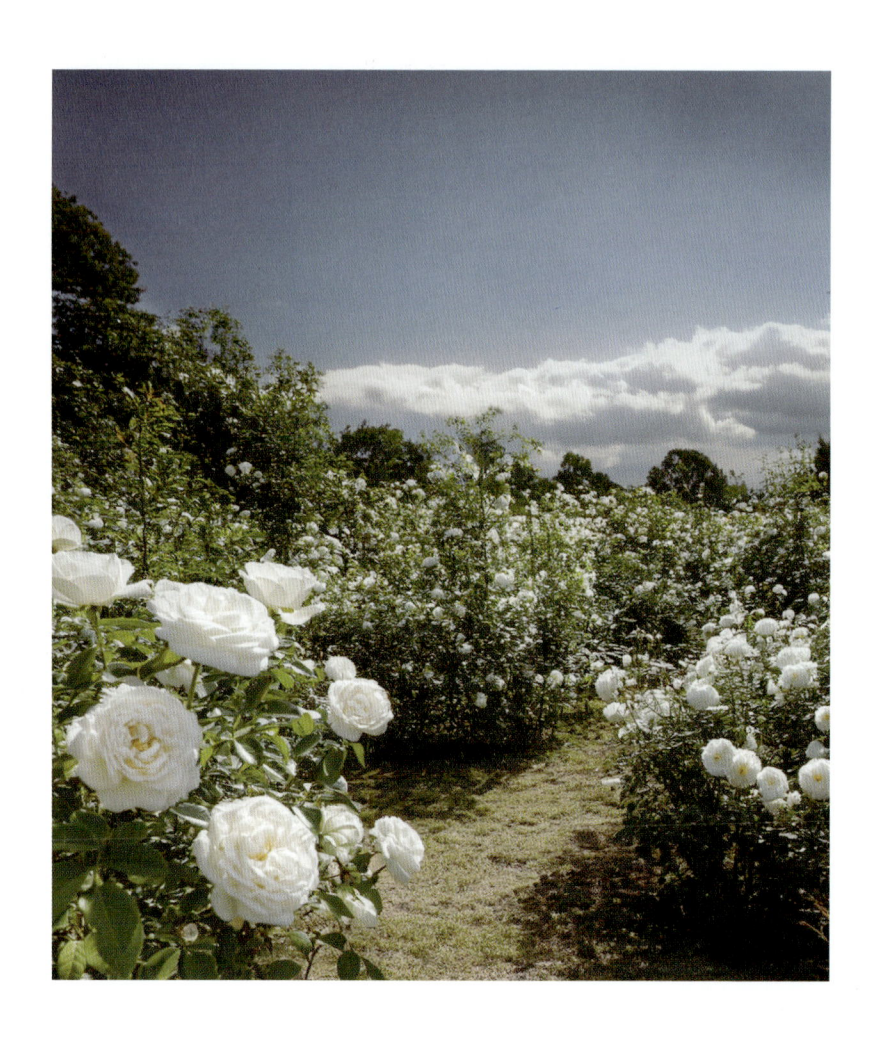

赶走花园里的不速之客

  住在带花园的房子里,种上各种漂亮植物,是我最羡慕的生活方式。估计屋主的烦恼便是家中经常会有些不受欢迎的客人到访,除了寒冷的冬天,蚂蚁可能每天都像士兵般成群结队往家里涌,爬满窗框和墙壁,蟑螂和苍蝇也时不常来找点吃的。到了春天和夏季,除非穿上养蜂人的全套装备,不然蚊子会让你不敢踏进花园半步。每到春夏交替之际,白蚁像乌云压顶一样在头上盘旋。自从猫吃得太饱失去了抓老鼠的能力之后,花园里住进来几只老鼠也很正常……除此之外,住在带花园的别墅生活真的不错!

  不想经常使用化学杀虫剂、除鼠药的你,就要动动脑筋,让精油来帮忙了。

蚂蚁别进来配方

胡椒薄荷：10 滴　　　百里香：10 滴
迷迭香：10 滴　　　　丁香：10 滴

使用方法 *Usage*

将以上精油混合后滴在棉片、棉球上，放在从花园进入屋子的门框边。同时制作成空气喷雾，喷洒在门框周围和地面，让蚂蚁们了解哪里是你的地界。但注意不要直接喷在涂有油漆的木质门框、实木地板、复合木地板、地毯上。

蚊子逃得快配方

胡椒薄荷：10 滴　　　柠檬尤加利：10 滴
薰衣草：10 滴　　　　香茅：10 滴
罗勒：10 滴

使用方法 *Usage*

把以上精油混合后在靠近花园的门口、窗台、走廊、门厅外扩香。

苍蝇怕怕配方

柠檬草：10 滴　　　　牛至：5 滴
柠檬尤加利：10 滴　　天竺葵：10 滴

使用方法 *Usage*

把以上精油混合后，在苍蝇易聚集的区域扩香。

老鼠不再疯狂配方

胡椒薄荷：10 滴　　　蜂香薄荷：10 滴
绿薄荷：10 滴　　　　丁香：10 滴

使用方法 *Usage*

把以上配方混合后滴入棉片、棉球，塞在老鼠出没的通道处和门缝里。

对付飞蛾、白蚁类小飞虫

香茅：10 滴　　　　　柠檬尤加利：5 滴
柠檬草：10 滴　　　　胡椒薄荷：10 滴
蓝胶尤加利：5 滴　　　薰衣草：10 滴

使用方法 *Usage*

把以上精油混合后制作成空气喷雾，在虫子多发季节，喷洒于跟户外相连接的房间中，要避免喷到家具表面和木质门框、窗框上。也可以把以上精油滴入扩香灯 / 扩香木 / 扩香石中，摆放在花园和屋子连接的走廊、门厅、玄关处。

用香气提升工作环境的愉悦度和工作效率

办公空间要尽量避免使用一些个性太强、味道过于浓烈或过于柔美甜腻的气味，因为可能会引起一部分人的反感，毕竟对香气的接受程度因人而异。例如药草香调、花香调、美食香调，就放在个人化的空间去发挥作用吧。

中性的木质香调、叶片香调、柑橘香调，强度适中，具有提神醒脑、提升呼吸系统健康的作用。任何性别和年龄层的人都易于接受，是办公场所适用的香气。

办公空间的扩香工具，适合选用纯油扩香仪、超声波扩香仪，能覆盖面积较大的空间。结合一些局部摆放的扩香条、扩香木，在办公室内打造出立体的扩香效果。需要注意通风，空气流动才有利于香薰精油扩散。如果办公室内密不透风，可在扩香仪后面放置一个小风扇，让风扇吹出的气流把芳香分子充分发散到空气中。把扩香仪放在空调出风口的前方或者出风口对面的位置，也有利于芳香分子的流动。

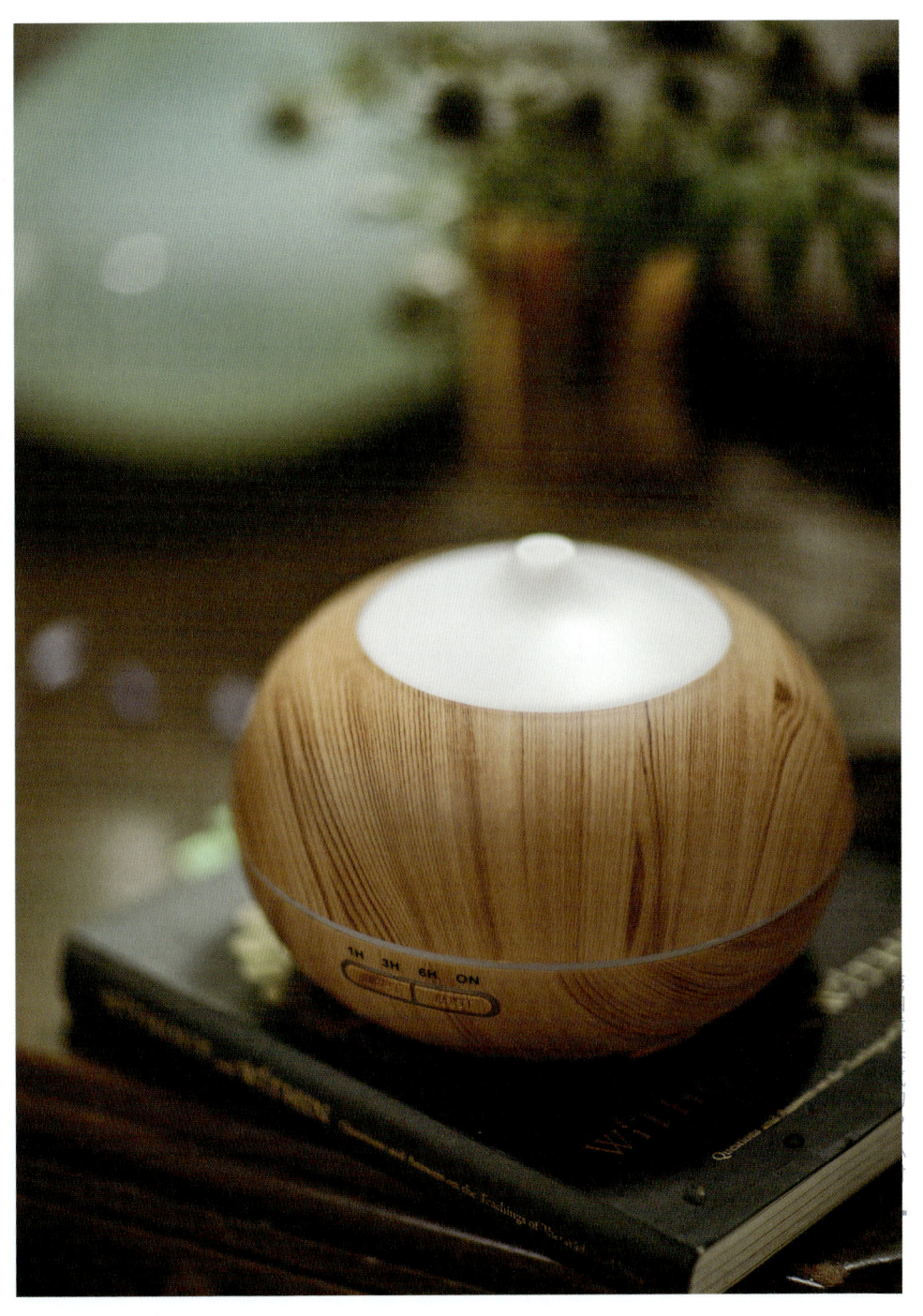

最适合办公室的香气

松树类精油：欧洲赤松、黑云杉、西伯利亚冷杉、大西洋雪松、维吉尼亚雪松、喜马拉雅雪松。

松科树木的气味厚重有力度，充满阳性能量，能提升肾上腺素，让人的抗压能力增强。同时它也是维护呼吸系统健康的能手，最适合在人员密集的工作场所作为扩香精油使用。与柑橘精油是最佳搭配，可添加柠檬、甜橙、佛手柑、薄荷精油，为办公场所带来清新宜人的森林气息，又不会因为香气过于浓郁而有违和感。其中，柠檬、薄荷精油也是清理异味和抗菌的高手。

叶片类精油：迷迭香、薄荷、蓝胶尤加利、茶树、百里香、罗勒、柠檬香桃木、柠檬草、绿花白千层、波旁天竺葵、薰衣草、甜马郁兰。

叶片类精油有较好的驱除异味、抗菌的作用，能提升人体免疫力，降低工作场所的病菌感染率。有一些叶片精油，如迷迭香和薄荷，有提高专注度、改善记忆力的作用，最适合在令人犯困的会议室中用于提振精神。叶片类精油既可以单独使用，也可以与其他叶片类精油互相搭配，还很适合与柑橘类精油配伍，如葡萄柚、甜橙、柠檬、莱姆，让叶片气味不会过于浓重。

最实用的办公室香气配方

抑制感冒病菌扩散配方：蓝胶尤加利 3 滴 + 迷迭香 3 滴 + 沉香醇百里香 3 滴 + 柠檬 6 滴

高效会议室配方：胡椒薄荷 3 滴 + 迷迭香 4 滴 + 尤加利 2 滴 + 柠檬 3 滴 + 甜橙 3 滴

提振士气配方：丝柏 5 滴 + 杜松酱果 3 滴 + 葡萄柚 8 滴

一团和气办公室配方：波旁天竺葵 3 滴 + 甜马郁兰 3 滴 + 佛手柑 6 滴 + 柠檬 3 滴

以上配方使用方法：用纯油扩香仪、超声波扩香仪扩香。

第五章

自带香气的旅行

随时随地用芳香精油来呵护自己和家人

对我来说,一趟说走就走的旅行,途中若不陪娃跑医院才算完美。旅行中带上一份香气,就像带了一份安全感和一份额外的奢侈。

生娃之前,出门度假的既视感是我和友人开着车,沿着南法蔚蓝海岸自驾游,在普罗旺斯的花田里迷失,一头撞进米其林餐厅这样的浪漫之旅。生娃之后,放假就成了集中溜娃,所有行程都围绕怎么能把孩子打发好来安排。

在我的印象中,几乎每次出门旅行,我家"小神兽"都会给我安排些小插曲。相信许多宝妈都有这样的经历,出门旅行刚想放飞一下自我,娃就生病了,最常见的就是感冒发烧和肠胃病。我和我家"队友"经常在异国他乡带着娃跑医院,花掉大半天时间不说,取完药回酒店陪着生病的娃静养,整个假期瞬间变得跟我的心一样支离破碎。

记得有一年我们全家到云南度假,到达的第二天,女儿就开始发低烧,睡觉时肺部还发出拉风箱一样的杂音,吓得我赶紧把她送到医院,医生说是高原反应加上对当地细菌不适应,出现肺部感染,于是,7天的假期中有4天在酒店里静养,这样的经历不胜枚举。

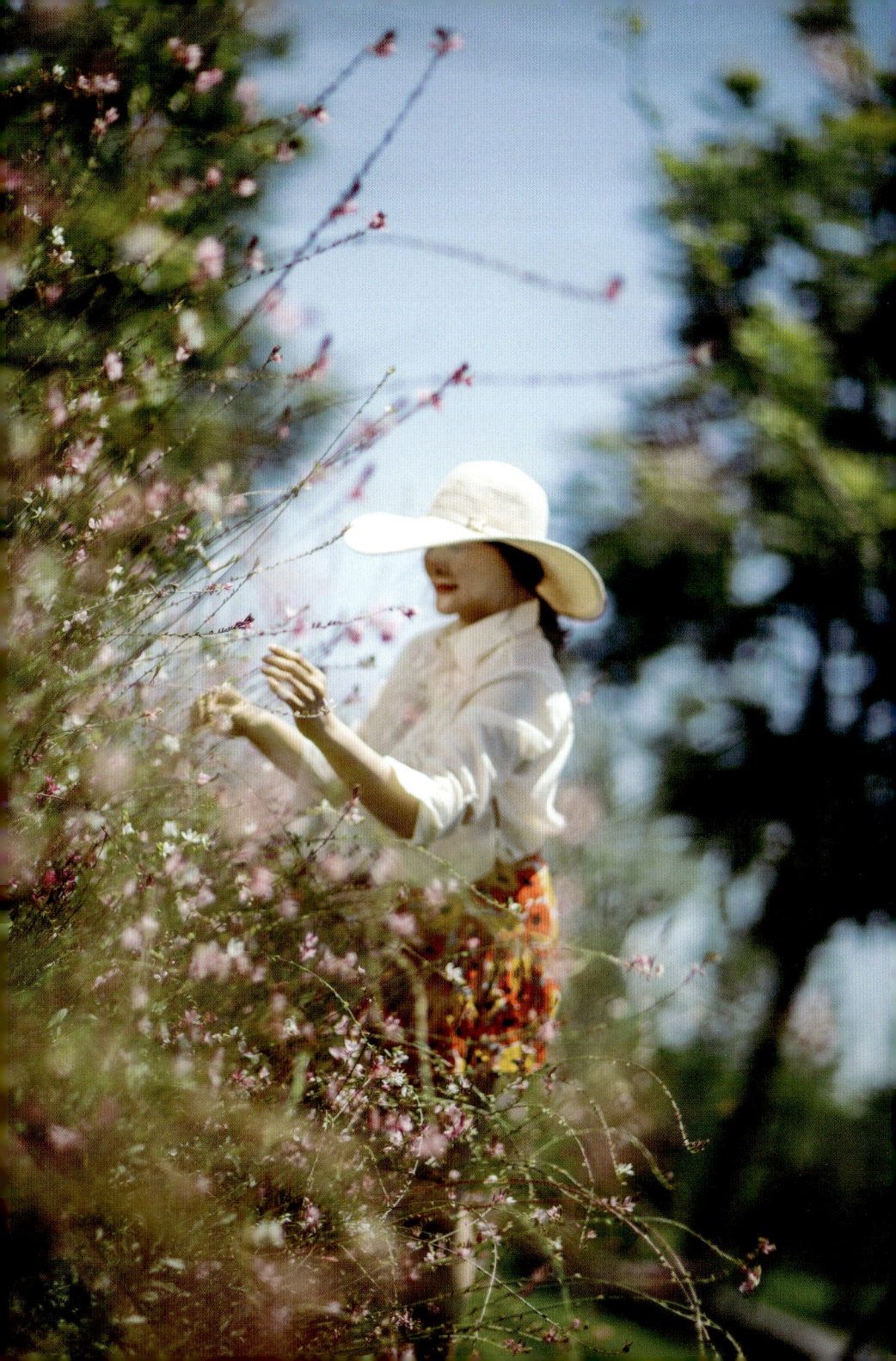

又有一年，全家去北海道滑雪，我家"鸢尾花美眉"打完雪仗回到酒店就发烧了，赶紧跑到附近医院去看病，我和孩子她爸心里忐忑不安，怕是得了肺炎，后来确认只是着凉了，医生说不用紧张，也不必吃药。回到酒店，我取出精油收纳包，拿出真实薰衣草、罗马洋甘菊、茶树、沉香醇百里香、柠檬、红橘精油，稀释均匀后给女儿从脊背到脚底做了个全身精油按摩，按摩结束后，让她慢慢喝下一杯温水，穿好衣服盖上被子，休息20分钟后再起来，大概两个小时后她就退烧了，并且很争气地没再反复。

家里有个芳疗师，就像随队带了个赤脚医生一样，随时把精油收纳包拿出来，施行芳疗大法。一般性的感冒发烧、肠胃不适、晕车晕船，精油都能很有效地解决问题。如今出门在外，我早已习惯必备一套精油，精油收纳包里涵盖的品种要能够处理肠胃急症、皮肤外伤、呼吸道病菌感染、蚊虫叮咬、头疼头晕，还须满足放松助眠的需求。

今年暑假，女儿被攀岩队推荐参加全国青少年攀岩锦标赛，她爸的心情比女儿更紧张。天气热得不像样，走在路上感觉快要被烤化了，到达赛事安排的南太行山脚下的驻地，一点没觉得有凉意，想想这些小运动员们高温下还要竞赛，是有多难。

行李箱中多带一些薄麻质、丝质这类天然材质的衣服，比化纤类的衣服更能遮阳也更凉快，绝对不能少的当然是我的芳香收纳包。我们全家人都喜欢户外运动，骑车、登山、徒步都是我们热衷的，因此我的芳香收纳包里必备修复皮肤外伤的精油和治疗蚊虫叮咬的精油，澳洲茶树、真实薰衣草、岩玫瑰、薄荷精油，都是户外生活的最佳帮手。每天外食，肠胃很容易出问题，这个就交给丁香花苞和红橘精油来解决。

这次女儿要连续几天参加不同项目的比赛，全天高强度比赛结束，肌肉和关节肿胀又酸痛。晚上我用穗花薰衣草、甜马郁兰、肉豆蔻、白珠树精油给她做个全身按摩，若再泡个温水浴效果最佳，如果酒店条件不具备，用温热的水冲淋，效果也差不多。这样一番操作，可帮助肌肉排出乳酸，不仅肿胀酸痛症状很快缓解，肌肉也能更快自行修复，第二天的竞赛状态不受影响。经过一天的比赛和酷暑的考验，此刻身上涂满香喷喷的精油，洗去一身灰尘和汗水，生活如此美好，身心秒得安顿，不一会儿大家都静悄悄地睡着了。

"认枕头"的人，无论住在多么高级的酒店，都容易失眠，出门旅行若能睡得好可就太完美了。我的秘诀是带上一两款平时在家最爱用的精油，喷洒在枕头上，熟悉的香气让我们在陌生的环境中更有安全感，更容易放松下来。我平时就喜欢把薰衣草精油滴在枕头和床单上，这样不仅能驱赶微生物，熟悉的气味能让我找到在家的放松感，睡意便很快袭来。

如果不喜欢把精油滴在枕头上，可自带一个便携的可更换扩香片的小扩香器，或者将一块扩香木放在床头，把精油滴在上面。

今天就打开我的芳香收纳包，跟大家分享一下我的旅行精油清单吧！

225

我的芳香收纳包里的旅行必备精油

如果我只能带一个九宫格精油收纳包,我一定会带上丁香花苞、红橘、真实薰衣草、波旁天竺葵、澳洲茶树、蓝胶尤加利、柠檬、甜马郁兰、胡椒薄荷精油,它们基本上能够解决旅途中最常出现的健康问题。

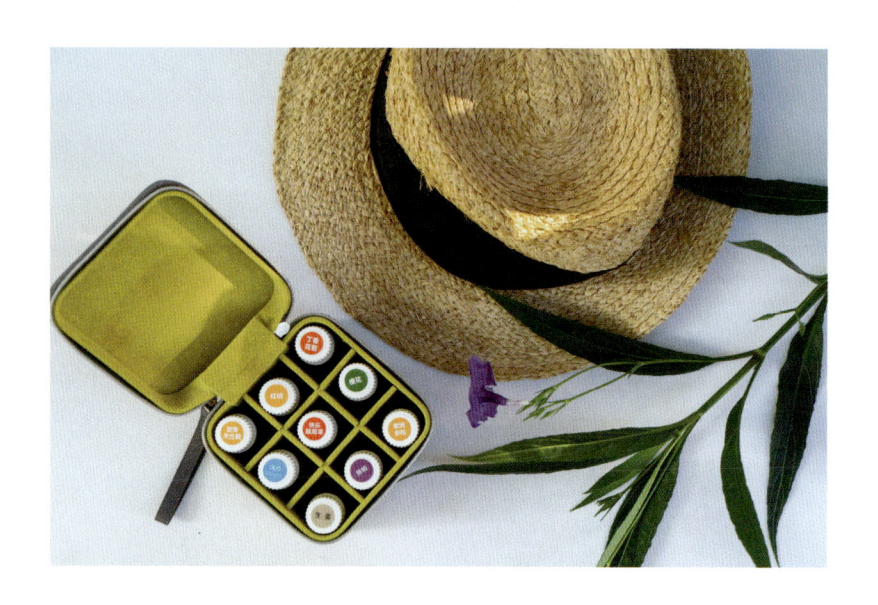

我的不藏私旅行芳香配方

处理肠胃感染、消化不良

丁香花苞：4 滴　　　　　　柠檬：4 滴
红橘：4 滴

使用方法 *Usage*

把以上精油混合后加入基底油稀释成 5% 浓度，涂抹腹部，顺时针按摩一百圈。

处理皮肤外伤、烫伤

真实薰衣草：3 滴　　　　　澳洲茶树：3 滴

使用方法 *Usage*

皮肤擦伤、流血时，把以上配方用基底油稀释成 5% 浓度，涂抹在伤口周围完好的皮肤上，有止血、收敛伤口、抗感染的作用。如果是烫伤，先用冷水冲淋烫伤部位约 10 分钟，用纸巾吸干皮肤上的水分，再把 1~2 滴薰衣草纯精油、1~2 滴茶树纯精油，直接涂抹在烫伤部位没有破损的皮肤上。烫伤部位如果是脸部，或者是儿童的幼嫩皮肤，把以上精油用基底油稀释成 5% 浓度，涂抹在烫伤部位周围没有破损的皮肤上。

蚊虫叮咬后止痒、消肿、抗菌

蓝胶尤加利：2 滴　　　　胡椒薄荷：2 滴
澳洲茶树：2 滴

使用方法 *Usage*

用基底油稀释成 5% 浓度，涂抹蚊虫叮咬部位。

处理突如其来的感冒、病菌感染

柠檬：4 滴　　　　波旁天竺葵：4 滴
蓝胶尤加利：4 滴　　　　真实薰衣草：2 滴

使用方法 *Usage*

把以上精油滴入一杯开水中，用水蒸气熏蒸喉咙。再将以上配方用基底油稀释成 5% 浓度，涂抹整个胸部和喉咙部位。

紧急情况下的降热按摩

真实薰衣草：4 滴　　　　丁香花苞：2 滴
胡椒薄荷：3 滴　　　　红橘：4 滴
波旁天竺葵：2 滴　　　　柠檬：2 滴
澳洲茶树：2 滴

使用方法 *Usage*

把以上精油用基底油稀释成浓度为 5% 的按摩油，涂抹整个背部和脚底。手法轻柔地从尾椎一直到后脑勺进行上下按摩和推拿，可重点加强后脊颈的大椎穴、脊柱两侧的肺俞穴、风门穴的按摩。按摩结束后尽快穿好睡衣和袜子，慢慢喝下一杯温热的水，再盖上被子，闭目休息 20 分钟。

旅行中处理晕船、晕机、恶心、呕吐

胡椒薄荷：3 滴　　　　　　柠檬：3 滴
真实薰衣草：2 滴

使用方法 *Usage*

将以上精油混合后滴在掌心嗅吸。或用基底油稀释成 5% 浓度，涂抹后脊颈大椎穴、太阳穴、头顶百会穴、胸口膻中穴，以及腹部肠胃区域。

强烈日晒引起头疼、中暑紧急处理

真实薰衣草：4 滴　　　　　　蓝胶尤加利：4 滴
胡椒薄荷：2 滴

使用方法 *Usage*

1. 将以上精油混合后,直接涂抹并按摩太阳穴、头皮、大椎穴,以及上腹部。引导中暑者做深呼吸,及时补充足够的水分,避免停留在阳光直射的户外。

2. 把以上精油装入喷雾瓶中,加入 200 毫升矿泉水,摇晃均匀后喷洒头部、颈部、腋窝,避免喷到眼睛里引起刺激。

3. 把以上精油滴入一盆冷水中,把一条毛巾用精油水浸润,放置在额头上冷敷 15 分钟。

4. 如有条件,把以上精油滴在泡浴水中并充分打散,直接让中暑者用冷水泡浴 15~20 分钟。或把稀释后的精油涂抹于全身,之后常温淋浴 15 分钟。

肌肉酸疼、舟车疲劳

真实薰衣草:4 滴　　　　丁香花苞:1 滴
澳洲茶树:2 滴　　　　　甜马郁兰:2 滴
蓝胶尤加利:2 滴

使用方法 *Usage*

将以上精油稀释成 5% 浓度,涂抹在肌肉酸疼部位,可缓解症状。还可以涂抹全身,稍做按摩帮助吸收,再温水淋浴或泡浴。

泌尿系统感染紧急处理

蓝胶尤加利：2 滴　　　　　真实薰衣草：2 滴
波旁天竺葵：2 滴　　　　　澳洲茶树：2 滴

使用方法 *Usage*

将以上精油稀释成 5% 浓度，沐浴后涂抹于泌尿系统外黏膜处。

牙龈炎紧急处理

澳洲茶树：1 滴　　　　　柠檬：1 滴
丁香花苞：1 滴

使用方法 *Usage*

将以上精油混合后直接涂抹在牙龈红肿或发炎部位。

口腔黏膜和唇疮紧急处理

真实薰衣草：3 滴　　　　　澳洲茶树：3 滴

使用方法 *Usage*

将以上精油混合后稀释成 5% 浓度，涂抹在口腔发炎部位。

牙龈炎和口腔炎症日常护理

丁香花苞：2 滴　　　　　　柠檬：2 滴

澳洲茶树：3 滴

使用方法 *Usage*

将以上精油混合后加入 2 汤匙基底油，稀释后含在口腔内停留 20 分钟，再把油吐掉。有口腔炎症或者口气很重时，都可以用这个方法漱口，改善口气的效果绝佳。

尽管每天刷牙，但消化不良、排便不畅或者饮食上火都会引发口臭。用精油漱口改善口气的效果非常显著，是日常降低口腔含菌量、减少牙科疾病很有效的保养方法。

祛除口臭配方

澳洲茶树：3 滴　　　　　　柠檬：2 滴

使用方法 *Usage*

将以上精油混合后加入 2 汤匙橄榄油，稀释后直接含在口腔内停留 20 分钟，再把油吐掉。

晚间放松与舒眠

真实薰衣草：4 滴　　　　　甜马郁兰：4 滴

使用方法 *Usage*

直接滴在枕头、被套上，或者滴入扩香木、便携式扩香机里，放于床头。

纯露在出行时的妙用

除了作为每天护肤时必不可少的补水步骤以外，纯露是夏季时我用来预防阳光过敏症和长痱子的法宝。曾经有几年，我的皮肤阳光过敏很严重，到了夏季，出汗加上日晒，皮肤又痛又痒，非常难受。直到我找到了为皮肤降温和稀释细菌的方法，才终于能安心度过炎炎夏日。

首先将橙花、乳香或茉莉纯露喷于面部，喷到快要滴水的程度，再用棉巾把水分吸干，这样做能延缓细菌繁殖速度，稀释汗水中的盐分和细菌，皮肤就不那么刺痛难耐了。日晒后，在发红的皮肤上用乳香纯露降温，皮肤能及时得到镇静安抚。将乳香纯露喷洒在后脖颈、大椎穴和腋下，能防止中暑和预防热射病。

纯露的另一个妙用是用来制作纯露湿巾，可改善女性在夏季或旅行中易犯的妇科炎症。一到夏季，空气潮湿加上炎热，妇科病菌大量滋生，很多女性会患上季节性阴道炎、尿道炎。出门旅行时，舟车劳顿、免疫力低下时，也容易引发妇科炎症。使用公共洗手间后，用纯露湿巾擦拭私密处，比用普通纸巾更干净，能稀释和清除大量细菌，炎症感染概率就会大大降低。

纯露湿巾的制作方法非常简单，出门前用茉莉、玫瑰或波旁天竺葵纯露喷湿棉巾，之后用密封袋装起来，当天制作当天用完。香喷喷又兼具抗菌作用的纯露湿巾，还可以用来擦脸、擦身体、餐前清洁双手、擦公共洗手间的马桶坐垫……真是好物多用，技多不压身呀！

　　远游四方，无论身在何处，有了这份芳香随身，就有一种身心被好好呵护的感觉，也为旅途增添了一份奢华感。

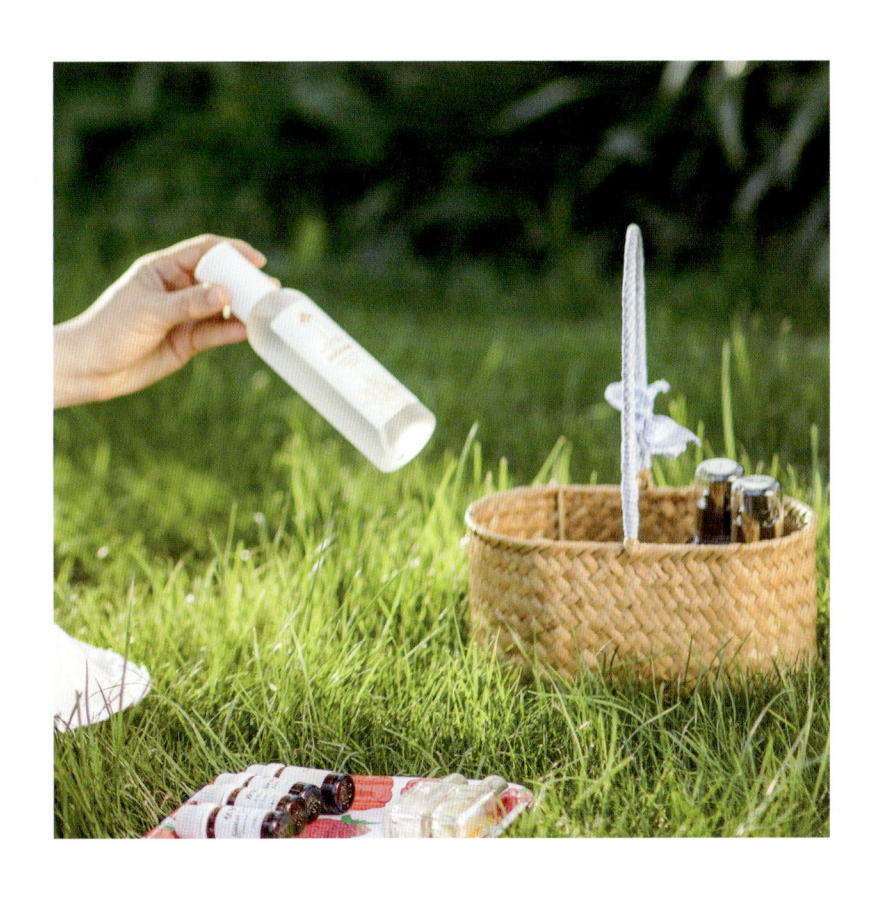

万能的植物基底油

常用精油的人，手中必不可少的便是一瓶品质上佳的植物基底油。基底油的作用有很多：稀释精油、护肤、卸妆、泡浴，甚至用于口服补充营养……多重角色，一瓶解决。

我经常用的植物基底油是冷压初榨、非精炼，最好是经过有机认证的甜杏仁油、芝麻油、向日葵油、摩洛哥坚果油、椰子油、葡萄籽油、橄榄油、白池花油、山茶花油。荷荷巴油也很常用，但荷荷巴油不能口服。

出门时带上一瓶品质上佳的植物基底油，很多问题都能迎刃而解。

忘记带卸妆油？没关系，万能的基底油可以顶上！

卸妆时，皮肤不用提前打湿，取适量基底油，按摩几分钟让化妆品充分溶解，用棉巾擦去浮油和彩妆，再用洁面慕斯按摩面部1分钟，然后将残留的浮油和彩妆冲洗干净，之后用纯露喷湿全脸，最后用棉巾擦拭一遍脸部和颈部，这样卸妆就很彻底了。

皮肤干燥瘙痒，用基底油来解决你的烦恼

旅途中的日晒风吹或处在寒冷天气下，皮肤因为干燥开始起皮、

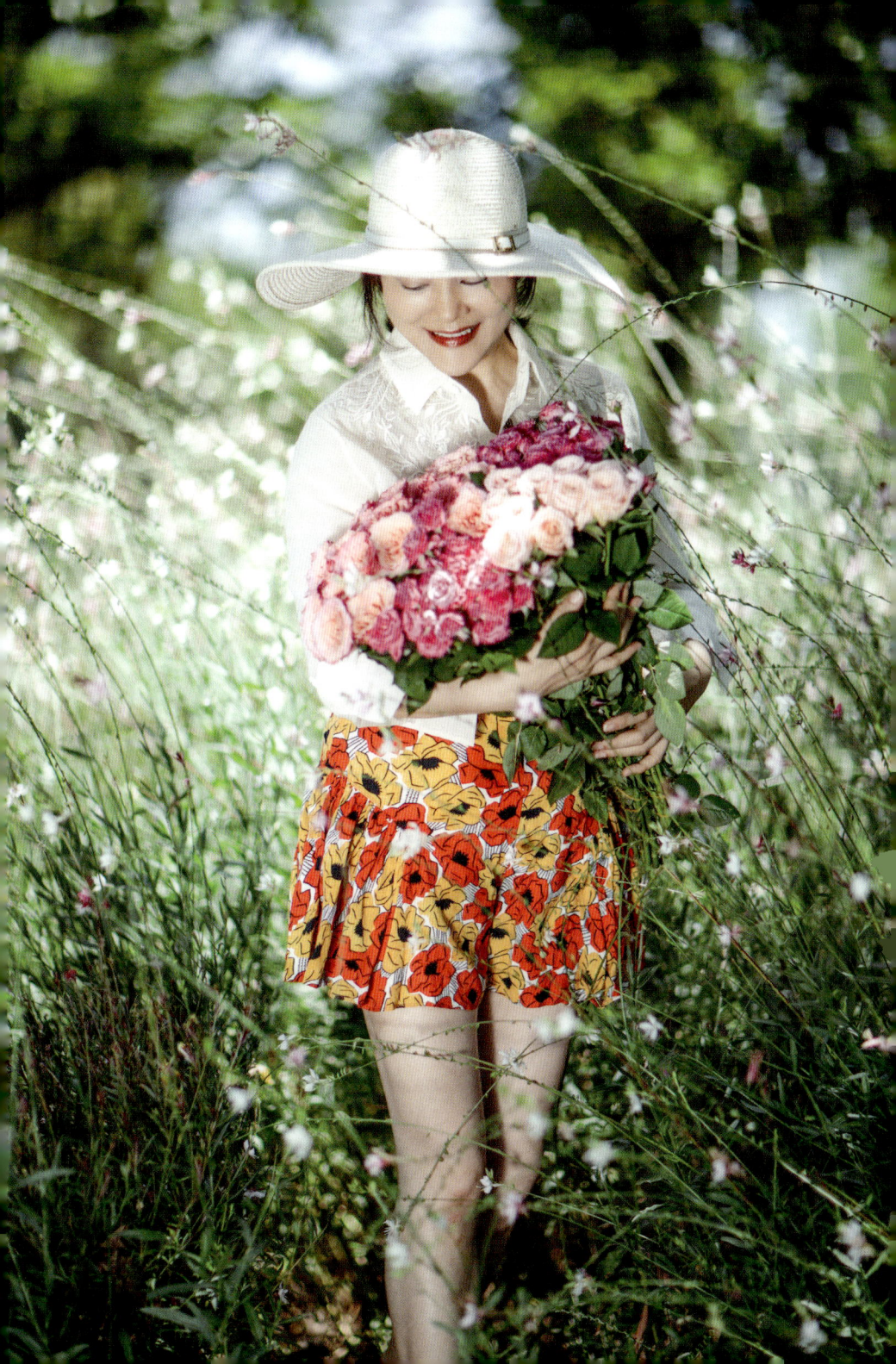

瘙痒难受……拿出你的基底油，既可以加入 2~3 滴精油，也可以不添加精油，把基底油直接涂抹在清洁后的全身和脸部，稍做按摩，帮助油脂被皮肤充分吸收，之后再涂抹身体乳液和面霜，保湿和修复效果会更加显著哦！

日晒后的头皮急救护理

高温日晒后，头发简直变成一把乱草，干枯又纠结，此时，受伤的不仅仅是头发，还有头皮。日晒对头皮的杀伤力决不可小觑，头皮跟身体其他部位的皮肤一样，会因为日晒而加速老化。

晚上回到住处，给头皮和头发做个 SPA 吧！取出你的基底油，还可以在基底油中加入 3~4 滴薰衣草精油，从发根到发梢完全涂抹上基底油，用浴帽或浴巾包裹头发静置 30 分钟，之后用洗发水把油脂彻底清洗干净。此时，请好好感受一下你的秀发——生机勃勃、富有弹性，头皮的颜色也从微微发红转为略带青白色的健康肤色。

用基底油制作泡浴油，随时随地都能享受到专业 SPA 级别的芳香浴

精油爱好者往往难以配备专业的精油分散剂，而最简单且最天然的泡浴油配方，就是用精油加上基础油调配而成的。如果用作泡浴，精油的用量最多不超过 20 滴。浓度偏高，对身体的舒缓作用更明显；而低浓度使用，对情绪的疗愈作用更显著。

取约 1 汤匙基底油，配 6~15 滴精油，稀释后涂抹全身，或倒

入浴缸龙头水流处，让水流把精油充分打散后再泡浴。如果没有浴缸，将稀释后的精油涂抹全身，之后再淋浴。别以为这样一冲淋，精油全被冲掉了，还能产生作用吗？水疗是促进精油吸收非常强效的疗愈方式，借助水的温度和压力，不仅能促进精油在皮肤上的吸收速度，同时还能享受到水蒸气把精油分子散发到空气中，透过嗅吸对人体产生的作用呢！

泡芳香浴之前，先把身体清洗干净，再进入添加了香喷喷的精油配方、温度舒适的泡浴水中，让每天的芳香疗愈时光仿如古人净身焚香般富有仪式感。此刻，把所有烦恼、思虑、风尘仆仆都抛诸脑后，静心享受植物的芳香小精灵为身心带来的修复体验。

芳香浴之后就不需要再使用清洁产品了，记得要尽快擦干皮肤表面的水分，哪怕在温暖的海边度假屋里，泡浴后也不要让身体自然风干，一定要擦干！再勤快一点的话就涂上身体乳液，这样就能达到最理想的嫩肤和保湿效果啦！

即使是出门旅行，我也经常进行这种简单便捷的芳香水疗，迅速赶走一身的疲惫，放松紧张的头脑。无论生活在何处，随时随地用芳香来宠爱自己。原来，你是可以为自己创造一个美好的小宇宙的，在这个小宇宙里，外部世界的纷纭嘈杂都与你无关。

第六章

运动达人的法宝

如今有运动习惯的人越来越多，随之而来出现的运动损伤也频发，而精油，则是这世间最能为热爱运动的人带来自信和安全感的宝贝了。

规律的健身对身体有诸多益处，但也难免会为身体和心理带来一定程度的压力，运动过后的疲惫、肌肉酸痛，让不少人在潜意识里对运动产生抵触。我就经常听到朋友吐槽说一想到明天又有健身课，就会动脑筋想办法找借口"翘课"，这就是为什么对运动和健身，我们往往缺乏的不是方法论而是行动力。但这并不说明这些人懒惰、不爱运动，而是当身体过度运动变得疲劳的同时，这种疲惫感也会渗入大脑，形成心理上对运动的抗拒。

进行任何体育运动，本质上都处于一种竞争和紧张的状态，而人体的压力荷尔蒙，原本是为了应对猛兽突然出现时，能够在瞬间逃离而准备。但如今我们却用压力荷尔蒙来追逐自己，在每天的工作和生活中，不断督促自己快马加鞭，努力做到更快更强。原本只是偶尔会被启动的压力系统，现在却被过度调动，成为大部分人的每日常态，这就是为什么经常给自己舒压如此重要。舒压这个动作，不仅能帮助身心找回平衡，也能让压力荷尔蒙在真正需要它的时候，表现得更理想。所以，真正能帮助身体从运动中恢复能量的是放松类的而不是提振类的精油。

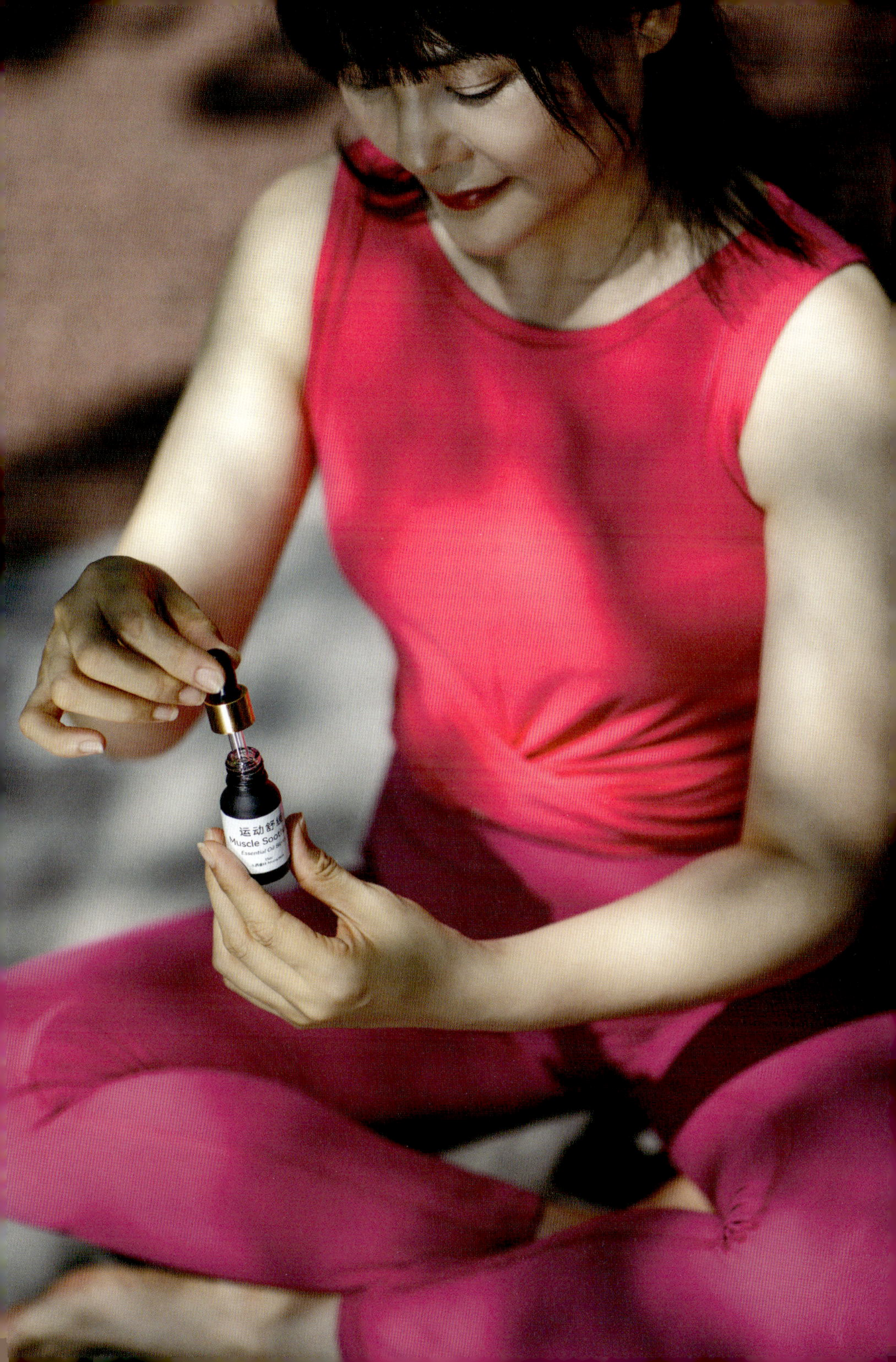
运动舒
Muscle
Essential

你的运动时间正确吗

运动如果不科学，为身体带来的伤害比益处更大，在正确的时间做正确的运动尤为重要。

首先是科学的运动时间。早上的运动时间不应早于5点，并且清晨要以缓和的低强度运动为主。北京体育大学运动人体科学学院曾对在清晨、上午、下午、晚上不同时间运动的四组人群进行调研后发现，每天11点到下午5点之间进行有氧运动或有氧无氧混合运动，全因死亡率下降11%，心血管疾病死亡率下降28%。尤其对老年人、体力活动较少（低于世界卫生组织推荐运动量）的人群、患有心脑血管疾病的人群，运动时间的重要性更为突出。

美国的一项医学研究表明，早上运动能让人食欲降低。早上做45分钟中等强度的运动后，大脑对食物的反应敏感度降低，更不易摄入过高卡路里。但过高强度的运动会让人一整天感觉疲惫嗜睡，影响白天的工作状态。

如今很多上班族习惯在晚上下班后去健身房锻炼，夜跑也曾风靡一时，这可能会引起部分人出现失眠问题，气虚型的人尤其不适合在晚上做高强度运动。下午6点之后可以做些低强度运动，如散步、阴瑜伽、静态拉伸训练、呼吸与冥想练习。

运动达人最懂修复的重要性

在运动前先通过精油按摩来保养肌肉,可提高肌肉力量、灵活度和弹性,降低受伤概率。而运动后用精油来帮助身体放松,可让身体得到及时修复,促进乳酸代谢,更快恢复体能,避免出现长时间的疲惫感。想要通过运动来达到强身健体、塑造优美形体的你,要学会用精油来为身体舒压、保养,不仅能更快看到成效,更能将运动习惯持之以恒。

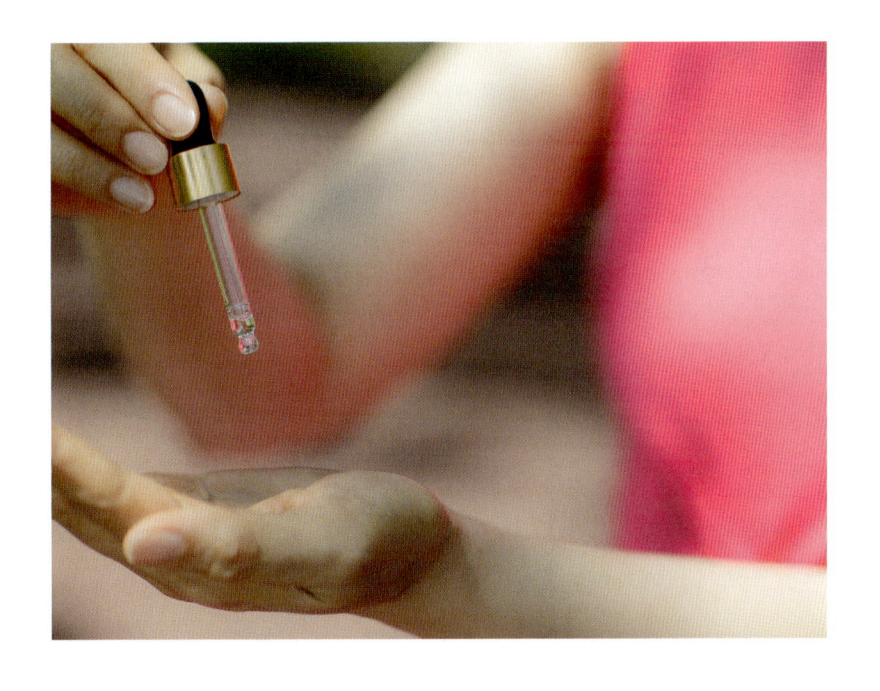

我的不藏私运动保养配方

运动前肌肉保养配方

黑胡椒：3 滴
沉香醇百里香：3 滴
意大利永久花：4 滴

快乐鼠尾草：3 滴
柠檬草：4 滴

使用方法 *Usage*

以上配方中加入圣约翰草浸泡油 2 毫升 + 甜杏仁油 8 毫升，稀释后涂抹重点使用的肌肉群或涂抹全身。

强健肌肉配方

柠檬草：6 滴
高地杜松：3 滴

史泰格尤加利：3 滴
澳洲茶树：4 滴

使用方法 *Usage*

以上配方中加入山金车浸泡油 4 毫升 + 甜杏仁油 6 毫升，稀释后涂抹重点使用的肌肉群或涂抹全身。

高强度运动前的身体支持配方

澳洲尤加利：2 滴
绿花白千层：2 滴
迷迭香：4 滴
柠檬草：4 滴
索马里乳香：4 滴

使用方法 *Usage*

以上配方中加入圣约翰草浸泡油 2 毫升 + 甜杏仁油 8 毫升，稀释后涂抹全身，并在胸口部位加强涂抹。

肌肉筋腱拉伤护理配方

芳香白珠树：2 滴
髯花杜鹃：4 滴
中国肉桂：4 滴
索马里乳香：2 滴
没药：4 滴
德国洋甘菊：2 滴

使用方法 *Usage*

以上配方中加入圣约翰草浸泡油 3 毫升 + 琼崖海棠油 2 毫升 + 葵花籽油 5 毫升，稀释后涂抹患处。

肌肉过劳甚至抽筋时的舒缓配方

甜马郁兰：2 滴
马鞭草酮迷迭香：4 滴
甜罗勒：4 滴

真实薰衣草：4 滴
罗马洋甘菊：2 滴

使用方法 *Usage*

以上配方中加入圣约翰草浸泡油 2 毫升 + 琼崖海棠油 3 毫升 + 葵花籽油 5 毫升，稀释后涂抹患处。

高强度运动后缓解肌肉酸痛与肿胀配方

醒目薰衣草：2 滴
甜马郁兰：2 滴
姜：4 滴

依兰依兰：4 滴
胡椒薄荷：2 滴
芳香白珠树：2 滴

使用方法 *Usage*

以上配方中加入圣约翰草浸泡油 3 毫升 + 琼崖海棠油 2 毫升 + 葵花籽油 5 毫升，稀释后涂抹患处，配合温水泡浴效果更佳。

舒缓肌肉和关节疼痛配方

索马里乳香：4 滴

没药：2 滴

岩玫瑰：2 滴

意大利永久花：4 滴

丁香花苞：2 滴

髯花杜鹃：2 滴

使用方法 *Usage*

以上配方中加入圣约翰草浸泡油 3 毫升 + 琼崖海棠油 2 毫升 + 葵花籽油 5 毫升，稀释后每次取适量涂抹于肿胀疼痛部位。

改善静脉曲张配方

丝柏：6 滴

快乐鼠尾草：3 滴

柠檬：3 滴

胡椒薄荷：3 滴

使用方法 *Usage*

以上配方中加入圣约翰草浸泡油 3 毫升 + 琼崖海棠油 2 毫升 + 葵花籽油 5 毫升，稀释后每次取适量，用一只手的整个手掌自下而上轻拂的手法，轻柔按摩患处。

注意：不恰当的或者太强力的按摩手法会损伤脆弱的毛细血管壁，多涂些精油也能预防进一步的损伤。

运动后放松舒缓配方

依兰依兰：2滴

德国洋甘菊：2滴

真实薰衣草：4滴

岩兰草：2滴

甜橙：4滴

使用方法 Usage

以上配方中加入圣约翰草浸泡油2毫升＋琼崖海棠油1毫升＋葵花籽油7毫升，稀释后涂抹全身，配合温水泡浴效果更佳。

运动过后，由于毛孔受热打开，马上洗澡容易感冒，我会用毛巾擦干汗水，换上干爽的衣服，喷上自制古龙香调的精油香水，带着一身清新提神的香气走出健身房。

使用精油调配的身体清新剂，抗菌除臭、恢复身体元气的作用是用化学合成香精制作的香水无法比拟的。并且其成分无毒无害，经常使用也不会减损呼吸系统免疫力，是真正的人畜无害、环保安全的天然香水。运动之后用这款久经考验的天然配方古龙水提振精神，身体和头脑都可瞬间恢复活力。

我最喜欢的喷洒香水的方式，是将香水喷洒在头顶的空气中，让香水由头顶自由落体飘到头发和身上。这样用香，气味不会太浓郁，却能在身上留下一股若隐若现的香味，仿佛是身体发出的一种很自然很清新的香气，这才是用香的最妙境界，对不对？

身体清新剂配方：

桉油醇迷迭香：15 滴　　　雪松：5 滴
苦橙叶：10 滴　　　　　　绿薄荷：2 滴
橙花：3 滴　　　　　　　　荷荷巴油：20 滴
佛手柑：15 滴　　　　　　香水乙醇适量：约 25 毫升
真实薰衣草：10 滴

使用方法 *Usage*

准备一个 30 毫升容量的喷雾瓶，加入以上精油。把所有油项成分充分混合均匀后，加入香水专用乙醇，把瓶子装满，充分摇匀，喷洒在锁骨、腋下，或身体其他能被衣服遮盖的部位。避免直接喷在外衣上以免织物被染色。使用方法：摇匀后喷洒在腋下、后背、锁骨处、腕关节等部位。

# 第七章

家有"神兽"必备精油

亲情是一种双向奔赴的疗愈

很多朋友都曾问我，是怎么从一个光鲜靓丽的时尚媒体人、奢侈品集团公关总监，变身成为一位"佛系"芳疗师的？这个变化其实跟我女儿有很大关系。

作为中国第一代时尚编辑，我接触精油非常早。20世纪90年代末，在大部分国人对精油基本上一无所知的年代，一些国际品牌为时尚编辑普及高端护肤品知识时，常常会讲述到各类植物精油的功效，开启了我对精油最初的认识和兴趣。当时，芳香疗法还没有在国内普及，想学习芳疗唯一的途径就是远赴欧洲，无奈这个想法只能暂时放在一边。但每次出差去国外，看到精油都会买回家用作熏香或者泡浴，那时候只知道好闻的植物香气能让我感到很放松，心情很愉快。

直到有一天，我女儿同学的妈妈Olivia，一位美丽又善良的高知女性，她颠覆了我对精油的认知。

我女儿从小就是个体弱多病的孩子，天生肺部发育不良，还有哮喘，常犯鼻炎。每年冬天她如无例外都要犯肺炎和鼻炎，时不常就要打上几针或者吃几天抗生素，一般性的感冒发烧更是家常便饭，几乎每个月都要跑一两趟医院。有一天，Olivia见到我，专门把我拉到一边说:"你们家女儿好像经常感冒发烧,我看她也经常犯鼻炎,你要不要试试看用精油给她做按摩?不要动不动就吃药打针,对付一般性的感冒发烧,先用精油给她按摩脊背、脚底,看看她自己能不能扛过来,不行再用药,这样也能加强她自己的免疫力。"

听了这番话,我一开始没太明白,精油还能治疗感冒和退烧?我很早就接触精油,竟不知道精油还有这样的用途!Olivia大概看出来我半信半疑,她生怕我不听她的话,晚上便将几瓶精油快递到我家。没过两天,女儿又发烧了,我便拿出Olivia送来的精油,按照她教我的方法给女儿在脊背和脚底分别涂抹了几滴,照猫画虎地按摩了几分钟,神奇的事情发生了——第二天起床,女儿在没吃任何药物的情况下竟然退烧了!

当妈妈的人都有一种天赋禀异,那就是能敏感地嗅到对自己的孩子有好处的东西。我由此对精油产生了浓厚的兴趣,我想,我必须深入了解精油背后的作用机制是什么,为什么它能对人体产生这样的影响。就这样,我开始系统地学习芳香疗法,还考取了国际公认的权威课程证书,并且用我的芳疗知识帮助了许多想借助自然疗法来守护家人健康的宝妈们。我的芳疗引路人Olivia笑言,她一不小心为中国培养了一位芳疗大咖!

12岁以下的孩子,免疫系统还在不断完善,小病小状况非常多,尤其是突如其来的发烧,隔一段时间就得来一次。面对这种情况初为父母的家长不必过于紧张,孩子发烧时别急忙喂退烧药,先观察孩子呼吸是否有杂音、胃口怎么样、精神状态是否正常,如果没有特别明显的异样，就让孩子在家静养，注意饮食清淡新鲜、多喝温水、增加维生素C摄入。然后，用精油为孩子做按摩，提高自体免疫力，让身体有足够的力气去打败病菌。这样一翻操作之后，孩子通常在一两天之内体温就会恢复正常。如果超过48小时仍不退烧，而且精神萎靡不振，就要去医院就诊，以排除有其他更严重问题的可能性，并遵医嘱用药。在这个过程中，孩子自身的免疫功能已经被启动，假以时日，就会变得越来越强大了。

人体本身就有自愈能力，让人体的自愈力正常发挥作用，小心保护它不被破坏，就是最好的疗愈方式。

后来，我家孩子就极少吃抗生素和退烧药了，体质也逐渐增强。有一年，遇上一度在校园里非常猖狂的支原体肺炎，我家孩子也感染了，遵医嘱用药之后很快就康复，并且再也没有复发。儿童医院的主治医生问我，是不是平时很少给孩子吃抗生素，这位医生在临床上看到很多身体出现耐药性的孩子，碰到严重的病菌感染，吃药打吊针都效果甚微。有些家长一看到孩子感冒发烧，就赶紧带到医院去输液，虽然能迅速缓解症状，却损害了他们自身的免疫力，产生耐药性。将来如果面临重大疾病，会因无法有效控制炎症而引发更大的风险。

芳香疗法是一门历史悠久的药剂学，在现代西学没有普及之前，欧洲人会将医生开的处方交给药剂师，受过专业训练的药剂师会使用植物精油和草药来制作药物。后来，随着现代医学的发展，这些应用了数个世纪的天然药物，逐渐被合成药物取代。但随着人们崇尚自然的生活理念的回归，以及过去一百多年来滥用化学药物对人和自然界带来的副作用，都推动了世界各地传统自然疗法的再次盛行，中医、芳香疗法，都是近年来方兴未艾的自然疗法流派。

芳香疗法相较于其他自然疗法，在应用上的方便度和安全度都很高。不同年龄段的儿童包括婴幼儿都可以使用，但必须小心谨慎地使用，或者在有资质有经验的芳疗师指导下使用。精油是强效天然化合物，具有多种功效，也具有相当强的刺激性。除了要低浓度使用，有些品类的精油要避免应用在儿童身上。只要遵守这些使用准则，绝大部分精油都是很安全的。只要精油的品质可靠，也不会发生如一些网络传闻说精油会引起儿童生长激素紊乱，导致提前发育的情况。在国际上大量实验室文献中，并没有这方面的证明。

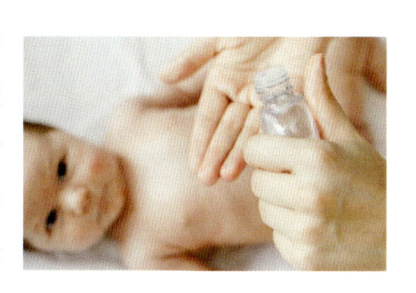

选购精油的时候，注意必须挑选100%纯天然成分、不添加任何人工合成物质、无提纯处理的精油。只有纯天然的精油，才含有丰富多样的天然化合成分，其中许多成分至今也无法在实验室中被人工合成，这样的精油，才具有出色的疗愈特性。

一生的身心健康
始于快乐的婴幼儿时期

儿童的体质、情绪和良好性格的养成，都应该从婴儿时期就开始着手。我认识一位对芳疗有很深修为的宝妈，从孩子出生起，她就经常用纯天然甜杏仁油为宝宝做全身按摩和抚触。宝宝6个月大时，她就在甜杏仁油里加1滴甜橙精油，每天沐浴后用按摩的方式，和宝宝共度私密又幸福的亲子时光。孩子在年幼的时候，物质的丰富对他们来说是毫无意义的，与其给他们买一屋子玩具，比不上妈妈每天都愿意花时间陪伴和照护他们，用孩子能够接收到的方式给予他们爱。

初生的幼儿最需要的第一照顾人是妈妈，为孩子做身体按摩的第一人选就是妈妈，其次是外婆或奶奶，然后是月嫂、父亲。刚出生的婴儿因还没有适应离开母体而存在不安全感，这时他最渴望的是来自母亲的照顾和全心全意的爱。法国妇产科医生弗德里克·勒伯耶（Frédéric Leboyer）在他关于婴儿按摩的作品《关爱之手 Loving Hands》中写道："拥抱、碰触和抚摸，对婴儿的重要性就如同食物一样，就像矿物质、维生素与蛋白质那么重要。"婴儿通过妈妈的产道来到世间的那一刻，就经历了生命中的第一次按摩，从此，抚触和按摩就成为人类生命中非常重要的疗愈方式。

第七章 家有"神兽"必备精油

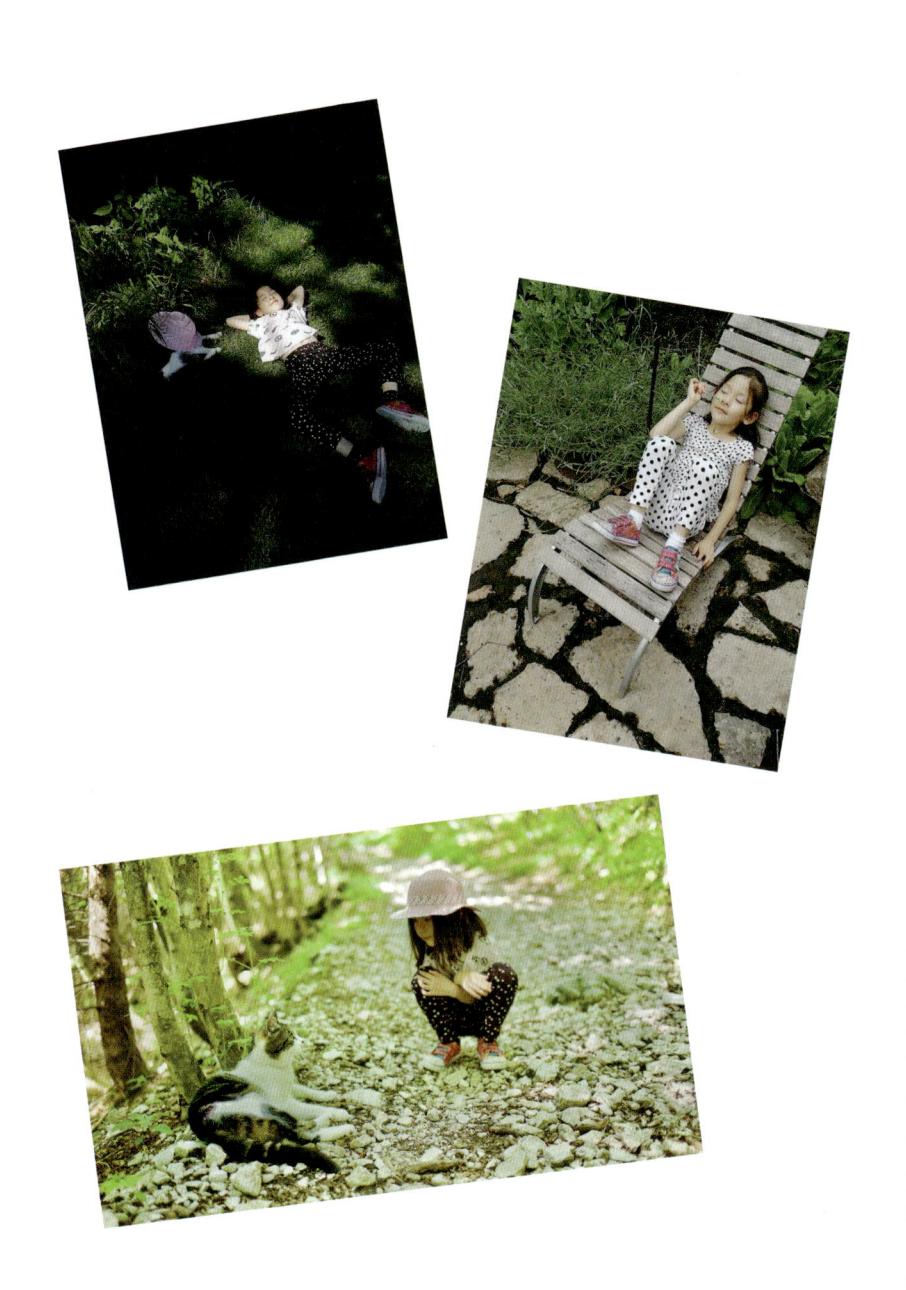

前面提到这位从小就在妈妈的芳香按摩中长大的孩子，后来成长为一个性格好人缘好体格强壮的阳光男孩。最打动我的是，他是一个情绪平和稳定的孩子，即使在青春期，也没有出现特别的叛逆。面对高考的压力，他从不失眠，每天晚上还能抽出时间看一集电视剧再去睡觉，最终他如愿以偿考入了他理想的名牌大学。这个孩子身上体现出一种大战之前不惊慌的稳定性，令人赞叹。而他妈妈则笃信这一切都归功于从幼儿时期起，她就非常注意对孩子情绪和性格的培养，在孩子成长的不同阶段，都用芳疗来陪伴他，帮助他塑造良好的体质和稳定愉快的情绪。

受到这位妈妈的启发，我也经常借助植物的香气与女儿进行亲密连接。女儿年幼的时候，我经常为她按摩，进入青春期之后，她就不太愿意让家长触摸身体了。青春期的生长激素，加上来自学业、校园人际关系的压力，都让这个年龄的孩子性格变得扑朔迷离。于是，每晚在她睡觉前，我会在书房里点上一款香薰，经常会用玫瑰、橙花、檀香、乳香、罗马洋甘菊、葡萄柚、岩兰草、芳樟这些我自己最喜欢的气味，然后把女儿邀约来，跟她谈天说地，聊漫画、聊攀岩、聊我最近的写作进展……聊着聊着，她就开始跟我聊她自己的小秘密，最近跟哪个朋友发生了什么事情，喜欢上哪个课程不喜欢上哪个课程……最后，她竟然把她的秘密小日记翻出来给我看。在这样一个放松的氛围中，青春期小神兽也放下了心中的警惕和叛逆，愿意把最私密的内心世界跟我分享。一个信任父母的孩子，是不会出太大差错的。

回想起我的青春期，我的妈妈就没有这么多小妙招，只会一脸严肃地对家中几个孩子进行教育教育再教育。所以，我从不把自己的交友秘密、学业压力跟她分享，也没有养成经常跟妈妈倾诉的习惯。这成了后来我的一个遗憾，在我内心深处，我一直希望能够跟母亲有更加亲密的连接，想对年轻时代的母亲有更多的了解。

芳香疗法确实能帮助父母更好地应对养儿育女的过程中要应对的诸多挑战，天然植物纯粹的香气给家长和孩子都带来愉悦又放松的感受，仿佛是一种双向奔赴的疗愈，让亲情关系变得更加紧密和谐。而便捷的使用方式，更让它有可能成为每个家庭日常保健的工具。

262

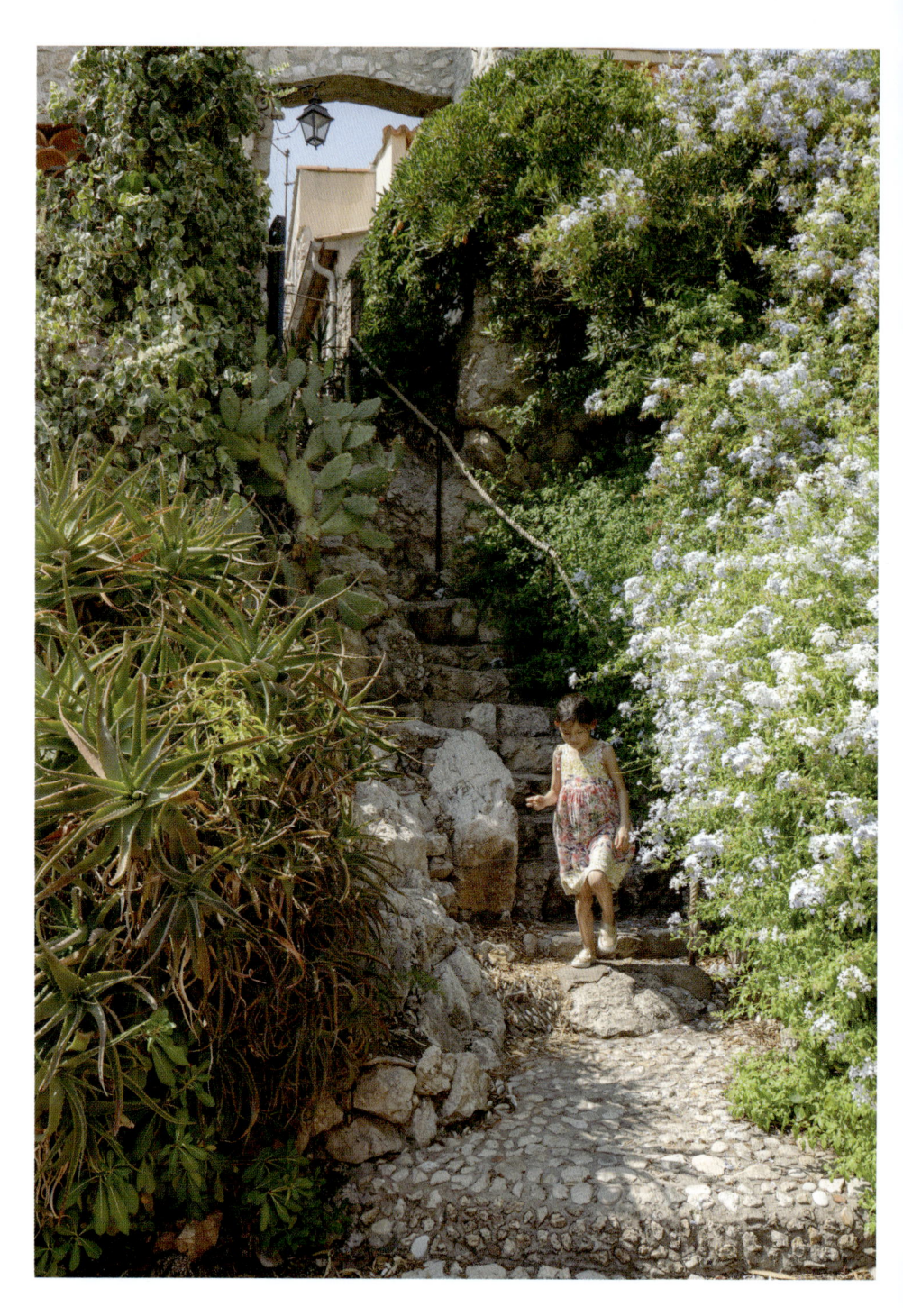

在给孩子使用精油之前你必须要掌握的知识

新生儿皮肤又薄又稚嫩,并不具备对有害或者刺激性物质的抵御能力。有研究发现,新生儿如果频发湿疹,可能跟洗衣剂中含有的某些化学成分相关,所以最好用天然植物皂来清洗小宝宝的衣物,并且要反复过水,彻底冲洗干净。

对刚出生的婴儿不建议使用精油。孩子 6 个月龄之后,可以低浓度使用精油做按摩,但浓度要控制在 0.5%,即 10 毫升基底油添加 1 滴精油的用量。

给儿童进行芳疗,要遵循低浓度、不直接涂抹纯精油、不口服这三个原则。但在不同体系的芳香疗法应用中,这个情况可能有所不同。例如法系芳疗经常很大胆地给出口服配方,这是因为芳香疗法在法国是被当作植物药品来管理的,开具处方的医生和药剂师具有很高的专业度,在药房里销售的精油品控也过关。如果没有这样的专业条件做指导,就要谨慎地使用精油。

正确地稀释精油

在涂抹皮肤之前要先稀释精油,只要正确使用精油,是无副作用、不会形成体内累积、不会造成身体负担的。如果使用精油出现了副作用，最大的可能性就是没有恰当地稀释。

不同年龄段儿童身体按摩用油安全剂量

0~6 个月：不适合使用精油，可以使用植物基底油

6 个月~1 岁：1 滴精油 +10 毫升基底油

1~5 岁：2 滴精油 +10 毫升基底油

5~8 岁：2~3 滴精油 +10 毫升基底油

8~10 岁：3~4 滴精油 +10 毫升基底油

10~12 岁：5~6 滴精油 +10 毫升基底油

12~14 岁：6~8 滴精油 +10 毫升基础油

基底油的选择

既适合儿童，又容易买到的植物基底油有冷压初榨甜杏仁油、杏桃仁油、摩洛哥坚果油、小麦胚芽油、橄榄油、葵花籽油、荷荷巴油、芝麻油、酪梨油。这里我要再次强调，给儿童使用的基底油必须是冷压初榨，并且首选有机品质。不能使用溶剂萃取、加热萃取、精炼处理的一般性植物油。市面上销售的含有矿油的婴儿油，并不适合用作芳香疗法的基底油，切勿直接在市售婴儿油里添加精油来做按摩，否则可能会引起皮肤过敏或发炎。

购买时注意查看精油和植物油的学名

在不同地区，精油和植物油的俗名经常会不一样，因此要以植物的拉丁学名为准，才是一款精油和植物油最准确的科属名称。植物拉丁学名是全世界通用且统一的。

任何一款精油在使用前都要先做皮肤测试

每个人都有可能天生对某些物质过敏，哪怕是最温和的薰衣草精油，也有人会对它过敏。

任何一款没用过的精油，都要先在孩子的皮肤上做一下小范围皮肤测试，确认孩子对这种物质不过敏，再做大面积涂抹。

光敏性精油：

甜橙、佛手柑、柠檬等柑橘类精油，部分伞形科精油如鸥白芷根、芹菜籽、藏茴香、小茴香，以及生姜精油，都具有光敏性。注意使用后要在 6 小时内遮盖涂抹过精油的皮肤，否则皮肤可能会在阳光照射下变黑或更易被晒伤。嗅吸则不会引起皮肤光敏反应。

婴幼儿禁用的精油：

牛至、肉桂、丁香、头状百里香、百里酚百里香这些酚类成分含量高的精油，有很强的刺激性，不能给婴幼儿使用。

曾经发生过一位妈妈给 5 岁大的女儿涂抹了未经稀释的牛至精油，造成孩子全身发红，一度呼吸困难的事故，幸好有认识的医生朋友及时指导，用沐浴液和温水不断冲洗，才缓解了孩子的过敏。虽然最后孩子无恙，但这样的事故还是不发生为好。如果是有实战经验且称职的芳疗师，就会指导这位妈妈首先用植物基底油，哪怕是家里烧菜用的橄榄油、椰子油、全脂牛奶，大量涂抹在皮肤上，再用沐浴液和温水冲洗，这样就能快速缓解因精油引起的刺激反应。

扩香工具的选择：

在孩子的房间里扩香，最好用电子精油汽化扩香仪。相比蜡烛、香炉这类有明火和需要加热的设备，电子精油汽化扩香仪更安全，但要放在不易被孩子打翻的地方。

睡眠香薰：

如果要在孩子的床上直接喷洒或滴上精油，最好滴在靠近枕头的床单上，或喷洒在被套离脸部较远的部位。若直接滴在枕头上可能会接触到孩子幼嫩的皮肤而引起刺激，可在一张棉巾上滴上精油，塞入枕头下面，也是个很好的方法。

安抚晚上睡眠不安稳的婴幼儿，可将1~2滴薰衣草或1~2滴罗马洋甘菊滴在枕头旁的床单上，这样的用量已经足够了。

如有以下情况，请不要给孩子使用精油和做按摩：

注射疫苗后 48 小时之内；

患有心脏疾病的孩子；

皮肤破损部位、受伤后的新生皮肤；

刚吃饱饭或很饿的时候；

皮肤受感染、有明显炎症、出现过敏反应时；

患有传染性疾病时；

当孩子表情痛苦、哭闹、不想被按摩时。

另外，患湿疹和水痘可以使用精油，对相关症状有改善作用。

我的不藏私实用儿童芳疗配方

退烧配方

罗马洋甘菊：2滴
真实薰衣草：1滴

史密斯尤加利：2滴
胡椒薄荷：1滴

使用方法 *Usage*

以上配方中加入30毫升甜杏仁油，稀释后按摩脊背、脚底。一天中可以数次用一盆微温的水，在水中加入几滴稀释好的精油，浸湿毛巾，用精油水擦拭身体，或将毛巾盖在前额降温。

感冒和流感配方

澳洲茶树：2滴
真实薰衣草：2滴

罗文莎叶：2滴
柠檬：2滴

使用方法 *Usage*

在以上精油中加入约30毫升基底油，或根据孩子的年龄，稀释到适合的浓度后做全身按摩，之后可热水泡浴以减轻感冒症状。

儿童百日咳配方

沉香醇百里香：1 滴

乳香：2 滴

没药：1 滴

罗文莎叶：2 滴

澳洲茶树：2 滴

使用方法 *Usage*

在以上精油中加入约 30 毫升基底油，或根据孩子的年龄，稀释到适合的浓度后做按摩，加强肺经、肺俞部位的按摩。

感冒后咳嗽和百日咳扩香配方

沉香醇百里香：3 滴

澳洲尤加利：3 滴

丝柏：2 滴

佛手柑：2 滴

使用方法 *Usage*

白天用扩香仪中扩香。

婴幼儿腹部胀气和肠绞痛配方

红橘：1 滴

甜橙：1 滴

莳萝：2 滴

罗马洋甘菊：2 滴

使用方法 Usage

在以上配方中加入 30 毫升甜杏仁油，每次取适量按摩腹部，根据婴幼儿年龄适当调整浓度。

改善消化不良和肠胃炎症配方

红橘：2 滴　　　　　　　甜罗勒：1 滴
莳萝：2 滴　　　　　　　甜马郁兰：1 滴

使用方法 Usage

在以上配方中加入 30 毫升甜杏仁油，每次取适量按摩腹部，根据儿童年龄适当调整浓度。

舒缓出牙疼痛配方

德国洋甘菊：3 滴　　　　甜马郁兰：1 滴
真实薰衣草：2 滴

使用方法 Usage

将以上配方 + 圣约翰草浸泡油 10 毫升 + 荷荷巴油 20 毫升，混合均匀后，每次取适量涂抹在脸颊牙床部位和耳朵下方腭骨部位。

皮肤外伤配方

真实薰衣草：2 滴
岩玫瑰：2 滴
澳洲茶树：1 滴
意大利永久花：1 滴

使用方法 Usage

在以上配方中加入 30 毫升甜杏仁油，取适量涂抹在伤口周边没有破损的皮肤上，根据儿童年龄适当调整浓度。

婴儿尿布湿疹配方

罗马洋甘菊：2 滴
真实薰衣草：2 滴
澳洲茶树：1 滴
金盏花浸泡油：20 毫升
荷荷巴油：10 毫升

处理湿疹或水痘配方

真实薰衣草：2 滴
罗马洋甘菊：2 滴
芳香罗文莎叶：2 滴

使用方法 *Usage*

将以上精油加入约圣约翰草 5 毫升 + 沙棘油 1 毫升 + 芝麻油 24 毫升，共 30 毫升基底油。或根据儿童的年龄稀释到适合的浓度，涂抹湿疹和水痘部位。

校园脓疮配方

上幼儿园后的儿童容易长脓疮，这是一种传染性很强的皮肤病。

绿花白千层：1 滴　　　　真实薰衣草：2 滴
沉香醇百里香：1 滴　　　德国洋甘菊：2 滴

使用方法 *Usage*

将以上配方 + 金盏花浸泡油 15 毫升 + 芝麻油 15 毫升，混合均匀后取适量涂抹在脓疮上。

开学季不生病配方

无论是刚上幼儿园，还是放假后重返校园的孩子，很容易在开学初期就生病，这是因为一下子接触到了多种病菌。用预防病菌配方多做扩香，帮助孩子提高抵抗力。

绿花白千层：2 滴　　　　柠檬尤加利：1 滴
史密斯尤加利：1 滴　　　佛手柑：2 滴

使用方法 Usage

空间扩香。或加入 30 毫升甜杏仁油,早晚取适量涂抹胸口。

平静的孩子配方

大西洋雪松:1 滴　　　葡萄柚:2 滴
岩兰草:1 滴　　　　苦橙叶:2 滴

使用方法 Usage

空间扩香。对难以安静、越累反而越闹腾的孩子,用这个配方做空间扩香,能帮助他们安静下来,专注于一些需要安静的活动,例如阅读、绘画等。

多动儿童的芳香浴

岩兰草:1 滴　　　　罗马洋甘菊:1 滴

使用方法 Usage

将以上精油加入 5 毫升无香沐浴液中,稀释后放入泡浴水中搅散后沐浴。也可以将罗马洋甘菊纯露,或煮一壶有机洋甘菊茶,添加到泡浴水中,对宝宝可起到放松和镇定作用,晚上容易安静下来,睡觉也香喷喷的!

助眠喷雾配方

罗马洋甘菊：10 滴　　　　甜橙：30 滴
真实薰衣草：20 滴

使用方法 *Usage*

准备一个 50 毫升的喷雾瓶，加入以上精油配方和 6 毫升精油乳化剂充分搅拌均匀，其余部分再装满蒸馏水，充分摇匀。睡前喷洒在床单、被套、卧室的空气中。

蚊虫叮咬配方

澳洲茶树：2 滴　　　　澳洲尤加利：2 滴
真实薰衣草：2 滴　　　　胡椒薄荷：2 滴

使用方法 *Usage*

将以上配方 + 圣约翰草浸泡油 10 毫升 + 沙棘油 1 毫升 + 甜杏仁油 19 毫升，混合均匀后，取适量涂抹患处。

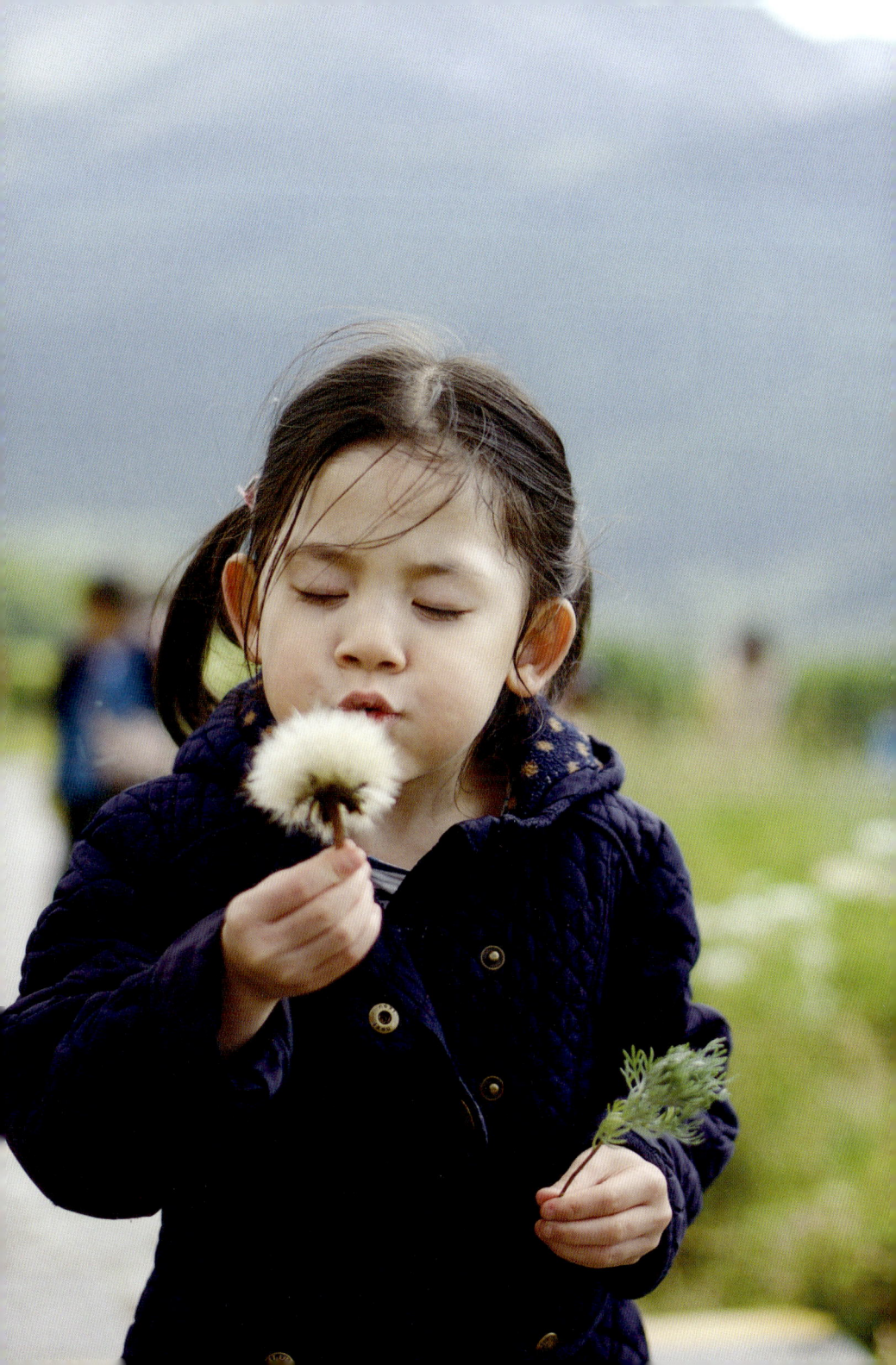

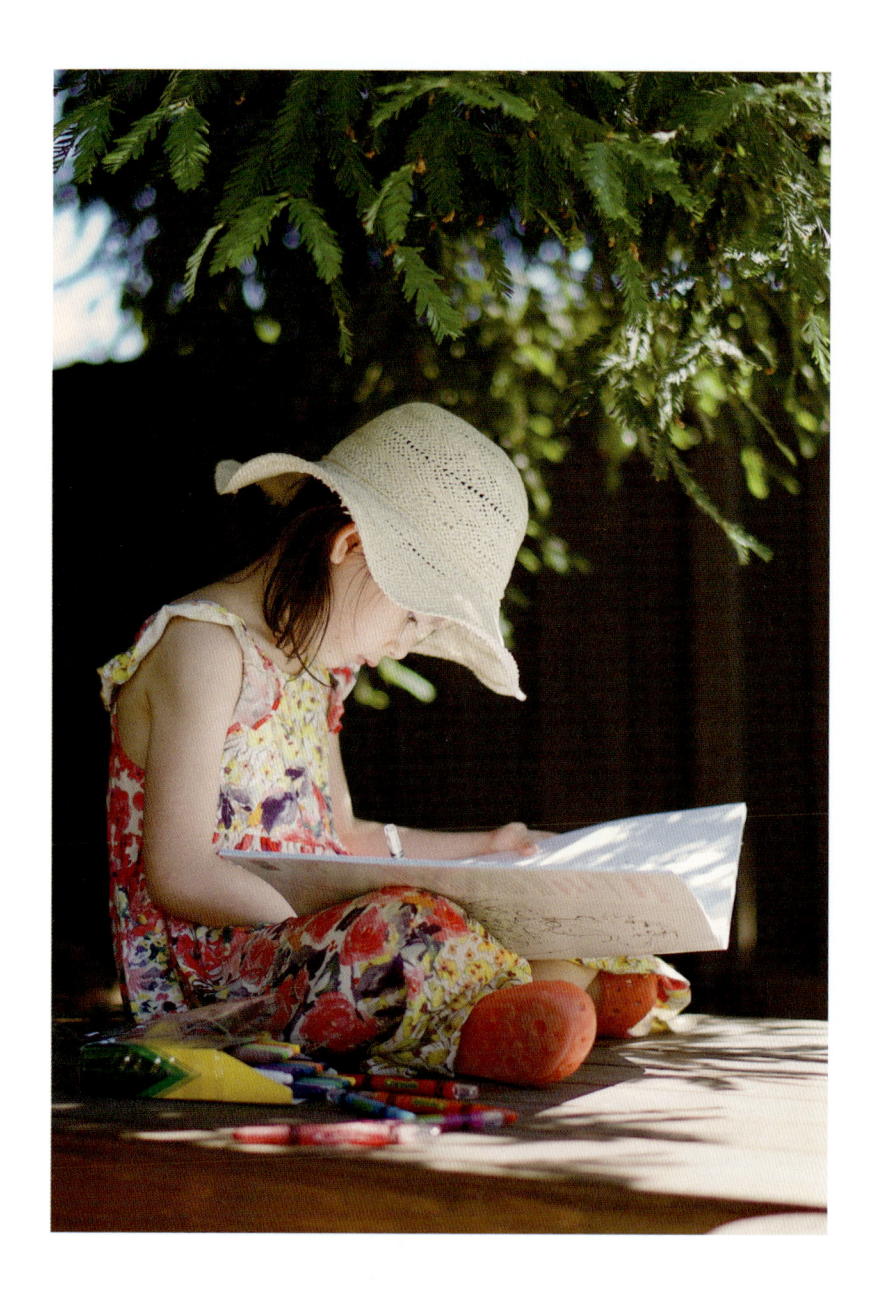

鼻炎配方

桉油醇迷迭香：2 滴
德国洋甘菊：1 滴
罗文莎叶：1 滴
绿花白千层：1 滴
胡椒薄荷：1 滴

使用方法 *Usage*

将以上配方 + 圣约翰草浸泡油 10 毫升 + 沙棘油 0.5 毫升 + 芝麻油 19.5 毫升，混合均匀后，每次滴 1 滴在鼻腔里，然后上下柔和地按摩鼻翼两侧的迎香穴位。在鼻梁上方、前额眉心部位，取 1 滴精油画圈式按摩。

"芳香按摩是孩子心中关于妈妈的最深情的记忆"

第八章

魅力女人的私密花园

女人如花 绽放最浓艳的生命姿态

在生命的每个阶段，女人都是一朵花。孩童时代是朵小雏菊，柔软娇弱，惹人怜爱。少女时代是朵鸢尾花，在丛林中不声不响地努力盛开着晶莹剔透的花儿，只有近距离仔细察看，才会发现她美得惊人。再长大点是朵粉红的蔷薇，爬满枝头，散发着淡淡的香味，就像那位记忆中的邻家女孩。二十岁时，她长成了一支香水百合，洁白亮丽的花朵散发着令人无法拒绝的醉人香气。三十岁的女人是朵晚香玉，浑身上下飘荡着成熟的魅力，性感又神秘。四十岁的女人是朵玫瑰，开着浓艳的花，长着固执的刺，此时的她已生长出极强的自我意识，再也不做任何人的小甜甜。五十岁的女人是朵兰花，宁静睿智，在生活的沙砾中尽力用最优雅的姿态绽放。六十岁的女人是朵莲花，此时她已积累了半生的智慧，平静安然，愉悦地享受天地之雨露，不再与百花争艳……女人如花，花儿的颜色是这个世上最美的颜色，要让花儿开得又美又飒爽，就要春施肥、夏遮阴、秋剪枝、冬蕴藏。

从青春期开始，女性特有的生理期和波动的雌激素将伴随一生，它既让女人拥有美丽的曲线、吹弹欲破的皮肤，缔造了女性魅力，也让女人承受了许多难言之隐。

当女性完成了生育使命，大脑便发出信号，繁衍后代的任务已

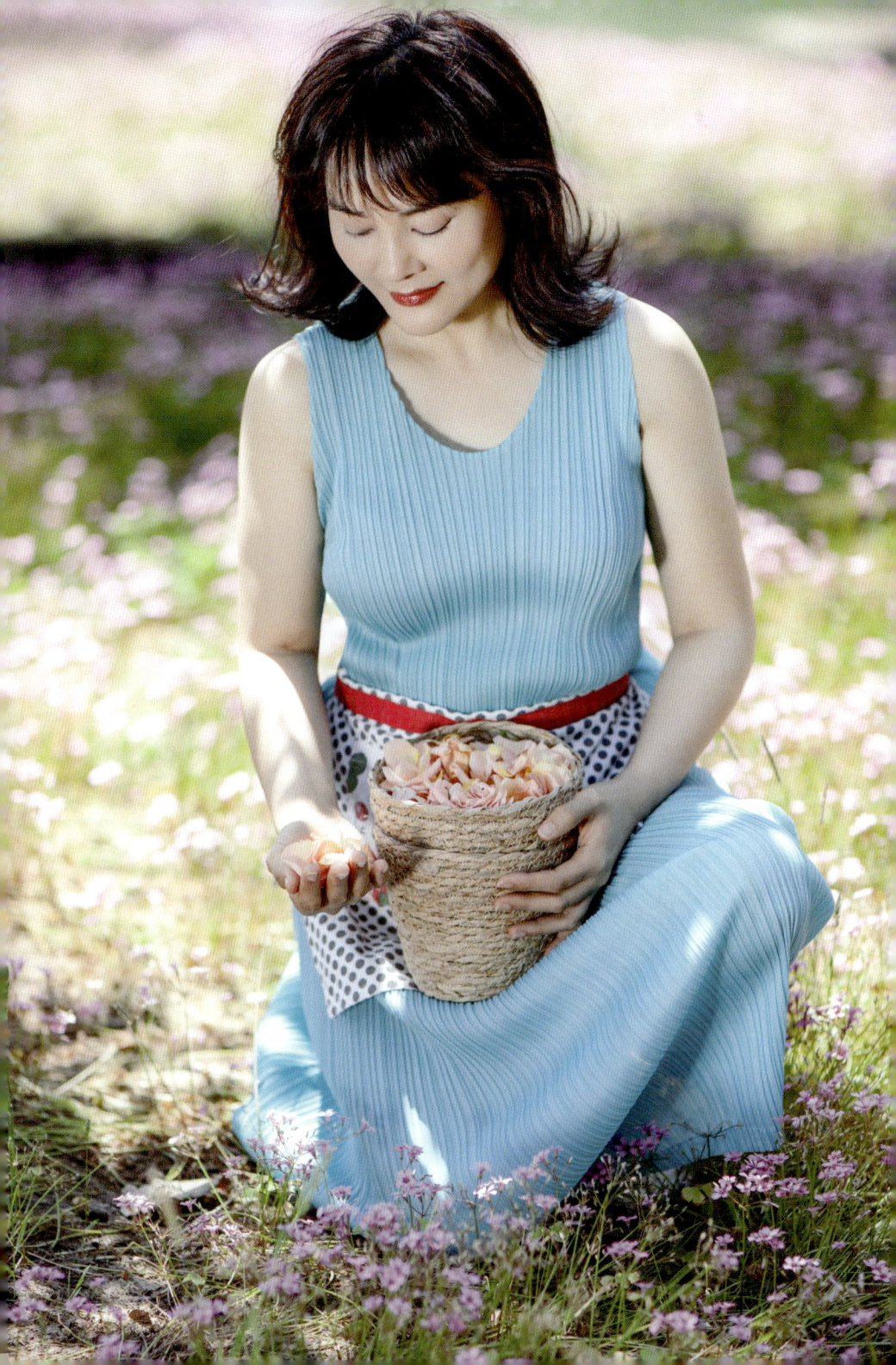

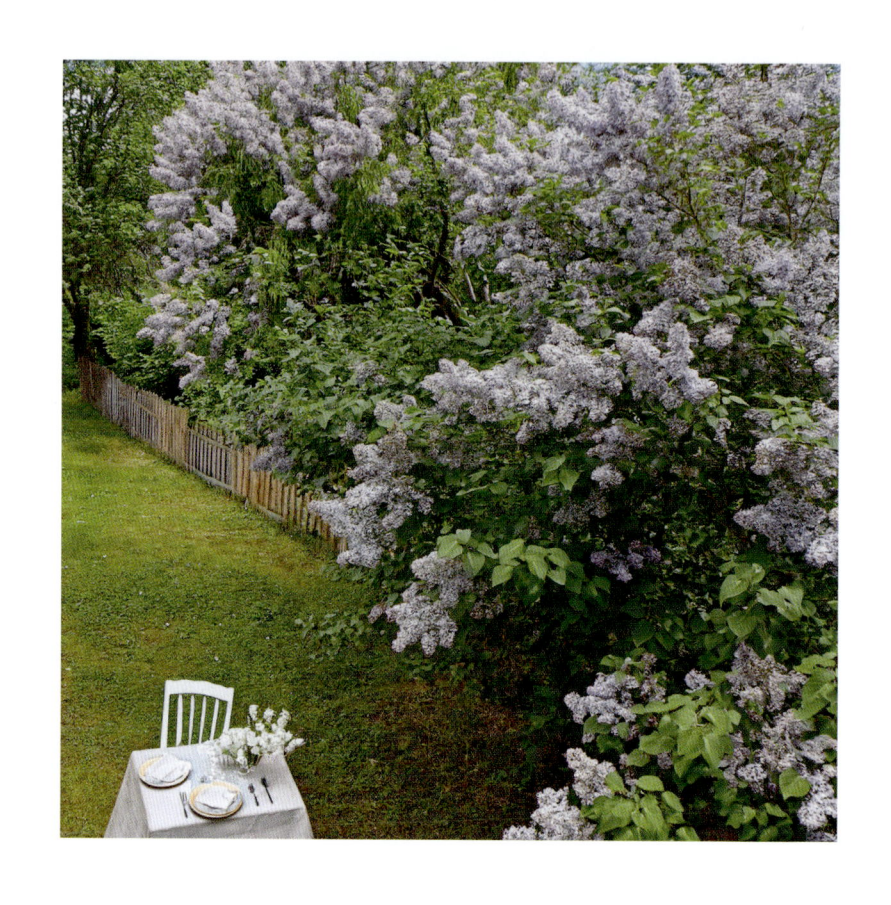

经结束，身体多项机能开始怠工，出现退化。失去足够的雌激素保护之后，患上心脑血管疾病的概率比进入更年期前高三倍。钙质也会大量流失，骨质疏松让许多进入更年期的姐姐们从此把高跟鞋悄悄换成了平底鞋。盆底肌和盆骨支撑力变弱让将近 50% 的年长女性出现漏尿问题。情绪变得难以把持，焦躁抑郁、山雨欲来……这些都是比容貌上的变化和老去更深层的困扰和挑战。

女人有一门重要的功课，那就是学会如何爱自己，而爱自己的重中之重，就是照顾好我们的私密花园。女人的一生都在跟荷尔蒙做斗争，经前经后、产前产后、更前更后……所以，调节好女性荷尔蒙、保养好生殖系统，是所有年龄段的女性共同的目标。不管处于哪个年龄段，它都会毫不留情地影响我们的生理和情绪健康，从而影响我们的生活品质。只有妇科健康，才会由内而外散发光彩。

关爱自己要从建立健康的生活方式开始，任何脱离生活方式谈健康，都注定要无功而返。尽可能从年轻时期开始，保持健康的饮食和生活习惯，经常晒太阳，因为它能协助身体产生对女性极其重要的维生素D。坚持适度的运动、戒烟戒酒戒情伤，记住，一次情伤老十年！

当然，还有芳香调理，它能在女性人生中的每个阶段帮助我们更加顺遂地度过生理和情绪的关卡。愿植物美妙的香气，陪伴着每一位值得珍爱的你，让每一朵花儿都绽放出最浓艳的生命姿态。

爱自己，才是终生浪漫的开始

我的不藏私私密护理配方

女性私密护理配方

是不是一到炎热的季节、差旅疲劳、免疫力下降时,就容易出现阴道和尿道炎症?经期到来之前私密处奇痒难耐?真希望能有一瓶护理油,可以降低日常病菌感染率、改善异味。任何年龄段女性的难言之隐,都可以让这瓶私密护理油来帮你解决这些烦恼。

波旁天竺葵:6滴　　　　松红梅:2滴
沉香醇百里香:2滴　　　　芳樟:4滴
绿花白千层:4滴

使用方法 *Usage*

在以上配方中加入向日葵籽油10毫升+月见草油5毫升,稀释后每次取4~5滴,涂抹外阴部位。

改善体寒型经前症候群配方

快乐鼠尾草:3滴　　　　依兰依兰:2滴
甜茴香:6滴　　　　　　真实薰衣草:3滴
芫荽籽:2滴

使用方法 *Usage*

在以上配方中加入向日葵籽油 10 毫升 + 月见草油 5 毫升，稀释后用于全身按摩，注意加强腿部脾经、肝经、肾经的按摩。

舒缓经期症候群配方

甜罗勒：2 滴
波旁天竺葵：4 滴
罗马洋甘菊：2 滴

甜马郁兰：2 滴
葡萄柚：8 滴

使用方法 *Usage*

以上配方中加入向日葵籽油 15 毫升，稀释后用于全身按摩，注意加强腿部脾经、肝经、肾经的按摩。也可以把纯精油用于扩香。

经血不畅配方

大马士革玫瑰：4 滴
甜马郁兰：4 滴

丝柏：4 滴
藏茴香：4 滴

使用方法 *Usage*

在以上配方中加入向日葵籽油 10 毫升 + 月见草油 5 毫升，稀释后取适量按摩下腹部和后背盆腔部位，按摩结束后可在腹部热敷。注意加强腿部脾经、肝经、肾经的按摩。

痛经舒缓配方

柠檬草：4 滴
意大利永久花：4 滴
丝柏：4 滴

生姜：2 滴
快乐鼠尾草：6 滴

使用方法 *Usage*

在以上配方中加入甜杏仁油 10 毫升 + 月见草油 5 毫升，稀释后每次取适量按摩下腹部和后背盆腔部位。注意加强腿部脾经、肝经、肾经的按摩。

多囊性卵巢症候群日常调理配方

香桃木：6 滴
波旁天竺葵：4 滴

大马士草玫瑰：2 滴
快乐鼠尾草：6 滴

使用方法 *Usage*

在以上配方中加入甜杏仁油 10 毫升 + 月见草油 5 毫升，稀释后每天 1~2 次取适量按摩下腹部。

子宫内膜异位按摩油配方

大马士草玫瑰：3 滴
波旁天竺葵：3 滴
丝柏：3 滴

杜松酱果：3 滴
丁香花苞：4 滴
岩玫瑰：4 滴

使用方法 Usage

在以上配方中加入甜杏仁油 10 毫升 + 月见草油 5 毫升，稀释后每天 1~2 次取适量按摩下腹部和整个髋部。

子宫内膜异位冷热水坐浴疗法

冷热交替坐浴法能让血管舒张和收缩，可促进子宫自我修复，欧洲芳香疗法研究证实此方法可改善许多和下腹部相关的妇科问题。

苦水玫瑰：4 滴　　　　　没药：4 滴
依兰依兰：4 滴　　　　　岩玫瑰：4 滴
意大利永久花：2 滴　　　大马士革玫瑰纯露：100 毫升
丝柏：2 滴

使用方法 Usage

在以上配方中加入向日葵油 10 毫升 + 月见草油 5 毫升，稀释后取 10 滴涂抹于外阴、下腹部和髋部。在浴缸中加入稍热的水，水量能盖过腹部，倒入 50 毫升大马士革玫瑰纯露。准备一个小盆，先倒入冷水再倒入 50 毫升大马士革玫瑰纯露。先热水坐浴 2 分钟，再冷水坐浴 2 分钟，再回到浴缸热水坐浴 2 分钟，再冷水坐浴 2 分钟，这样进行 3~5 次循环。

丰胸按摩油配方

波旁天竺葵：6滴
快乐鼠尾草：6滴
甜茴香：2滴
依兰依兰：2滴
莱姆：2滴

使用方法 *Usage*

在以上配方中加入甜杏仁油15毫升，稀释后取适量按摩胸部、腋下淋巴结。注意加强脾经、胃经部位的按摩。

乳房纤维囊肿按摩配方

柠檬：2滴
莱姆：2滴
葡萄柚：2滴
佛手柑：2滴
苦水玫瑰：8滴
花梨木：4滴

使用方法 *Usage*

在以上配方中加入甜杏仁油10毫升＋金盏菊浸泡油5毫升，稀释后每次取适量按摩乳房、腋下淋巴结。也可经常将此配方用于扩香，或加入精油乳化剂后用于芳香浴。

少女护理篇

少女经期用油

少女刚来月经的第一年，会因为激素尚不稳定而出现月经紊乱。首先要前往儿童妇科咨询，确认没有其他因素引起月经失调，医生一般不会建议采取药物治疗，这时妈妈就可以通过芳香调理来帮助女儿调理月经。

月经初潮后一年内出现的月经紊乱

真实薰衣草：4 滴　　　　　波旁天竺葵：5 滴
快乐鼠尾草：6 滴

使用方法 *Usage*

在以上配方中加入甜杏仁油 10 毫升 + 月见草油 5 毫升，稀释后每次取适量按摩下腹部和后背盆腔部位。注意加强腿部脾经、肝经、肾经的按摩。

少女痛经按摩油配方

橙花：2 滴　　　　　　　丝柏：2 滴
罗马洋甘菊：2 滴　　　　黑胡椒：3 滴
快乐鼠尾草：4 滴　　　　胡椒薄荷：2 滴

使用方法 *Usage*

在以上配方中加入甜杏仁油 10 毫升 + 月见草油 5 毫升，稀释后每次取适量按摩下腹部和后背盆腔部位。注意加强腿部脾经、肝经、肾经的按摩。

孕产妇护理篇

产前保养

孕妇选择的精油品种要性质温和，且低浓度使用，建议尽量以闻香和扩香为主，少量低浓度按摩。但女性怀孕期间对气味的喜好会发生很大改变，因此要先观察哪种气味能让自己心情愉悦，对怀孕期间的不适症状，例如对孕吐有帮助，就用哪种气味。

改善孕吐闻香配方

紫苏：3 滴	绿薄荷：2 滴
生姜：1 滴	甜橙：2 滴

使用方法 *Usage*

晚上临睡前将精油滴入扩香木中，放在床头，连用 3 晚，晨吐症状会得到缓解。其他时间可以把精油滴入一个鼻舒管子，随身携带，需要时拿出来嗅吸。

孕吐按摩配方

紫苏：5 滴　　　　　　佛手柑：5 滴
红橘：5 滴　　　　　　广藿香：2 滴

使用方法 *Usage*

将以上配方用 15 毫升甜杏仁油稀释，每次取适量按摩胃经、脾经。

孕妇腿部水肿缓解配方

真实薰衣草：6 滴　　　　黑胡椒：2 滴
葡萄柚：6 滴　　　　　　芫荽籽：4 滴

使用方法 *Usage*

将以上配方用 15 毫升甜杏仁油稀释，每次取适量涂抹在双脚脚底、脚面和小腿，再用温水泡脚，泡脚后及时擦干，穿上袜子。

妊娠纹和会阴肌肤护理油

荷荷巴油：10 毫升　　　　甜杏仁油：10 毫升
玫瑰果油：10 毫升　　　　月见草油：10 毫升
牛油果油：10 毫升

使用方法 *Usage*

把以上植物基底油调和在一起，装入一个已消毒的瓶子里。每次取适量按摩大腿、臀部、上下腹部，柔和按摩至吸收，这样保养皮肤，产后就不会留下妊娠纹啦！

生产前经常用这款植物油配方按摩会阴部位，可让此部位的皮肤柔韧有弹性，能更好地预防生产过程中发生撕裂。

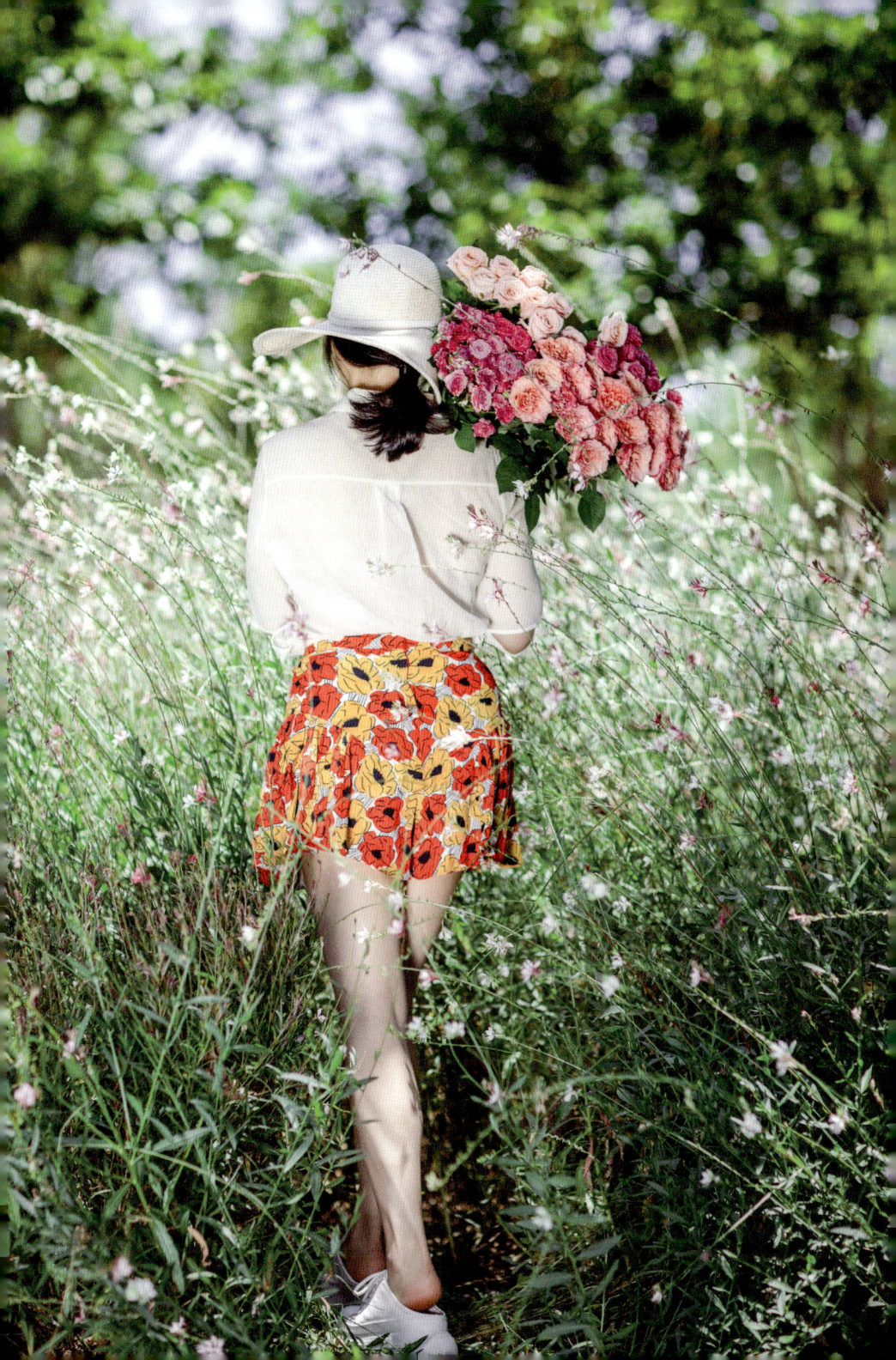

改善哺乳期乳腺炎的芳香疗法和情绪芳疗

哺乳期妈妈如果出现乳腺炎，乳房会堵塞，乳汁无法顺利溢出，痛苦不堪，有的妈妈形容这种经历真是令人痛不欲生。这时，可找到专业通乳师加上精油配方来按摩，对改善乳腺炎症效果显著。但首先我们需要了解，容易患上乳腺堵塞和乳腺炎的妈妈，大多是因为内心有很多担忧或者心情不舒畅，她可能是为了照顾初生婴儿精疲力竭，自己还没从生产中缓过劲来，也可能在担忧自己的身体变化、担忧家人的态度、担忧未来……

我曾见过一些生完孩子之后欢天喜地的产妇，也见过一些产后愁云惨雾的产妇，造成她们之间天壤之别的因素，很大程度在家庭成员的态度上。因此，家人这时对产妇如何包容如何照顾都不为过，让她开心接受妈妈这个角色，敞开心胸去拥抱这个孩子的到来。有了孩子之后，生活上会出现一系列的改变，而家人和爱人都要支持她陪伴她，从此她步入了人生另外一个阶段，这是每位选择成为妈妈的女性，人生中非常珍贵和重要的阶段，家人尤其是伴侣，在这个阶段一定要体谅新手妈妈身体和情绪上的改变。女性生育和哺乳的过程非常不易，一定要多体贴她哦！

妈妈心情改善，乳腺炎症就会改善。但如果妈妈心情不好，会透过乳汁传递给孩子，孩子就比较容易爱哭闹、睡眠不安稳，或引发肠胃不适和消化不良，新手妈妈保持好心情太重要了！

另一个重要因素是饮食。除了心情，乳腺炎跟消化系统也有关。哺乳期妈妈的饮食要均衡、清淡，暂时不吃辛辣刺激的食物，也千万不要因为怕发胖就不吃。适量做些低强度运动，例如柔和的伸展动作、散步，身体循环良好了，情绪也会改善。

这时候新手妈妈需要有人经常跟她谈心，让她讲出自己在担忧什么。谈心之前，用永久花＋茉莉精油做嗅吸或者室内扩香，听她倾诉自己的忧虑，内心的淤堵排除了，乳腺的淤堵也会随之消失。

请她思考以下几点：如何面对这些担忧和变化？每个新手妈妈都需要面对同样的问题，如果其他妈妈能面对，相信她也可以。而孩子也会因为她的勇敢，将来也能去面对生命的挫折。如果希望孩子将来有良好的个性、稳定的学习状态，妈妈一定要保持平和的心态。

经常用幸福妈咪复方精油按摩，可帮助产后妈妈改善乳腺肿胀、疼痛难耐的困窘。按摩结束后让精油在皮肤上停留10分钟，再用热毛巾擦掉皮肤表面特别是乳头上的精油，1小时后就可以喂奶。最好找有经验的泌乳师辅助按摩，或者自己详读按摩手法，按照示意图进行按摩。

幸福妈咪配方

甜茴香：6 滴
阿拉伯茉莉：3 滴
快乐鼠尾草：3 滴
意大利永久花：3 滴
依兰依兰：3 滴

使用方法 *Usage*

在以上配方中加入甜杏仁油 10 毫升 + 沙棘油 5 毫升，稀释后每次取适量按摩乳腺，手法要轻柔，按摩手法如图。加强按摩脾经、胃经、腋下淋巴结。此配方也可以用纯精油扩香。

产后乳腺炎按摩配方

　　产后妈妈要注意保持心情平和愉快，炎症的产生跟不良情绪息息相关，家人在这个时期也要特别体谅产后妈妈。

甜茴香：6 滴
德国洋甘菊：3 滴
意大利永久花：3 滴
岩玫瑰：4 滴
绿花白千层：4 滴

使用方法 *Usage*

在以上配方中加入甜杏仁油 10 毫升 + 金盏菊浸泡油 5 毫升，稀释后每次取适量按摩乳腺，手法要轻柔。按摩手法参考通乳配方。

哺乳期通乳按摩配方

藏茴香：6 滴 　　　　波旁天竺葵：6 滴
甜茴香：6 滴

使用方法 *Usage*

在以上配方中加入甜杏仁油 10 毫升 + 沙棘油 5 毫升，稀释后每次取适量按摩乳腺，手法要轻柔。按摩手法如图。

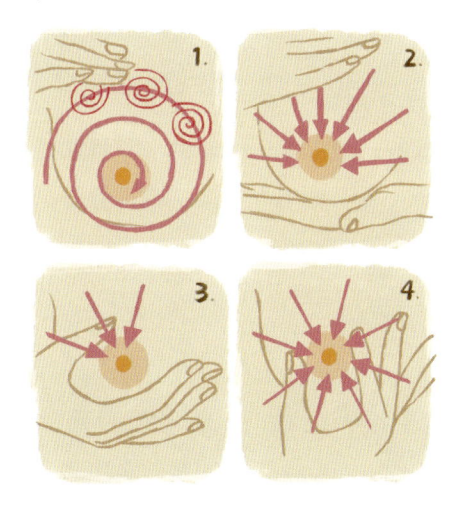

产后腹痛按摩配方

姜黄：7 滴　　　　　　岩玫瑰：4 滴
索马里乳香：4 滴　　　依兰依兰：3 滴
没药：2 滴

使用方法 Usage

在以上配方中加入甜杏仁油 15 毫升，稀释后每次取适量按摩下腹部和整个髋部。

缓解产后会阴疼痛

真实薰衣草：3 滴
德国洋甘菊：1 滴
绿花白千层：1 滴
没药：2 滴

使用方法 Usage

生产后 3~5 天，准备一盆温度适中的热水，滴入精油。先用手把精油充分打散，再将一条干净毛巾浸湿，适当拧干，用热毛巾敷在会阴处，可重复热敷几次。

产后情绪调理配方 1

橙花：4 滴
白玉兰：2 滴
苦橙叶：4 滴
甜橙：8 滴

使用方法 Usage

将以上配方用于室内扩香。或加入甜杏仁油 15 毫升，稀释后涂抹全身，再做芳香浴。

产后情绪调理配方 2

大花茉莉：4 滴　　　　　佛手柑：6 滴

大马士革玫瑰：4 滴　　　乳香：4 滴

使用方法 *Usage*

把以上配方用于室内扩香。或加入甜杏仁油 15 毫升，稀释后涂抹全身，再做芳香浴。

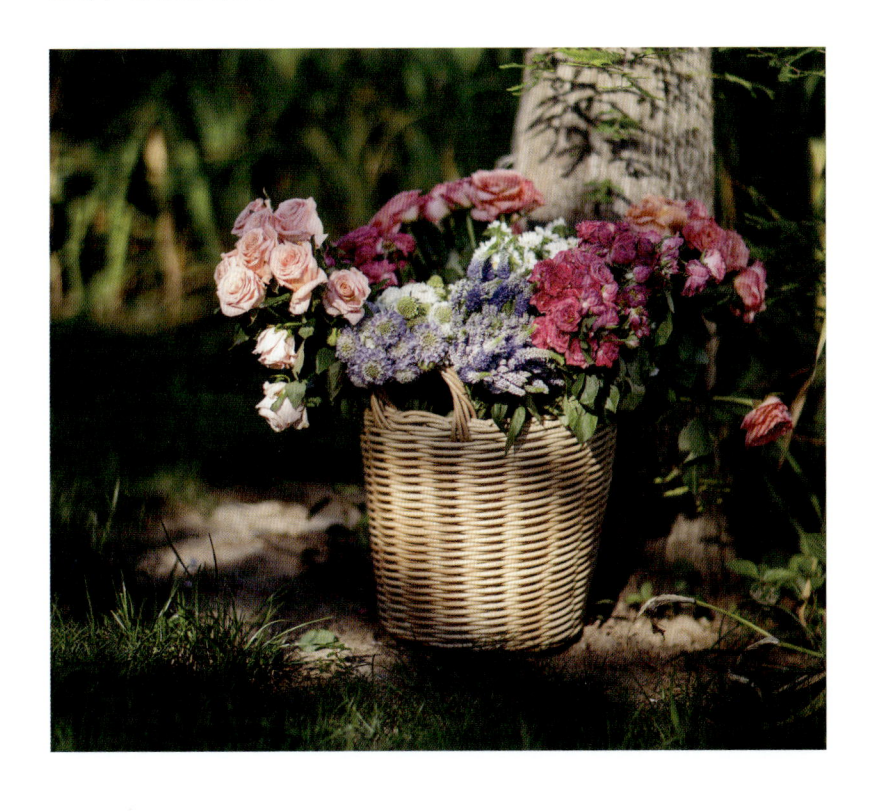

更年期女性护理篇

我想把以下这个部分的内容，专门留给我的熟女朋友们。无论你是跟我一样，已经五十有加，还是正值风华正茂，我都想跟你们分享一些身为女性必须了解的事情。

年过五十，迟早都要面对一个无法逃避的问题——更年期的到来。有一天跟几位相识几十年的闺蜜聚会，时光荏苒，岁月如梭，三十年弹指一挥间，我们的问候语已经从你"谈"了吗？你"结"了吗？你"怀"了吗？变成了现在的你"更"了吗？

多少女人一听更年期，要么花容失色，要么认为时间尚早事不关己。其实，如果我们能提前了解它是什么，用实事求是尊重自然的态度去应对，那么它对女性的杀伤力可以减小到最小的程度。更年期为什么是个坎？它会带来哪些问题？女性应该如何面对更年期？

更年期到来意味着女性生育能力的终结，而大自然在创造女性的时候，恰恰把最多的资源留作支持女性的生育功能。雌激素就像一把大大的保护伞，维护着我们的心脑血管、骨密度、情绪、发肤、脂肪代谢……所以，当更年期到来时，健康会骤然滑坡，出现断崖式下跌，脱发、关节疼痛、睡眠障碍、脑力衰退、肠胃功能紊乱都是常见问题。更需要高度重视的是，更年期后心脑血管疾病风险增加、盆底肌松弛骨盆无力易出现子宫脱垂和漏尿、阴道干燥脆弱让性生活困难并且毫无愉悦感,所幸随着女性健康管理医学的进步,在有经验的医生的专业指导下,采用适当的激素疗法,是种安全度很高并能有效改善更年期健康的手段。但实施激素疗法有个最佳窗口期,因此女性一旦开始出现绝经迹象,就应该马上咨询医生,切勿自行盲目补充雌激素,并且以天然原料提取的激素补充剂为佳。

我也见过一些女性,她们能平顺地度过更年期,外貌和健康程度没有令人吃惊地迅速衰老,性格和情绪也没有变得让人难以靠近。除了自身的基因,总结这些女性的一些特点,我相信是这些特质使她们能够坦然面对更年期的到来。

当更年期碰上好心态,正念改变命运

首先,主动出击了解更年期是什么,提前布局,知己知彼百战不殆。当我们准备好了接受它,了解它是每个女人中必经的一个阶段,就不会害怕了。当它真的来临,可以把自己的感受跟闺蜜、家人、心理医生分享,取得他们的理解和帮助,不要把压力默默留给自己。

强化个人形象,坚决把优雅进行到底

更年期不是精彩人生的终结,而是另一个阶段的到来。

女性到了一定年龄,身材再好都不适合穿露肚皮小T恤和迷你

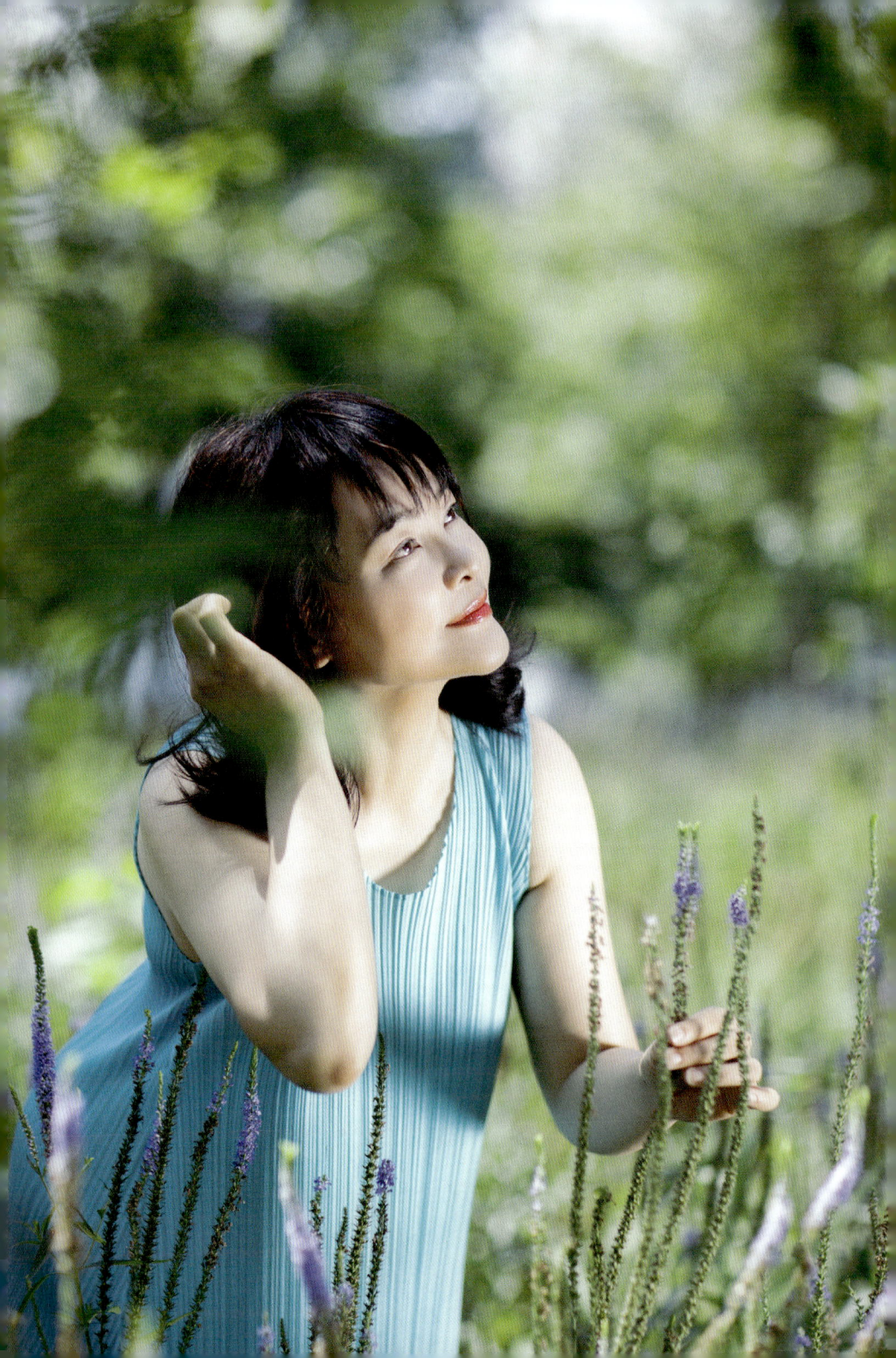

裙。找到适合自己的着装风格、色彩和发型，打造一个富有成熟魅力的自我形象。切忌认为自己青春不再，从此不修边幅，再无形象可言。我们可以接受老去，但不能接受放弃美。画家陈丹青曾经说过，见到二十、三十岁长得很美的女性都不算是艳遇，如果见到年过五十，依然魅力四射的女性，那才叫真正的艳遇！而这样的艳遇型高龄姐姐如今越来越多，说明女性已经克服了岁月和年龄的定义，把每个不同的人生阶段都过得精彩。

做个有趣的人

年轻时学习是为了获取一技之长，求学与求职。年长之后的学习是为了获得人生智慧，是一种更高维度的学习。

此时的学习，大多是发展个人的爱好，让自己成为某个领域的业余选手中最专业的人。就像时装设计师黛安·冯芙丝汀宝（Diane von Furstenberg）说的那样，一个上了年纪的女人，必须有一个特别出众的爱好，哪怕只是做个巧克力慕斯蛋糕，也要成为这方面的大师。深度爱好不仅能帮助自己安顿身心，还能提升社交圈人气。一个有趣的灵魂，是不会衰老和害怕孤独的。

年过五十，
女人迎来的绝不是人生的深秋，
而是盛夏

自律与修炼自我

自律与修炼自我，决定了一个女人在 50 岁之后整个人的身心状态、外在的容貌与气质。自律的生活必然带来更健康有活力的身心状态，而坚持自我提升、向内修炼，让 50 岁之后的女人更优雅、更有气质与内涵。

良好的生活方式

此时，我们比任何时候都更需要从生活作息、运动习惯、健康饮食、芳香调理多方面着手，全方位改变不良生活方式。接受身体发生的变化并积极应对，例如防止子宫脱垂、漏尿，要靠自己每天坚持锻炼盆底肌，通过肌肉练习加上呼吸法练习来预防盆底肌松弛，通过运动来加强盆腔的灵活度和骨骼的支撑力。饮食上要避免吃深加工食品，多吃新鲜应季食材，注意补充维生素 D 和硒。浓茶、咖啡、酒精会加重潮热，更年期女性要少喝或者不喝。

而芳香调理不仅能帮助情绪更加平稳，也是调节内分泌的一把好手。植物精油并不是通过补充或抑制荷尔蒙来产生作用，而是通过双向调节，取得平衡。采用精油来对抗常见的妇科感染，也是一种长期来看安全又有效的方法，并且没有产生耐药性的风险。

临近更年期女性月经失调

鼠尾草：3 滴　　　　千叶玫瑰：3 滴
快乐鼠尾草：7 滴　　贞节树：7 滴

使用方法 Usage

将以上配方加入 15 毫升荷荷巴油，稀释后涂抹下腹部和后腰部盆腔部位。经常用手掌揉搓八髎穴。

闭经期按摩配方

快乐鼠尾草：3 滴　　波旁天竺葵：4 滴
鼠尾草：3 滴　　　　依兰依兰：4 滴
丝柏：4 滴

使用方法 Usage

在以上精油中加入月见草油 5 毫升 + 甜杏仁油 10 毫升，稀释后每次取适量按摩下腹部。也可以加入乳化剂稀释后，加入沐浴水中做芳香浴。

萎缩性阴道壁炎症

　　当雌激素减少，阴道变得脆弱敏感，也更容易受到细菌感染。经常用以下配方做养护，让容易受伤的阴道壁得到及时的舒缓和呵护。

快乐鼠尾草：5 滴
真实薰衣草：2 滴
波旁天竺葵：5 滴

摩洛哥蓝艾菊：4 滴
绿花白千层：3 滴

使用方法 *Usage*

在以上配方中加入有机椰子油 10 毫升 + 月见草油 5 毫升，用肥皂彻底洗净双手，取 4~5 滴调和好的精油滴在手指上，涂抹在外阴黏膜处和阴道口。

潮热舒缓配方

丝柏：2 滴
葡萄柚：8 滴
胡椒薄荷：2 滴

波旁天竺葵：6 滴
岩兰草：2 滴

使用方法 *Usage*

在以上精油中加入月见草油 5 毫升 + 甜杏仁油 10 毫升，稀释后每次取适量按摩下腹部和后背部盆腔部位。也可以用乳化剂稀释后，加入沐浴水中做芳香浴。

缓解更年期综合征配方

潮热、盗汗、情绪起伏、睡眠障碍、便秘，都是常见的更年期综合征症状。以下配方每天用于按摩或者扩香,保持心情平和愉快,身体反应也会得到改善。

大马士革玫瑰:3 滴
快乐鼠尾草:2 滴
完全依兰:3 滴

阿拉伯茉莉:2 滴
甜橙:5 滴
佛手柑:5 滴

使用方法 *Usage*

在以上精油中加入月见草油 5 毫升 + 甜杏仁油 10 毫升,稀释后每次取适量按摩下腹部和后背部盆腔部位。经常用以上配方的纯精油做扩香,晚上取 10 滴精油加入乳化剂后做芳香浴。

改善更年期焦虑症和失眠配方

佛手柑:8 滴
大马士革玫瑰:3 滴
依兰依兰:3 滴

檀香:3 滴
穗甘松(或缬草):3 滴

使用方法 *Usage*

在以上配方中加入甜杏仁油 15 毫升,用于全身按摩。也可用以上配方的纯精油做扩香,晚上取 10 滴加入精油乳化剂稀释后做芳香浴。

女性抗菌喷雾：

如果我的包包里只能带一支精油产品，你猜我会带什么呢？

我一定会带一支女生专属的精油喷雾！它的适用场景实在太多了：在公共场所喷在手上杀菌，触碰过门把手和公交车扶手之后赶紧喷一喷等。最重要的作用是，使用公用洗手间时，喷一下马桶座板，再用纸巾擦干净，垫上一层干净的防菌纸，这样就可以安心地使用坐厕了。甚至心情不好、有点紧张或晕车时，就拿出喷雾在空中喷几下，嗅吸飘过来的香气，整个人马上就会松弛下来。每次我出门旅行，无论乘坐哪种交通工具，带上我的安心喷雾，真的很安心！

女性呵护喷雾配方

桉油樟迷迭香：8滴　　　甜橙：30滴
丁香花苞：6滴　　　　　柠檬：20滴
尤加利：4滴　　　　　　天竺葵纯露：20毫升
肉桂叶：2滴　　　　　　香水专用乙醇：75毫升
波旁天竺葵：12滴

使用方法 *Usage*

准备一支100毫升容量的喷雾瓶，先把精油和酒精融合，充分搅拌均匀，再加入天竺葵纯露，摇匀后随时取用。

对付难缠的阴道炎和膀胱炎
只需要这两招

    我的姐姐患有先天性膀胱炎，一到夏天炎症就容易发作，几十年来一直如此。自从我教她每天用私密护理油按摩外阴，出门时随身携带用玫瑰或茉莉纯露浸湿的无酒精无香精成分的天然湿巾，每次上完洗手间，先用普通纸巾擦拭干净，再用纯露湿巾擦拭私密处。过了一个月，她欣喜地跟我说，几十年来她第一次在炎热的天气，并且出门旅行相当疲劳的情况下，老毛病没有再犯！后来，我在许多患有老年性阴道炎的个案身上应用过这个方法，效果都相当好。这个发现让我欣喜万分，我想把这个方法告诉所有被私密炎症困扰的女性朋友们！

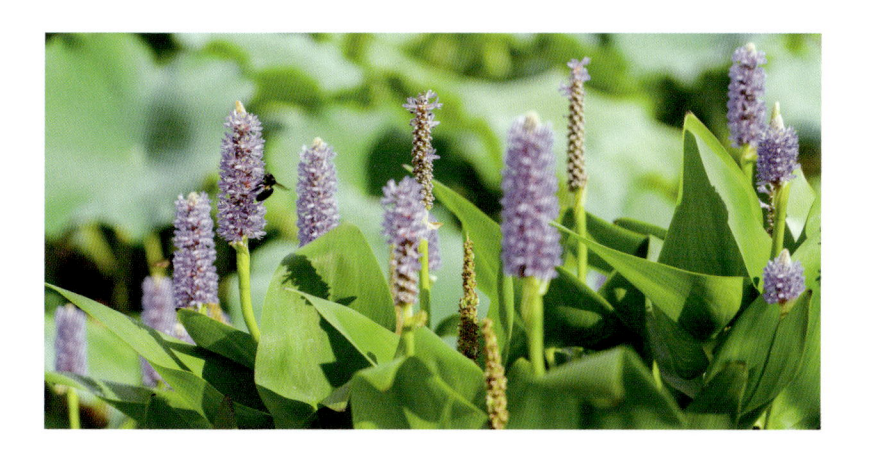

阴道炎日常护理三部曲:

1. 每天使用女性私密护理精油配方降低感染概率。(参考第284页配方)

2. 如厕后要用私密护理湿巾擦拭,稀释细菌。

3. 随身携带精油抗菌喷雾,用公共卫生间之前杀菌消毒,安全又卫生。(参考第308页配方)

花园调香日记

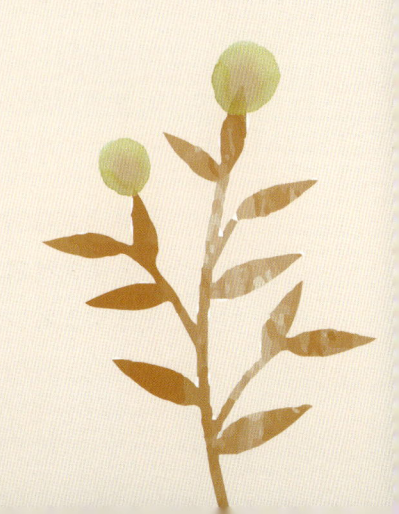

花园调香日记

我从小就是个植物达人，上小学时，放学回家路上有个小公园，里面种有各种各样的植物，我每天都会花点时间看看我的这些植物朋友们，哪里有一朵刚开花的小野菊、哪棵树刚发出了新枝丫，我都一清二楚。有一天，我发现一棵小树被折断了，于是我掏出红领巾把小树的树干"包扎"起来，我想，这样它的树皮和树干就能重新生长在一起……这种救助植物的举动一直延续到成年，每次在路上看到被人丢弃的植物，我都会忍不住带回家去，把它们小心养护起来。神奇的是，过不了多久，它们就会变得花繁叶茂，像疯了一样生长，这时我就会跟植物们谈话，请它们长得慢一点，不然我就会吃不消了，这样谈过话之后，植物好像真是长得没那么快了……

和植物在一起，让我有一种忘记时光、沉静无忧的感觉，也让我觉察到生命的神奇和力量，生命有无限的可能性。

因此，我自然而然地爱上了植物精油，它们浑然天成的芳香气息，能让我在繁忙、充满压力的城市生活中随时随地接近大自然，如同从我童年时代流连忘返的小花园里吸取植物与大地的能量一样，让我始终保持活力与乐观。

植物精油是植物一生的浓缩，经历过病菌缠身、自然灾害、动物蚕食、其他物种的入侵，它们不仅顽强地生存下来，生生不息地繁衍，并从中生发出更强大的生命智慧。最后，它们被浓缩在一个个瓶子里，把锤炼一生的智慧结晶献给我们，这大概就是为什么，植物精油的治愈力是多面并且充满灵性的。

这是大自然给予人类的一份慷慨馈赠，希望芳香精油能成为你生活中不可或缺的一部分。让我们一起来捕捉芳香生活中每次灵光一闪的瞬间，让这本调香日记为我们记录下美好生活的点点滴滴吧！

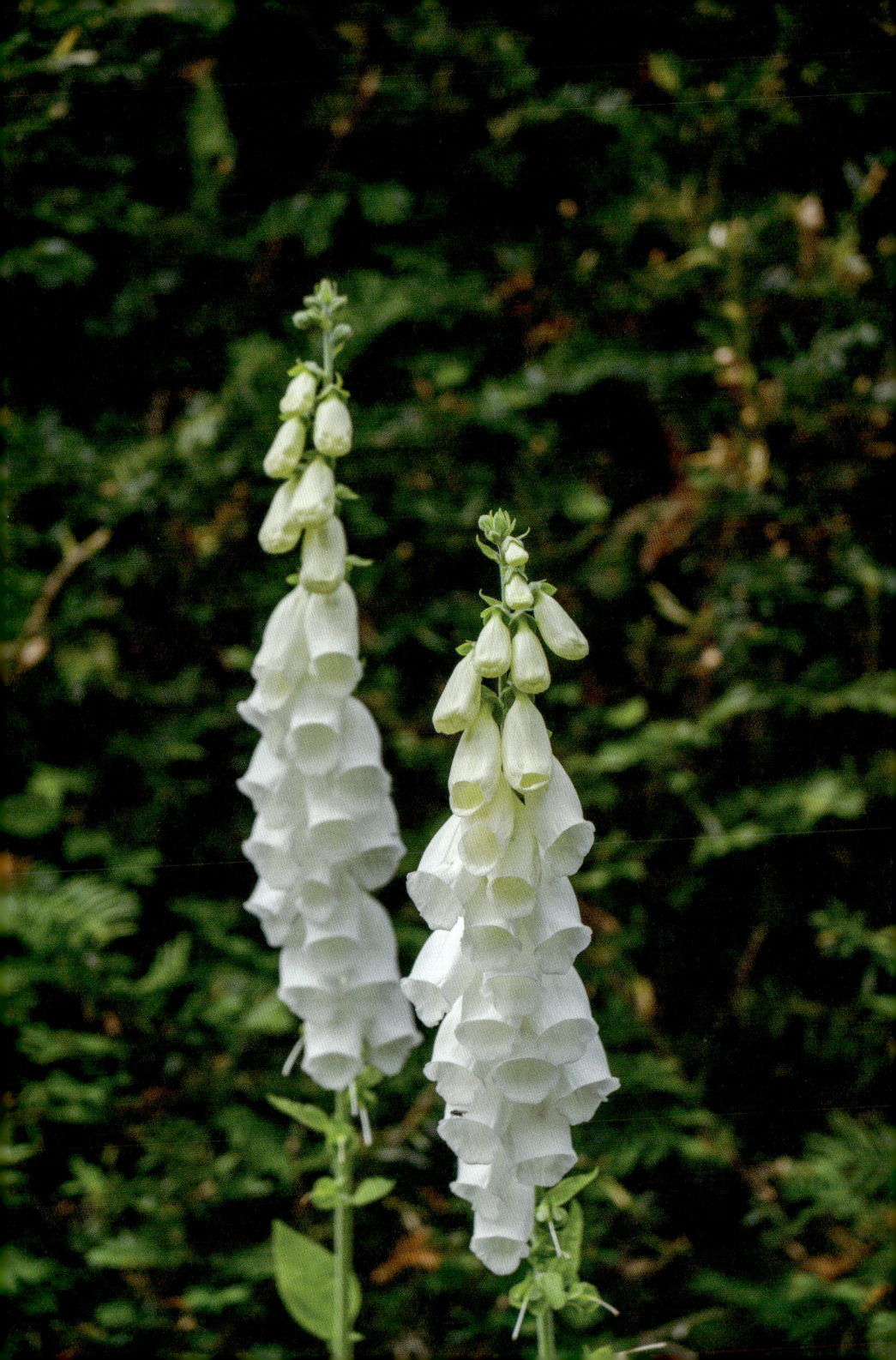

调香档案

调配时间：

记录人：

记录地点：

配方容量：

容器选择（滚珠瓶、滴头瓶、喷雾瓶、按压瓶、敞口瓶）：

配方浓度：

使用方式：

配方类别（油性香水、喷雾香水、纯精油、无火香薰、按摩油）：

使用成分：

香气设计灵感：

香气印象：

调香师签名：

属于春天的气味

今天起了个大早,没吃早餐,先到工作室去调香,为一个新项目调配两款香气。可能是因为春天的关系,我特别想调配出一款雅致的气味,要有鲜花盛开的馥郁花香,要带点树枝上新叶生长时散发出的绿意,还要有春雨浸透树枝那种淡淡的湿湿的木香。但绝不能甜兮兮的,太甜的气味会给人一种女孩子很美就是缺了点深度的印象。

我选了花梨木和白玉兰精油作为主要框架。花梨木精油的气味优雅如谦谦君子,白玉兰精油的气味柔润如在水伊人,把它俩搭配在一起,真是一个很妙的组合,谁都不会抢了谁的风头,各自都变得更精彩。在这个基础上添加其他配角,搭建出设想中的花香、叶香、木香和果香几种元素组合而成的香气效果。

深深地嗅吸了一下,差点儿被醉倒……

我并不是每天都这么自律,睁开眼睛就干活,有时候也会灵感全无,构思不出什么新鲜的组合。这时我干脆把调香这件事放下,先去干点别的,比如做顿丰盛的早餐、自己培育鲁邦酵种烤面包、修剪阳台上长疯了的花草、看一部长篇小说……总之去做一些跟工作完全不相干的事情,让大脑清理、放松。再回来面对香气,就会重拾一种新鲜感,灵感也就跟着回来了。

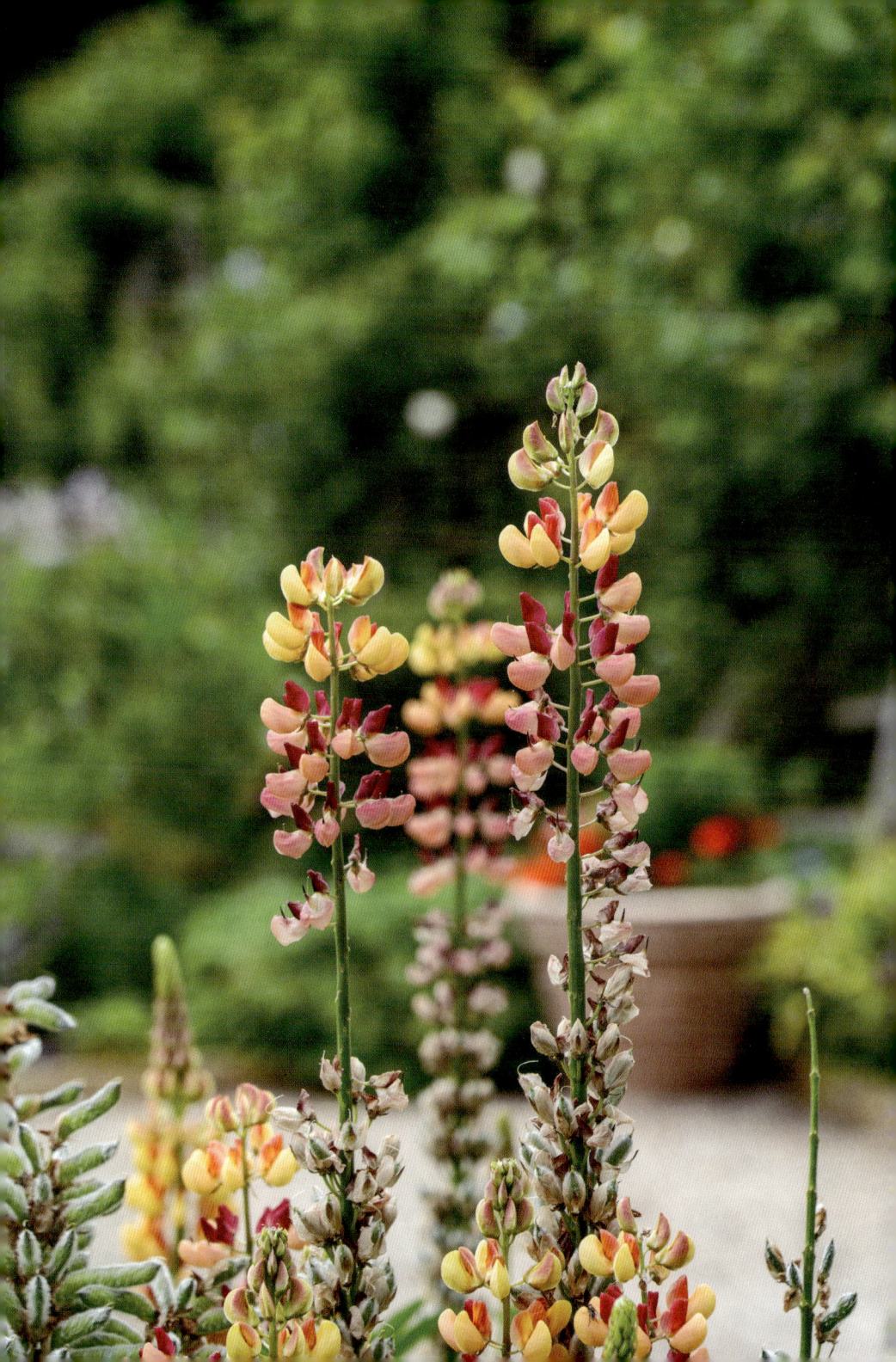

调香档案

调配时间：

记录人：

记录地点：

配方容量：

容器选择（滚珠瓶、滴头瓶、喷雾瓶、按压瓶、敞口瓶）：

配方浓度：

使用方式：

配方类别（油性香水、喷雾香水、纯精油、无火香薰、按摩油）：

使用成分：

香气设计灵感：

香气印象：

调香师签名：

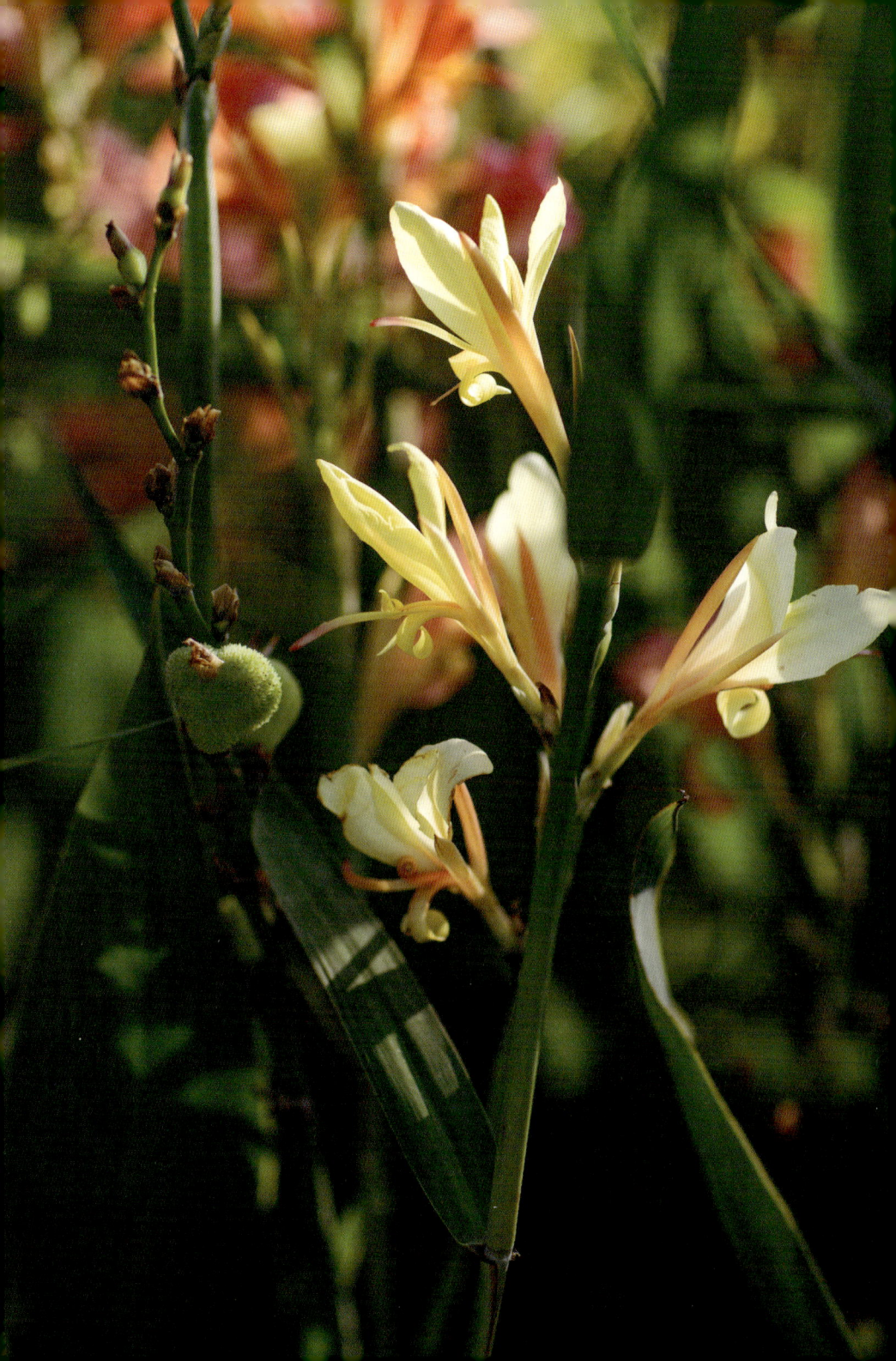

植物真的有人格吗？

有一段时间，我对植物与人格之间是否具有某种神秘的联系产生了强烈兴趣。为了研究这门学问，我买来市面上能找到的所有相关书籍，读了个遍。

有作者认为，植物具有人格特征，人和植物皆生于天地之间，本来就有许多基因上的相通之处。国际上也确实有这样一个基因研究组织，他们研究发现香蕉跟人类有40%~60%相同的基因。那么可以推断，香蕉也可能曾经是人类的叔叔，我们吃香蕉的时候，有可能是在同类相食。

而认同植物人格学说的作者，他们笃信植物就像一个个小精灵，拥有不可思议的能量，这些能量在冥冥之中对应着每个人的个性特质、直指人类的心理活动。植物还能"翻译"出你的内心世界，挖掘出连你自己都不易察觉的潜意识，植物的香气甚至能疗愈人的深层伤痛……

我也听过一些人亲口讲述关于植物的疗愈故事。有一位90岁高龄的老太太，当她第一次闻到永久花的气味时竟然泪如雨下，这让她想起年轻时初嫁为人妇的她在丈夫家中地位低下，受尽婆家的欺负。而永久花萃取的精华，恰恰是一种非常好的治疗瘀伤的成分。有芳香理疗师认为它不仅能治疗皮肉上的瘀伤，也能治疗心灵上的瘀伤。这位老人后来经常用永久花精油按摩胸口，渐渐化解了多年积累的心灵创伤从而变得释怀。

我有一位邻居，她外表娇小温柔，皮肤细嫩白皙，我在为她调配的脸部护理油中加入了多种珍贵的花朵类精油，没想到她用了之后，竟然感到头晕、恶心……当时我心里咯噔一下：这种对花香的抗拒，用植物人格学说来解释，是在心理层面抗拒女性化的，或与柔情相关的东西，也可能是她对男女间的关系感到厌烦。不久，她告诉我，她正在跟老公办理离婚手续……

许多类似的事例都让人忍不住相信，植物的天然特质确实能够悄然揭示我们的内心世界，于是便诞生了直觉式芳香疗法和芳香心理学。既然是有悬念的东西，你非要用特别有逻辑和科学依据的方法去解释它，注定是无解的。如果有些人能切实地从某种植物香气中感受到被安抚和被治愈，难以言表的心灵之苦从此便有了宣泄的出口，那么，管它是直觉还是心理学，都是有利于人们的好东西。

调香档案

调配时间:

记录人:

记录地点:

配方容量:

容器选择(滚珠瓶、滴头瓶、喷雾瓶、按压瓶、敞口瓶):

配方浓度:

使用方式:

配方类别(油性香水、喷雾香水、纯精油、无火香薰、按摩油):

使用成分:

香气设计灵感:

香气印象:

调香师签名:

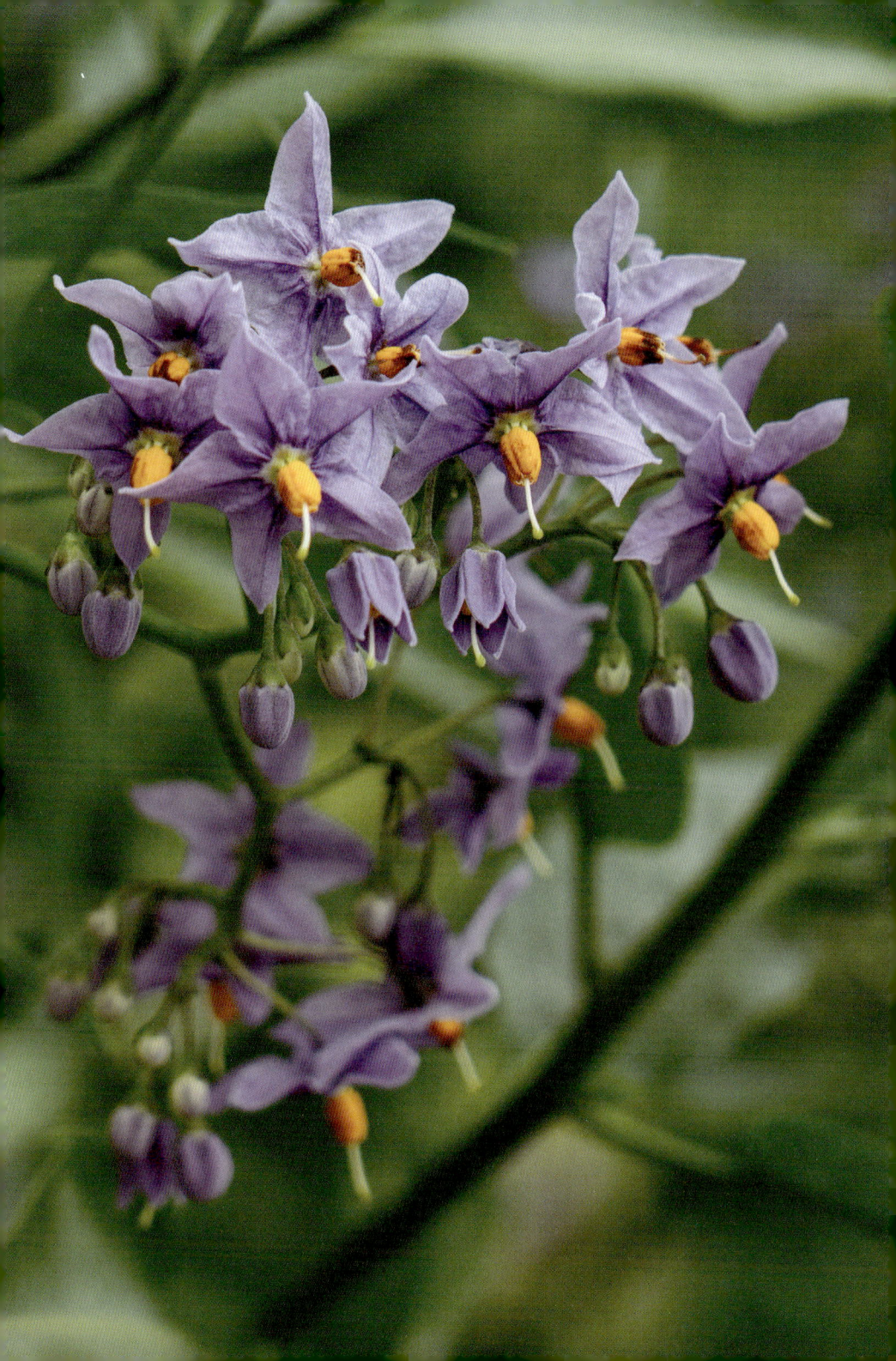

从小花变成了大树的 Flora 姑娘

Flora 是位身材苗条匀称的姑娘，年轻貌美，并拥有令人羡慕的家族财富。但是她的皮肤却跟年龄极不相称地干燥，背部和脸上经常长痘痘。有一天她来找我，希望通过精油调理改善皮肤状态。

我为她定制了一款森林气味的水疗精油和一款身体按摩油，配方中加入了大量喜马拉雅雪松和大西洋雪松，还加入了少量花香和果香来提升气味愉悦度。Flora 立马就爱上了，持续使用了大约两年。

当时我为她设计这样一款有着浓郁松树气息的香气，是经过深思熟虑的。Flora 出生于商业世家，生母在她幼年时就去世了，父亲忙于生意，对她的陪伴很少。后来，父亲娶了继母，几年后弟弟和妹妹出生，父亲的注意力更是转移到小弟弟和妹妹身上去了，Flora 在这个看似热闹的大家庭里，其实是个内心孤单的孩子。几年前，在父亲的推动下，Flora 出嫁了，婚后生活并不如意，几度萌生离婚的念头。

基于她的生活经历，许多内心的纠结都写在了皮肤上，例如与年龄不相符的干燥，过了青春期仍一直长痘。我想她需要的这款香气，首先能为她的心灵注入一股能量，像一只强有力的手在支撑着她。而大西洋雪松和喜玛拉雅雪松精油，不仅有很好的疏通身体淤堵的作用，也是改善皮肤炎症、修复痘痘的妙方。这款香气一下子就抓住了她的心，她连续使用了约两年，在两年的时间里，我看着她的皮肤状况逐渐改善，人也有了神采。终于有一天，她对我说，我想换一个柔和些的香气，要更有女人味的。

后来，她跟先生的关系有了很大改善，与继母和弟妹也能和谐相处了，她变得比以前有智慧、有容量。婚姻初期双方不够成熟，可以慢慢培养，继母和弟妹为中年丧偶的父亲带来了爱和欢乐，也值得接纳和尊重。心态的转变让生活变得顺遂起来。

这就是植物神奇的疗愈智慧，许多看似无法打开的心结，就这样悄悄地被植物的无型之手纾解了。

调香档案

调配时间：

记录人：

记录地点：

配方容量：

容器选择（滚珠瓶、滴头瓶、喷雾瓶、按压瓶、敞口瓶）：

配方浓度：

使用方式：

配方类别（油性香水、喷雾香水、纯精油、无火香薰、按摩油）：

使用成分：

香气设计灵感：

香气印象：

调香师签名：

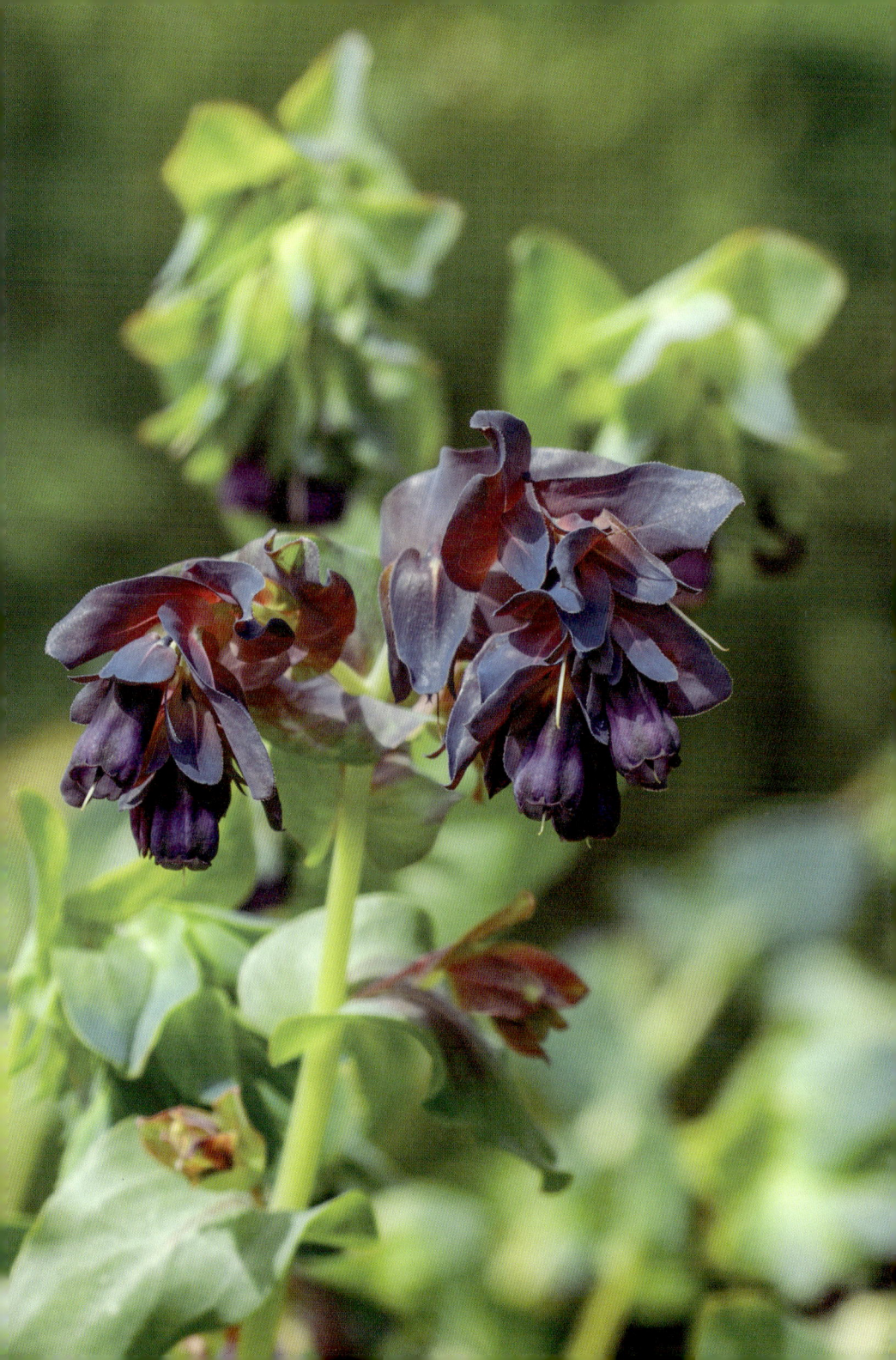

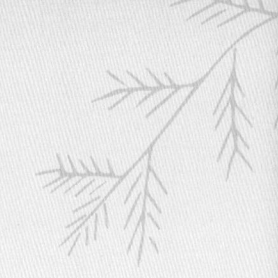

柑橘 MOJITO

新冠肺炎疫情期间，家里洗碗精告急，我翻翻箱底，找到半瓶食用级燕麦氨基酸、植物甘油、甜橙、柠檬、薄荷精油，开始自己调配洗碗精。

这个配方不光可以洗碗，用来擦灶台、擦油烟机也倍儿干净！成分足够天然安全，用来做洗手液、洁面乳、沐浴液也很好用，是名副其实的全能清洁剂。因为此配方不含人造香精、化学防腐剂、石化起泡剂，即使对敏感体质或者有炎症问题的皮肤也不会产生刺激。

在这个配方里，甜橙、柠檬、薄荷精油扮演的可不仅仅是香气来源的角色。甜橙和柠檬精油都有很强的溶解污垢和油脂的能力，曾有人做过一个实验，把柠檬精油滴在塑料泡沫上，它能将塑料泡沫溶解，它含有的高浓度单萜烯会默默渗透进每个小缝隙，再默默地把小缝隙打开变成一个洞。所以添加柠檬和甜橙这两种柑橘类精油，令这款洗洁精的清洁力度很强大。而薄荷精油能够提升柑橘的香气，还能除臭、抗菌，带来一种洁净清新的气味，这三款精油简直是最佳搭配。

这个配方的灵感，来自周杰伦的一首歌《MOJITO》。我给这款全能洗洁精命名为柑橘 MOJITO，它实在是太好闻了，竟让人有种想一口喝下去的冲动。

正好收到邻居宝妈蓓蓓发来的私信："无所不能的芳疗师，我家洗碗精告急了，能帮我调一瓶吗？"我于是马上给她闪送了一瓶。不久后收到她的留言："气味太好闻，不舍得用来洗碗，怎么办……"

如果没有柑橘类精油，可以把吃剩的柠檬皮、橙子皮（可自由选择是否添加薄荷叶），加入适量纯净水，用搅拌机搅碎，过滤掉渣子，把剩下的果皮汁稀释后用来洗菜、洗水果，能够去除蔬果表面的农残，用来洗碗同样有很好的去油污效果，还会留下一股天然柑橘香。因为柑橘精油就是从果皮里用压榨法提取出来的，这个方法同样能利用柑橘果皮里的精油来做清洁。生活不便时期，更要变废为宝。

生活中一定要掌握几项苦中作乐的技能，当命运把你放在一个不那么有利的环境中，也不会觉得那么困难了。

调香档案

调配时间:

记录人:

记录地点:

配方容量:

容器选择(滚珠瓶、滴头瓶、喷雾瓶、按压瓶、敞口瓶):

配方浓度:

使用方式:

配方类别(油性香水、喷雾香水、纯精油、无火香薰、按摩油):

使用成分:

香气设计灵感:

香气印象:

调香师签名:

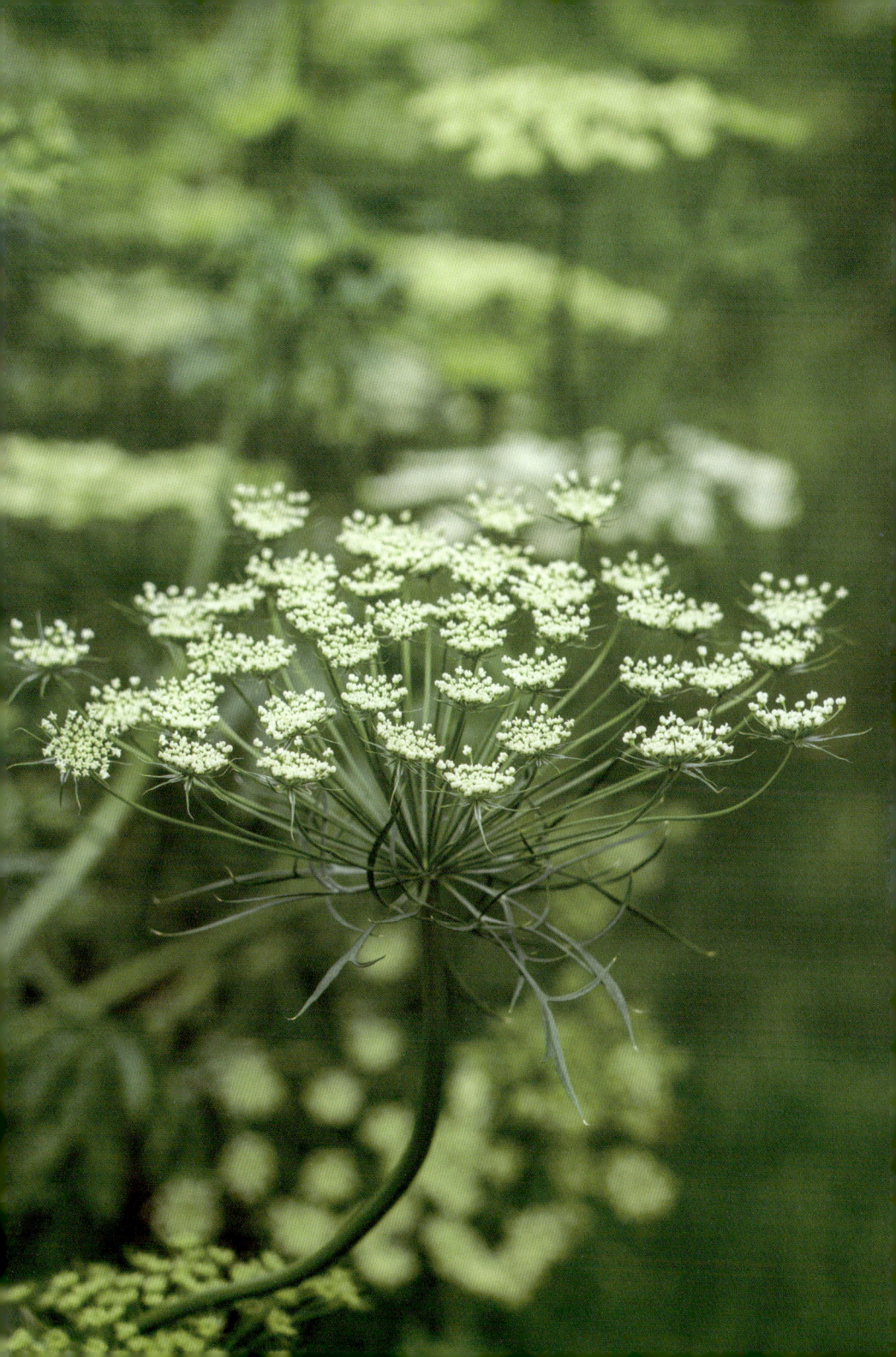

不能被忽视的香气

你知道吗，香气对人们潜意识的影响是很大的。初生的婴儿，视力还没有发育完整，嗅觉首先发育，能够透过气味辨认出谁是母亲，谁是熟悉的养育人。从此，气味就深埋在我们的潜意识里，伴随着成长经历复杂的生命历程，随时在某一个时间点重启我们对往昔的回忆，或幸福、或悲伤的记忆被唤醒，这也是为什么，植物香气能对我们起到疗愈作用的原因。

几乎每天我都会用最少半小时的时间用来嗅吸香气，把每种植物的气味捻熟于心，除了是锻炼嗅觉的必要练习，也让我在被各项日程填满的忙碌生活中，找出一丝空隙来安顿自己的身心。

调配香气或精油配方需要全神贯注，若是着急或者赶时间，就会出错。刚开始学习调香的时候，经常因为着急做完，某个成分调配略有偏差，整个香气的感觉就会完全变样。有一次，我在出门前想给自己调一瓶驱蚊喷雾，这个配方我操作过不下一百次了，结果放错了一个成分，竟调成了一瓶驱蚊面霜！调香的人若心神不宁，香气就像被忽略的小孩，不高兴地撅着嘴，就是不听你使唤。后来我就学乖了，调配方这天尽量不安排其他事情，好让自己能心无旁骛地慢慢做、慢慢调整，直到满意。

这个过程有点像打坐、禅定，心、神、气都要安静下来。认真与香气相处，它才会听话哦！

调香档案

调配时间：

记录人：

记录地点：

配方容量：

容器选择（滚珠瓶、滴头瓶、喷雾瓶、按压瓶、敞口瓶）：

配方浓度：

使用方式：

配方类别（油性香水、喷雾香水、纯精油、无火香薰、按摩油）：

使用成分：

香气设计灵感：

香气印象：

调香师签名：

做饭与调香

香气是一种抽象的东西，也是一种很感性的东西，很难用具体的文字去归纳和描述它，因此许多人认为调香很高深很难学。

其实调香跟烹饪有很多相似之处，会做饭的人要具备比较敏锐的嗅觉和味觉，才能分辨出食材的气味、口感、新鲜度。这点看似基本的能力，并不是人人都具备的，比如我妈，菜咸了淡了、鱼蒸得老了还是生，她尝不出来区别，这样的人就是嗅觉和味觉不敏锐，当不了调香师。

另一种必备能力，是把不同材料和味道搭配在一起的能力。有些人与生俱来就有这样的天分，能够从脑海里构建出哪些食材可以搭配在一起，会产生什么样的味道和质感。比如米其林星级大厨，个个都是材料搭配的高手，最擅长玩味觉游戏，具备这种能力的人学习调香一准儿错不了。

而我自己在学习调香之前，是个资深的烹饪和烘焙爱好者。我从小学五年级开始学做饭，是因为我家除了我妈之外其他人全是"吃货"，对吃的爱好转变成一种钻研精神，并始终保持着创新的热情。比如今天晚上，先生买回来一只马来西亚猫山王榴莲，我就在想怎么能把这只榴莲吃出新的高度来。

猫山王榴莲的味道甜中带点苦，苦味过后会出现回甘，这就是它最迷人之处。果肉吃上去并不是一坨软烂，而是带着略微有点粗的纤维质感。那么如何能进一步强化它的味道和质感？我决定用椰奶调个基底，加入一勺煮好的黑糯米饭垫底，再把去核榴莲肉捣碎，用冰淇淋勺整型成球状盖在上面。椰奶提升了榴莲的甘和香，软软的糯米饭和带点纤维感的榴莲肉制造出很有冲突性的口感，简直是绝色美味啊！

调香就是这样一种工作，首先要在脑子里勾勒出一幅画面，把每种单一的气味与另一种气味搭配在一起，再让它们碰撞出新的气味。

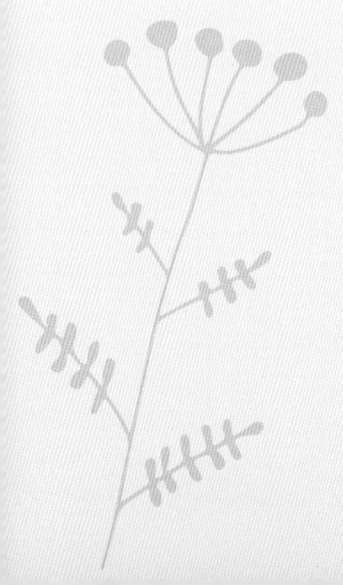

调香档案

调配时间:

记录人:

记录地点:

配方容量:

容器选择（滚珠瓶、滴头瓶、喷雾瓶、按压瓶、敞口瓶）:

配方浓度:

使用方式:

配方类别（油性香水、喷雾香水、纯精油、无火香薰、按摩油）:

使用成分:

香气设计灵感:

香气印象:

调香师签名:

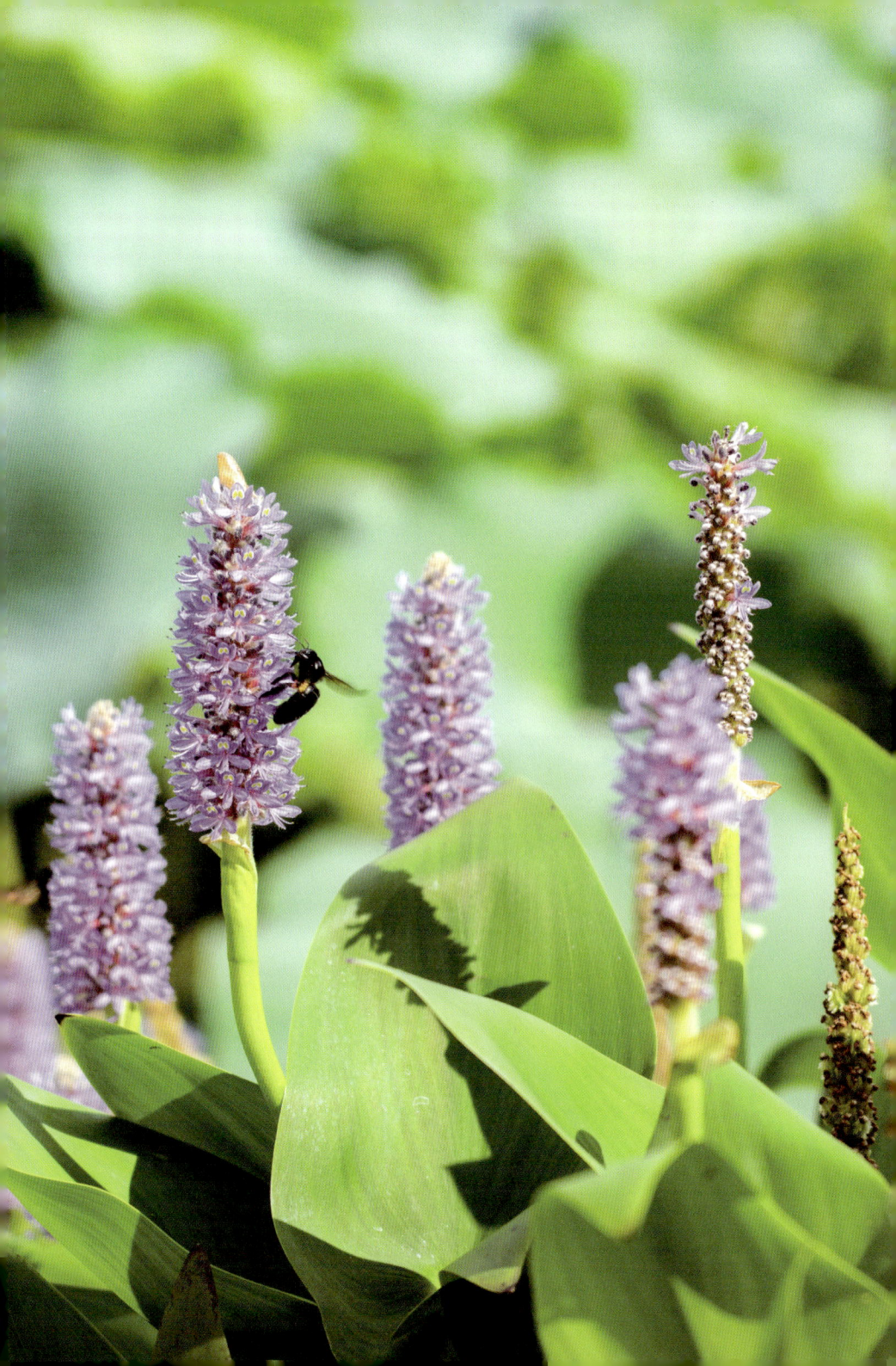

芳疗师为什么要了解调香的重要性

无论调配哪些功能性的精油配方，我都会特别看重气味。使用者是否喜欢这瓶精油的气味，决定了他/她能否愉快地坚持使用，自然就会影响到最终的效果。

芳疗师和香水调香师不同，芳疗师在调油的时候，更多考虑的是这个配方的作用，而不是气味。但我却认为配方的作用和香气设计如果能找到一个结合点，对使用者的帮助会更大。因为令人愉悦的气味对情绪会有很好的影响，能让配方最终效果事半功倍。无论调什么配方，我都必须加入一两种气味好闻的成分，它们最重要的作用就是使整个配方的气味得到改善和提升，当然它们的加入还不能破坏整个配方的功效和目的，这就要考验芳疗师对不同成分的理解和掌握程度了。

在人们的潜意识里，气味扮演着很重要的角色。人类出生之初，视觉神经还未发育，嗅觉神经就已发育。婴儿还没睁开眼睛看清妈妈的样子，就已经能通过嗅觉闻出来哪个人是妈妈了。从此气味便深藏在人的潜意识里，在不经意间对人的记忆、情绪都产生影响。气味疗愈法，也成了心理学领域一项重要的研究课题。

我非常喜欢甜马郁兰的气味，它的香气并不那么出挑，长相也很普通。但我每次闻到它的气味，都有种很平静的感觉，所有的焦躁、担心好像瞬间都被放下。当然这可能是因为甜马郁兰含有大量的单萜醇，对自主神经系统有放松作用。但也极有可能是因为我小时候的生活的环境里，也许生长着很多不起眼的野草般的甜马郁兰，这种香气早已渗透在我大脑的杏仁核与海马回里，在生命的不同阶段，随时唤起我儿时的潜意识。

每个人对香气的喜好是很不同的，大概就是这个原因，有的人认为玫瑰的香气很疗愈，有的人却非常反感。所以，不管什么配方，有着让个案喜欢的气味会让这个配方事半功倍。

调香档案

调配时间：

记录人：

记录地点：

配方容量：

容器选择（滚珠瓶、滴头瓶、喷雾瓶、按压瓶、敞口瓶）：

配方浓度：

使用方式：

配方类别（油性香水、喷雾香水、纯精油、无火香薰、按摩油）：

使用成分：

香气设计灵感：

香气印象：

调香师签名：

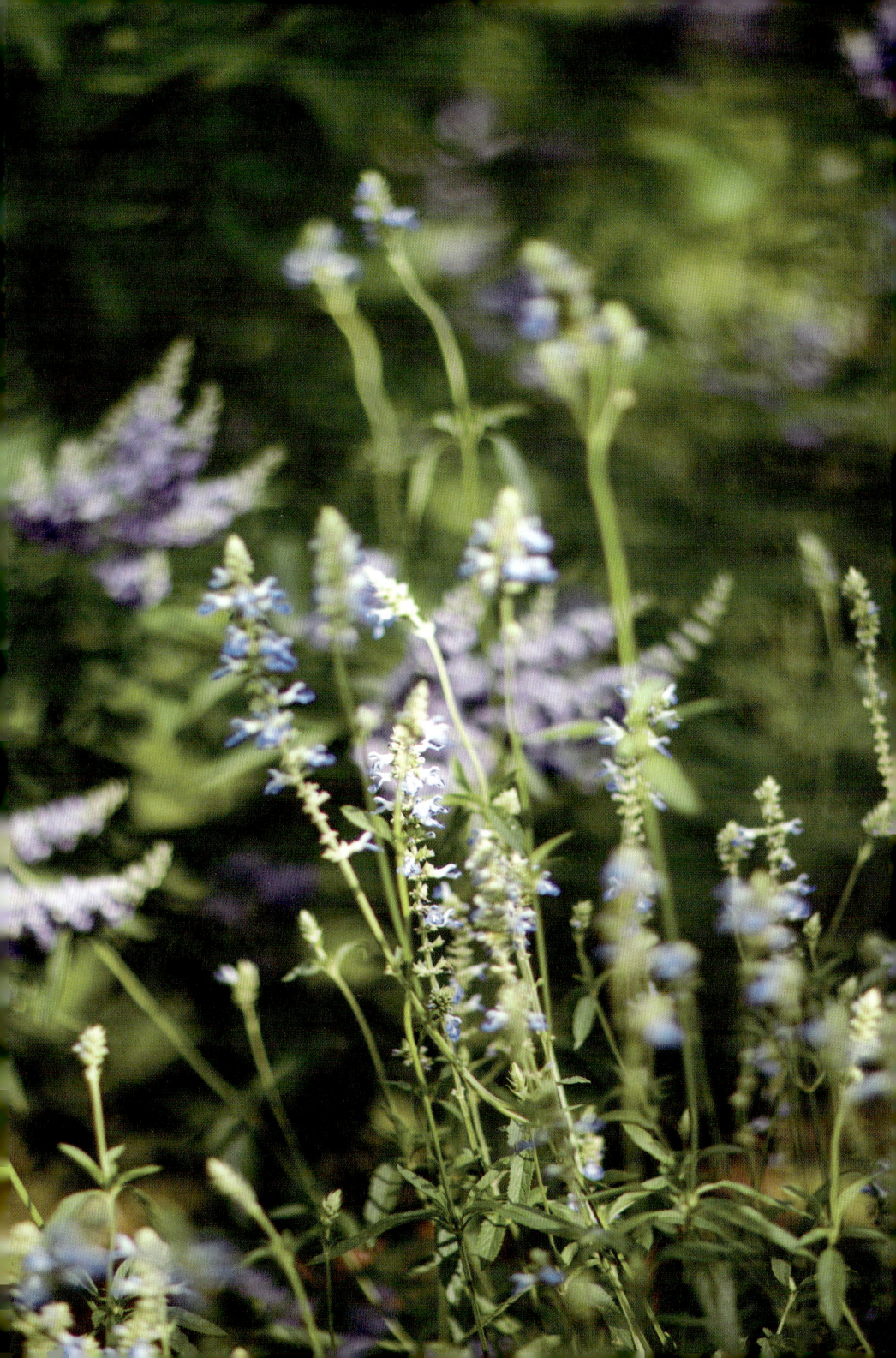

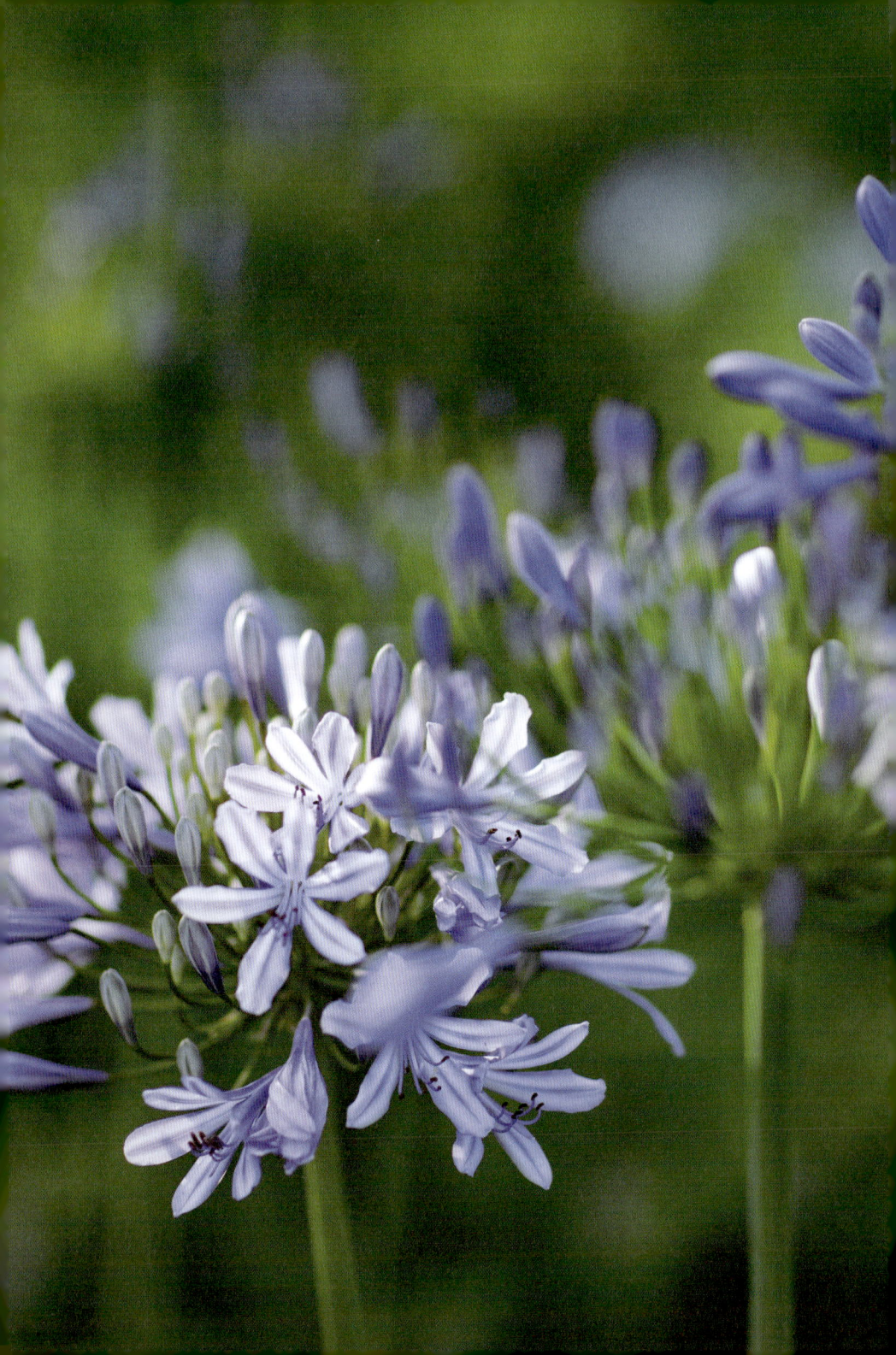

写给 60 岁的我的一封信

亲爱的李纹：

今年你就满 60 岁了。你气壮如牛，每天麻利地调配精油，正在准备再出版一本新书，把自己实践了二十多年的芳香疗法经验总结出来，传授给年轻一代的芳疗师，让芳香疗法继续造福全人类。

闲暇的时间，你就侍弄花花草草、尝试各种新菜式、偶尔约几个谈得来的老头老太太们一起出游。去年夏天，你和小松他们去了一趟西班牙米诺卡岛，上一次去这个仙境般的小岛还是你 30 岁出头的时候，那时你和丈夫都还很年轻，一周的假期有点短，但你俩几乎走遍了小岛的每个角落。当时你们说，这里好是好，就是生活太风平浪静，等到退休的时候再搬到这里来吧，多舒服！

现在你可以"退"了，却并不想"休"。人就是这样，年轻的时候，每天忙碌地过日子，心里特别向往隐居生活，以为自己也是陶渊明。如今到了可以成为陶渊明的年龄，却一厢情愿地认为，还有那么多人需要你呢，芳香疗法还等着你去传播，还有那么多人的身心健康需要你来呵护，怎么能退休呢！

所以今天，我调配了一个 60 岁人财两旺精油香水配方，来庆祝你的生日。愿你始终保持这样的学习精神和乐观态度，勇敢迎接生命的每一个新阶段，用最正向最积极的心态去应对生活给你出的每一道题。

60岁人财两旺精油香水调香档案

调配时间：2024 年 3 月 12 日

记录人：李纹

记录地点：上海

配方容量：10 毫升

容器选择：滚珠瓶

配方浓度：10%

使用方式：局部涂抹

配方类别：精油香水

使用成分：

香气设计灵感：多重花香调、木质、泥土气息、清透上扬的叶片香气、微妙的果香。

配方：

佛手柑：6 滴　　　　　摩洛哥玫瑰：2 滴

佛手柑叶：4 滴　　　　红玉兰 Attar：2 滴

檀香：6 滴　　　　　　桂花：2 滴

岩兰草：2 滴　　　　　安息香：2 滴

大马士革玫瑰：2 滴

将以上精油加入 10 毫升滚珠瓶中，灌满荷荷巴油，浓度约为 10%。

香气印象：馥郁、高贵，但不过度甜腻的花香调。檀香和岩兰草为整体香气带来稳定、平静和深度，木质和微妙的泥土气息，让整体后调更加耐人寻味。微量的安息香带一点点香草般的香甜和奶油味，这是 60 岁外表下的一颗少女心，让我们永远不服老。玫瑰、红玉兰 Attar 和桂花，组成了高贵的大花束，浓郁优雅，但不浓烈甜腻。佛手柑和佛手柑叶，提升了整体香调的轻盈感，带来平和愉快的心灵感受。

这是一款令人充满愉悦与幸福感，同时带有来自土地坚实的支持与力量感的香气。它能安抚世间一切躁动与执念，让身心趋向深度的平静与稳定，深藏实力而不炫耀。和能生财，一个平和的人更能获得友谊，人财两旺终成必然！

调香师签名：

☆ 调香清单 ☆

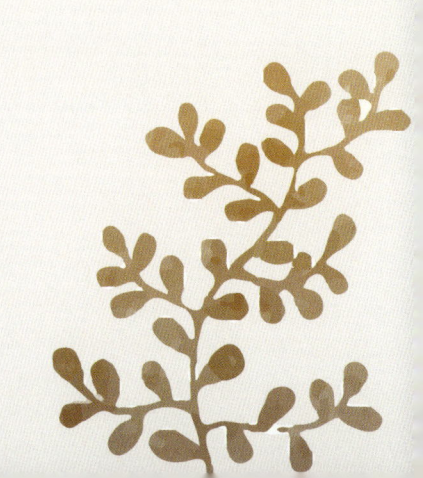

☆ 调香清单 ☆

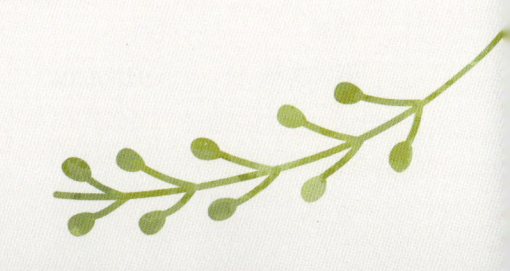

索引 植物精油名称

植物中文名	英文名	拉丁学名
大西洋雪松	Atlas Cedar	Cedrus altlantica
小花茉莉	Arabian Jasmine	Jasminum sambac
甜罗勒	Basil	Ocimum basilicum
佛手柑	Bergamot	Citrus bergamia
月桂	Bay Laurel	Laurus nobilis
安息香	Benzoin	Styrax benzoin
罗马洋甘菊	Chamomile	Anthemis nobilis
快乐鼠尾草	Clary Sage	Salvia sclarea
丝柏	Cypress	Cupressus sempervirens var.stricta
罗马洋甘菊	Chamomile	Anthemis nobilis
芫荽籽	Coriander	Coriandrum sativum
小豆蔻	Cardamom	Elettaria cardamomum
丁香花苞	Clove Bud	Eugenia caryophyllus
红玉兰	Champaca Red	Michelia champaca
金盏花浸泡油	Calendula	Calendula officinalis
大马士革玫瑰	Damask Rose	Rosa damascene
莳萝	Dill	Anethum graveolens
蓝尤加利	Eucalyptus	Eucalyptus globulus

史密斯尤加利	Eucalyptus smithii	
索马里乳香	Frankincense	Boswellia carterii
印度乳香	Frankincense Indian	Boswellia serrata
法国玫瑰	French rose	Rosa gallica
甜茴香精油	Fennel	Foeniculum vulgare
波旁天竺葵	Geranium	Pelargonium x asperum
葡萄柚	Grapefruit	Citrus paradisii
德国洋甘菊	German Chamomile	Matricaria recutita
芳樟	Ho Wood	Cinnamomum camphora
金银花	Honeysuckle	Lonicera japonica
喜马拉雅雪松	Himalayan Cedar	Cedrus deodara
意大利永久花	Immortelle	Helichrysum italicum ssp.
杜松浆果	Juniper	Juniperus communis
大花茉莉	Jasmine India	Jasminum grandiflorum
小花茉莉	Arabian Jasmine	Jasminum sambac
苦水玫瑰	Kushui Rose	Rosa sertata × Rosa ruqosa
柠檬尤加利	Lemon Eucalyptus	Eucalyptus citriodora
柠檬	Lemon	Citrus limonum
真实薰衣草	Lavender	Lavandula angustifolia
莱姆	Lime	Citrus limetta
白玉兰叶	Magnolia leaf	Michelia alba
香蜂草	Melissa	Melissa officinalis
绿花白千层	Niaouli	Melaleuca quinquenervia
绿橘	Mandarin	Citrus reticulata
没药	Myrrh	Commiphora molmol
橙花	Neroli	Citrus aurantium var. amara
甜橙	Orange Sweet	Citrus sinensis

桂花	Osmanthus	Osmanthus fragrans
苦橙叶	Petigrain	Citrus aurantium bigarade
广藿香	Patchouli	Pogostemon cablin
玫瑰草	Palmarosa	Cymbopogon martinii var. motia
胡椒薄荷	Peppermint	Metha piperita
摩洛哥玫瑰	Rose de Mai	Rosa centifolia
沼泽茶树	Rosalina	Melaleuca ericifolia
桉油樟迷迭香	Rosemary	Rosmarinus officinalis
罗文莎叶	Ravintsara	Cinnamomum camphora ct. cineole
芳香罗文莎叶	Ravensara	Ravensara aromatica
平阴玫瑰	Rugosa Rose	Rosa rugosa cv 'Plena'
墨红玫瑰	Rosa Crimson Glory	Rosa Hybrid
岩玫瑰	Rock Rose	Cistus ladaniferus
檀香	Sandalwood	Santalum album
甜马郁兰	Sweet Marjoram	Origanum marjorana
西伯利亚冷杉	Siberian Fir	Abies sibirica
穗甘松	Spikenard	Nardostachys jatamansi
欧洲赤松	Scotland pine	Pinus sylvestris
红橘	Tangerine	Citrus reticulata
晚香玉	Tuberose	Polianthes tuberosa
沉香醇百里香	Thyme	Thymus vulgaris
茶树	Tea Tree	Melaleuca alternifolia
岩兰草	Vetiver	Chrysopogon zizanioides
缬草	Valerian	Salvia officinalis
白玫瑰	White Rose	Rosa alba

白玉兰	White Champaca	Michelia alba
依兰依兰	Yilan Yilan	Cananga odorata
黑胡椒	Black Pepper	Piper nigrum
摩洛哥蓝艾菊	Blue Tansy	Tanacetum annuum
中国肉桂	Cassia	Cinnamomum cassia
芳香白珠树	Fragrant Wintergreen	Gaultheria fragrantissima
姜	Ginger	Zingiber officinalis
柠檬草	Lemongrass	Cymbopogon citratus
醒目薰衣草	Lavandin	Lavandula burnatii
香桃木	Myrtle	Myrtus communis
山鸡椒	May Chang	Litsea cubeba
牛至	Oregano	Origanum vulgare
紫苏	Perilla	Perila frutescents
花梨木	Rosewood	Aniba rosaeodora
髯花杜鹃	Rhododendron	Rhododendron anthopogon
樟脑迷迭香	Rosemary camphor	Rosmarinus officinalis CT camphor
马鞭草酮迷迭香	Rosemary verbenone	Rosmarinus officinalis CT verbenone
鼠尾草	Sage	Salvia officinalis
绿薄荷	Spearmint	Mentha spicata
姜黄	Turmeric	Curcuma longa
贞洁树	Vitex	Vitex agnus castus

未经许可，不得以任何方式复制或抄袭本书之部分或全部内容。
版权所有，侵权必究。

图书在版编目（CIP）数据

原来人生所有的治愈都是自愈：芳香生活24小时完全解决方案 / 李纹著. -- 北京：电子工业出版社，2025. 5. -- ISBN 978-7-121-50083-1

Ⅰ. R244.9-49

中国国家版本馆CIP数据核字第2025MP4869号

责任编辑：白　兰
印　　刷：鸿博睿特（天津）印刷科技有限公司
装　　订：鸿博睿特（天津）印刷科技有限公司
出版发行：电子工业出版社
　　　　　北京市海淀区万寿路173信箱　　邮编：100036
开　　本：880×1230　1/32　印张：11.5　字数：256千字
版　　次：2025年5月第1版
印　　次：2025年5月第1次印刷
定　　价：88.00元

凡所购买电子工业出版社图书有缺损问题，请向购买书店调换。若书店售缺，请与本社发行部联系，联系及邮购电话：（010）88254888，88258888。

质量投诉请发邮件至zlts@phei.com.cn，盗版侵权举报请发邮件至dbqq@phei.com.cn。

本书咨询联系方式：bailan@phei.com.cn，（010）68250802。